"十二五"职业教育国家规划教材
经全国职业教育教材审定委员会审定
全国卫生高等职业教育规划教材辅导教材

供临床医学、护理类及相关专业用

病理生理学学习指导

—— 第 4 版 ——

主　编　吴立玲
副主编　王岩梅　王　麟
编　委　（按姓名汉语拼音排序）

蔡晓莉（漳州卫生职业学院）	司效东（内蒙古医科大学）
董雅洁（承德医学院）	王　麟（哈尔滨医科大学大庆校区）
窦　豆（北京大学医学部）	王秀丽（哈尔滨医科大学大庆校区）
李瑞香（承德医学院）	王岩梅（首都医科大学燕京医学院）
刘改萍（乌兰察布医学高等专科学校）	吴立玲（北京大学医学部）
龙儒桃（海南医学院）	吴秋慧（桂林医学院）
鹿　勇（菏泽医学专科学校）	徐　海（北京大学医学部）

北京大学医学出版社

BINGLI SHENGLIXUE XUEXI ZHIDAO

图书在版编目（CIP）数据

病理生理学学习指导/吴立玲主编. —4版. —北京：
北京大学医学出版社，2014.10
ISBN 978-7-5659-0861-3

Ⅰ.①病… Ⅱ.①吴… Ⅲ.①病理生理学-医学院校-
教学参考资料 Ⅳ.①R363

中国版本图书馆 CIP 数据核字（2014）第 110026 号

病理生理学学习指导（第4版）

主　　编：吴立玲
出版发行：北京大学医学出版社
地　　址：(100191) 北京市海淀区学院路 38 号 北京大学医学部院内
电　　话：发行部 010-82802230；图书邮购 010-82802495
网　　址：http://www.pumpress.com.cn
E-mail：booksale@bjmu.edu.cn
印　　刷：北京瑞达方舟印务有限公司
经　　销：新华书店
责任编辑：韩忠刚　　责任校对：金彤文　　责任印制：李　啸
开　　本：787mm×1092mm　1/16　印张：12　字数：302千字
版　　次：1998年6月第1版　2014年10月第4版　2014年10月第1次印刷
书　　号：ISBN 978-7-5659-0861-3
定　　价：25.00 元

版权所有，违者必究
（凡属质量问题请与本社发行部联系退换）

全国卫生高等职业教育规划教材辅导教材编写说明

　　本套学习指导是全国卫生高等职业教育规划教材的配套辅导教材。编写目的是便于学生理解和掌握主教材知识，提高实训实践能力，可作为相应课程的学习辅助用书、专升本考试复习资料、国家执业助理医师及护士执业资格考试的备考用书。

　　学习指导按照相应主教材章节顺序编排，每章（节）均包含测试题、参考答案。其中测试题涵盖教材主要知识点，同时紧扣执业助理医师、护士执业资格考试大纲，力求贴近执业资格考试的题型及试题比例。参考答案提供答题要点及思路，旨在提高学生的自主学习和自查自测能力。

　　书后附三套模拟试卷及参考答案。试题兼顾各章重点内容，题型覆盖日常考查、考试的常见题型，以及专升本考试、执业资格考试题型，便于学生自我检验学习效果，熟悉考试题型，明确考核的具体要求。

第 4 版前言

病理生理学是一门介于基础医学和临床医学之间的桥梁学科，其以患病机体为对象，以功能与代谢变化为重点，研究疾病发生、发展和转归的规律和机制。在学习病理生理学的过程中，同学们会遇到各种各样的问题。例如，临床上如何判断患者发热？首先是看体温是否升高。但是，是不是所有的体温升高都属于发热呢？激烈运动后体温会有所升高，中暑患者的体温会升高，细菌或病毒感染后体温也会升高，这些不同原因引起的体温升高是否都属于发热呢？即是否都是由于体温调节中枢的调定点上移引起的呢？再如，临床上看见患者的口唇黏膜呈青紫色，这称为发绀，这是缺氧患者常见的临床表现。但是，是不是所有缺氧的患者都有发绀的表现？如果不是，为什么有的缺氧患者出现发绀，而有的缺氧患者不出现发绀呢？通过提出问题、分析问题和解答问题，同学们对疾病过程中出现的各种临床表现的病理生理基础的理解会更加深入，对疾病发病机制的分析会更加透彻，对疾病的诊断和治疗会更有的放矢。为了解答在学习病理生理学过程中的各种疑问，深入理解有关的理论知识，了解考试的常见题型和学习解题的一般技巧，我们对《病理生理学学习指导》第 3 版进行了修订，作为《病理生理学》第 4 版的配套参考书。《病理生理学学习指导》是卫生高等职业教育层次学生学习病理生理学的辅导材料，也是检测学习效果和参加各种病理生理学考试的参考资料，对教师进行教学辅导也有一定的帮助。

在此谨对参加《病理生理学学习指导》第 1 版、第 2 版和第 3 版的编者表示衷心的感谢。

本书编写者为多年工作在教学第一线的老、中、青年骨干教师，有较丰富的教学与命题经验。但限于各方面的水平，书中的缺点和疏漏之处在所难免，敬请各位同道和读者提出宝贵意见。

吴立玲

使用说明

本书各章包括重点难点解析、测试题和参考答案三个部分。

一、重点难点解析

着重介绍各章的重点内容，对疑点及难点进行解释分析，并以图表的形式对主要内容进行归纳和总结，以加深对基本概念和基础理论的理解。对一些非重点内容，仍需通过对相应主教材的学习来掌握。

二、测试题

包括名词解释、选择题、填空题和问答题4种常见的题型。

1. 名词解释　要求规范、简单、明确地答出所给术语名词的基本概念。因本书主要的阅读对象是卫生高等职业教育或相应水平的学生，故对英文不做要求。

2. 选择题　包括A型题和B型题2种类型。

A型题又称最佳选择题。在每一道题干下有A、B、C、D、E 5个备选答案，其中只有一个是最佳答案，其余4个为干扰答案，干扰答案可以是不正确，也可以是部分正确。应根据所提的问题从备选答案中选择出一个最佳答案。

B型题又称配伍选择题，先列出A、B、C、D、E五个备选答案，随后列出若干道试题。每道试题需从备选答案中选出最合适的答案；每项备选答案可被选用一次、多次或不被选用。

3. 填空题　要求根据上下文的含义，在每道考题的空缺处填入正确的答案。正确答案的字数多少不受空缺处划线长短的限制。

4. 问答题　要求用文字叙述的方式对问题进行解答，这在一定程度上可综合反映学生对知识的全面掌握程度、灵活运用水平以及分析表达能力。在回答问答题时要注意针对性；仔细审题，切忌答非所问；全面性——全面回答相关的要点，不要遗漏；条理性——要做到重点突出，条理清晰，分析有据，文字通顺。

三、参考答案

对名词解释、选择题和填空题，书中均给出参考答案。对问答题，有的答案只给出答题要点，可据此适当发挥；有的答案为帮助学生理解和分析，则较为详尽。在回答各类试题时，要求含义确切，不需要一字不漏地死记硬背。

在书后给出了3套模拟试卷，方便读者对病理生理学的内容进行综合训练。

本书所给出的答案仅供同学们分析和回答问题时参考。

要使这本书最好地发挥辅导作用，请大家在阅读答案前先自己动脑动手解答问题。

目录

第一章　绪论 ………………………… 1
　　重点难点解析 ……………………… 1
　　测试题 ……………………………… 2
　　参考答案 …………………………… 3

第二章　疾病概论 …………………… 5
　　重点难点解析 ……………………… 5
　　测试题 ……………………………… 8
　　参考答案 …………………………… 10

第三章　水和电解质代谢紊乱 ……… 13
　　重点难点解析 ……………………… 13
　　测试题 ……………………………… 22
　　参考答案 …………………………… 26

第四章　酸碱平衡紊乱 ……………… 30
　　重点难点解析 ……………………… 30
　　测试题 ……………………………… 37
　　参考答案 …………………………… 41

第五章　缺氧 ………………………… 44
　　重点难点解析 ……………………… 44
　　测试题 ……………………………… 48
　　参考答案 …………………………… 51

第六章　发热 ………………………… 53
　　重点难点解析 ……………………… 53
　　测试题 ……………………………… 56
　　参考答案 …………………………… 58

第七章　弥散性血管内凝血 ………… 61
　　重点难点解析 ……………………… 61
　　测试题 ……………………………… 65

　　参考答案 …………………………… 69

第八章　应激 ………………………… 73
　　重点难点解析 ……………………… 73
　　测试题 ……………………………… 77
　　参考答案 …………………………… 80

第九章　休克 ………………………… 84
　　重点难点解析 ……………………… 84
　　测试题 ……………………………… 88
　　参考答案 …………………………… 93

第十章　糖尿病 ……………………… 97
　　重点难点解析 ……………………… 97
　　测试题 ……………………………… 101
　　参考答案 …………………………… 104

第十一章　高血压 …………………… 107
　　重点难点解析 ……………………… 107
　　测试题 ……………………………… 110
　　参考答案 …………………………… 113

第十二章　心功能不全 ……………… 116
　　重点难点解析 ……………………… 116
　　测试题 ……………………………… 120
　　参考答案 …………………………… 124

第十三章　呼吸功能不全 …………… 127
　　重点难点解析 ……………………… 127
　　测试题 ……………………………… 132
　　参考答案 …………………………… 134

第十四章　黄疸 ……………………… 137

重点难点解析 …………………… 137
　　测试题 …………………………… 138
　　参考答案 ………………………… 141

第十五章　肝功能不全 …………… 143
　　重点难点解析 …………………… 143
　　测试题 …………………………… 147
　　参考答案 ………………………… 151

第十六章　肾功能不全 …………… 154
　　重点难点解析 …………………… 154
　　测试题 …………………………… 160
　　参考答案 ………………………… 165

模拟试卷 …………………………… 168
　　第一套模拟试卷 ………………… 168
　　第一套模拟试卷答案 …………… 171
　　第二套模拟试卷 ………………… 173
　　第二套模拟试卷答案 …………… 176
　　第三套模拟试卷 ………………… 178
　　第三套模拟试卷答案 …………… 180

第一章 绪 论

重点难点解析

一、病理生理学的任务

病理生理学是一门研究患病机体的生命活动规律与机制的医学基础科学。它以患病机体为对象,以功能与代谢为重点,探索疾病发生的原因与条件,疾病过程中机体功能与代谢的动态变化及其发生机制,从而揭示疾病发生、发展及转归的规律与机制,阐明疾病的本质,为疾病的预防和治疗奠定理论基础。

二、病理生理学的教学内容

病理生理学的教学内容主要包括疾病概论、基本病理过程和系统病理生理学三部分。

(一)疾病概论

又称病理生理学总论,主要论述疾病的概念、疾病发生发展和转归过程中具有普遍规律性的问题。疾病概论可分为病因学和发病学两部分。

(二)基本病理过程

基本病理过程是指在多种疾病过程中出现的共同的、成套的功能、代谢和形态结构的病理变化。例如,水、电解质及酸碱平衡紊乱、缺氧、发热、炎症、弥散性血管内凝血和休克等。基本病理过程不是一个独立的疾病,但它与疾病密不可分。基本病理过程的原因是非特异性的,例如引起缺氧的原因是多种多样的。基本病理过程是疾病的重要组成部分,一个基本病理过程可存在于许多疾病的过程中,而一种疾病又可以先后或同时出现多个基本病理过程。基本病理过程也具有独立的发生发展规律。例如,多种疾病中都有发热,尽管致热原因不同,但都是通过增加内生致热原的产生,引起体温调节中枢调节点上移这个共同机制而导致发热的。

(三)系统病理生理学

又称病理生理学各论,主要论述机体各器官和组织对不同刺激出现的特殊反应,体内重要器官系统的一些疾病在发展过程中出现的常见的共同的病理生理变化及其机制,如心功能不全、呼吸功能不全、肝功能不全和肾功能不全等。

三、病理生理学的主要研究方法

病理生理学的主要研究方法是动物实验和临床研究。

(一)动物实验

动物实验是病理生理学最主要的研究方法。由于有关疾病的许多实验可能危害人类健康,不能随意在人体上进行,因此需要在动物身上复制人类疾病的模型,或是观察实验动物的某些自发性疾病,人为地控制各种条件,深入地探索疾病发生发展的原因、机制和规律,并且可以对动物的疾病进行实验治疗。动物实验可以突破人体研究的限制,对疾病过程中的功能、代谢及形态变化做更深入细致的观察。动物实验的结果可以作为临床医学的重要借鉴和参考，但人与动物有本质上的区别。因此，不能将动物实验的结果机械照搬，不加分析地直接应用于临床患者。

（二）临床研究

在不损害患者健康的前提下，对患者进行周密细致的临床观察以及必要的临床实验，是病理生理学研究的一个重要方面。深入研究患者的功能、代谢的动态变化及探讨其变化的机制，为揭示疾病的本质提供了最直观的结果。此外，为了探索疾病的原因和机制，还需要做一定的流行病学研究。

四、如何学好病理生理学

应从以下四个方面掌握病理生理学的要点。

（一）概念要清楚

要能规范和准确地掌握病理生理学专业术语的基本概念，如什么是发热？发热有体温升高，是不是所有的体温升高都是发热？发热与过热的区别是什么？

（二）病因要分类

引起某一基本病理过程的原因很多，难以记全。分类后有条理也便于记忆。如引起低钾血症的原因很多，分为入量减少、排出增多和体内分布异常三类就容易记忆。

（三）机制是重点

机体的功能与代谢变化及其发病机制是学习的重点。例如，发绀的机制；为什么缺氧患者有的发绀，有的无发绀；心力衰竭的发病机制是什么等。

（四）治疗学原则

疾病和病理过程的治疗需在临床课程中学习，本课程要求学生在充分掌握发病机制的基础上了解治疗的病理生理学原理。例如，发热时体内的糖、脂肪和蛋白质的消耗量都增加，是否应该给予患者大量补充这三种物质呢？由于认识到各种原因引起的休克的发病机制中都存在有效循环血量不足，因此，充分补充血容量是治疗休克的首要措施，也是应用血管活性药物的基础。

在学习病理生理学的过程中，要能灵活运用所学的知识，分清主次，进行综合分析。人体是复杂的整体，在疾病过程中不但有一种组织细胞的改变，常有多个系统的动员及相互作用，患者是活的，疾病是个动态过程，要结合患者的具体情况来分析。

测 试 题

一、名词解释

1. 病理生理学　　2. 基本病理过程

二、选择题

【A型题】

1. 病理生理学是研究
   A. 正常人体生命活动规律的科学
   B. 正常人体形态结构的科学
   C. 患病机体生命活动规律的科学
   D. 患病机体形态结构变化的科学
   E. 疾病的表现及治疗的科学
2. 疾病概论主要论述的是

A. 疾病发生的原因与条件
   B. 患病机体的功能、代谢的动态变化及机制
   C. 疾病发生发展和转归的规律与机制
   D. 基本病理过程的发生机制
   E. 疾病中具有普遍规律性的问题
3. 不属于基本病理过程的是
   A. 肺炎
   B. 休克
   C. 缺氧
   D. 发热
   E. 水肿
4. 系统病理生理学主要讲述的是
   A. 每一种疾病所涉及的病理生理学问题
   B. 机体重要系统在不同疾病中出现的常见的共同的病理生理变化
   C. 各系统的不同疾病所共有的致病因素
   D. 在多种疾病过程中出现的共同的成套的病理变化
   E. 各系统的每一种疾病所特有的病理生理变化
5. 病理生理学研究疾病的最主要方法是
   A. 动物实验
   B. 临床观察
   C. 流行病学调查
   D. 离体器官实验
   E. 分子生物学实验

【B型题】
   A. 各个疾病中出现的病理生理学问题
   B. 疾病中具有普遍规律性的问题
   C. 多种疾病中出现的共同的成套的病理变化
   D. 患病机体的功能、代谢的动态变化及其机制
   E. 机体重要系统在不同疾病中出现的常见的共同的病理生理变化
1. 基本病理过程主要研究的是
2. 系统病理生理学主要研究的是
3. 疾病概论主要研究的是

三、填空题

1. 病理生理学研究的对象是_____。
2. 病理生理学着重是从_____和_____角度研究患病机体生命活动的规律和机制的科学。
3. 病理生理学的教学内容包括_____、_____和_____三部分。
4. 疾病概论的内容主要包括_____和_____两部分。
5. 病理生理学的主要研究方法是_____和_____。

四、问答题

1. 病理生理学的主要任务是什么？
2. 什么是基本病理过程？试举例说明。

参考答案

一、名词解释

1. 病理生理学是一门研究患病机体的生命活动规律与机制的医学基础科学。它以患病

机体为对象，以功能与代谢为重点，探索疾病发生的原因与条件，疾病过程中机体功能与代谢的动态变化及其发生机制，从而揭示疾病发生、发展及转归的规律与机制，阐明疾病的本质，为疾病的预防和治疗奠定理论基础。

2. 基本病理过程是指在多种疾病过程中出现的共同的、成套的功能、代谢和形态结构的病理变化。

二、选择题

A 型题
1. C   2. E   3. A   4. B   5. A

B 型题
1. C   2. E   3. B

三、填空题

1. 患病的机体
2. 功能　代谢
3. 疾病概论　基本病理过程　系统病理生理学
4. 病因学　发病学
5. 动物实验　临床研究

四、问答题

1. 病理生理学的主要任务是以患病机体为对象，以功能与代谢为重点，研究疾病发生的原因和条件；研究疾病过程中机体的功能和代谢的动态变化及其发生的机制；研究疾病发生、发展和转归的规律；从而阐明疾病的本质，为疾病的防治提供理论基础。

2. 基本病理过程是指在多种疾病过程中出现的共同的、成套的功能、代谢和形态结构的病理变化。例如在许多感染性疾病和非感染性疾病过程中都可以出现发热这一共同的基本病理过程。虽然致热的原因不同，但体内都有内源性致热原生成、体温中枢调定点上移等病理变化，并因发热而引起循环、呼吸等系统成套的功能和代谢改变。

（吴立玲）

第二章 疾病概论

重点难点解析

一、健康、亚健康与疾病的概念

世界卫生组织对健康的定义是：健康不仅是没有疾病或病痛，而且是一种躯体上、精神上以及社会上的完全良好状态。该定义反映出人类疾病的模式已由单纯的生物医学模式转变为生物-心理-社会医学模式，一个健康的人不仅要具有强壮的身体素质，还要有健全的精神状态和良好的环境适应能力。

亚健康是指存在于健康与疾病之间的中间状态。处于亚健康状态的人，可以有各种不适的自我感觉，如乏力、精神不振等，但各种临床检查和化验结果常为阴性。

在致病因素作用下，机体会受到各种损害，同时体内也会发生一系列防御性的抗损伤反应，表现出多种功能、代谢和形态、结构的病理变化，疾病即是一定条件下，受致病因素的损害作用后，因机体自稳调节紊乱而发生的异常生命活动过程。疾病过程中体内的各种功能、代谢和形态、结构变化会以一定的形式表现出来，包括症状、体征、综合征。

二、疾病发生的原因

能够引起某一疾病并决定疾病特异性的因素称为病因，它是引起疾病发生必不可少的因素，并决定该疾病的特异性。如结核分枝杆菌感染决定机体所患的是结核病而不是痢疾或白喉。病因的分类可归纳为表2-1。

表2-1 病因的分类

分类	主要致病因素
生物性因素	病原微生物和寄生虫
物理性因素	机械力、温度、气压、电流、电离辐射、噪声
化学性因素	无机及有机化合物、动植物毒性物质
营养性因素	各类营养物质缺乏或过剩
遗传性因素	基因突变、染色体畸变和遗传易感性
先天性因素	损害胎儿生长发育的有害因素
免疫性因素	对外来或自身抗原发生超敏反应或免疫缺陷
精神、心理性因素	精神和心理性刺激

三、疾病发生的条件

疾病发生的条件是指能够影响疾病发生发展的机体内外因素。条件可分为身体条件、自然条件、社会条件（图2-1）。其中，能够促进疾病发生发展的因素称为诱因。

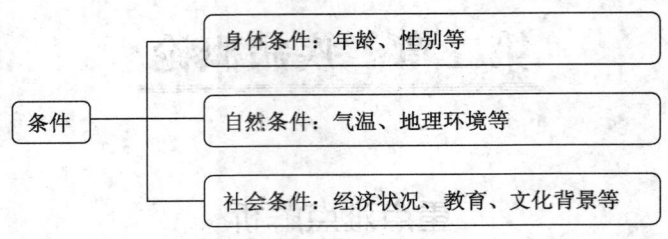

图2-1 条件的分类

条件本身不能直接引起疾病，即不是疾病发生所必需的因素。但可通过作用于机体或（和）病因而加速或延缓疾病发生（图2-2）。例如，机械力引起骨折只取决于病因的强度，不受条件的影响，但在许多疾病的发生中条件起重要作用。例如，结核杆菌是发生结核病所必需的，也决定了所患疾病不是伤寒或痢疾。但体外环境中存在的结核杆菌并不会使每个人都发生结核病，这时条件往往影响疾病的发生。在营养不良、过度疲劳或空气污浊的条件下，机体对结核杆菌的抵抗力降低，结核病的发生率明显增高。

总之，机体是病因作用的对象，病因决定疾病的特异性，两者是疾病发生必不可少的因素。而条件是影响疾病发生的因素。对于某些疾病的发生，甚至可以不需要条件的存在，如创伤。

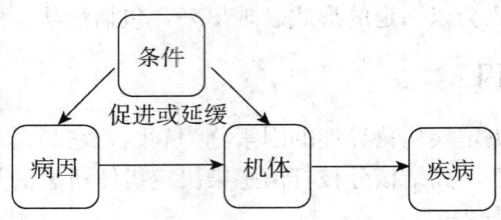

图2-2 病因和条件在疾病发生中的作用

四、疾病发生发展的一般规律

（一）损伤与抗损伤的斗争

病因作用于机体引起一系列功能、代谢与形态、结构的变化。这些变化有些是损伤性反应，有些是机体调动各种防御和适应功能而产生的抗损伤性代偿反应。两者既相互对立斗争，又相互依存联系，贯穿于疾病的全过程。例如，机械暴力引起的组织损伤和失血是损伤性变化，而动脉血压下降和疼痛刺激引起的反射性交感神经兴奋、儿茶酚胺分泌，可使血管收缩、出血减少、心率加快和心肌收缩力增强，属于抗损伤反应。在疾病过程中，损伤与抗损伤斗争是推动疾病发展的基本动力，两者的强弱决定疾病的发展方向和结局。如果损伤较轻，则通过机体的抗损伤反应和适当的及时治疗，疾病沿着良性循环的方向发展，机体可恢复健康。如果损伤严重，机体的抗损伤作用不足以对抗损伤性变化，又无适当的治疗，则疾病沿着恶性循环的方向发展，患者可因创伤性及失血性休克而死亡。

（二）因果交替规律

因果交替规律是疾病发展的基本规律之一。在原始病因作用下，机体发生某些变化，即由"因"引起了"果";而这些变化又作为新的发病学原因,引起新的变化,如此因果不断交替、相互转化,推动疾病的发展。例如,痢疾杆菌侵入肠道并大量繁殖,引起肠黏膜充血、白细胞浸润等变化。此时,痢疾志贺菌是原始病因,肠道炎症是其作用的结果。但肠道炎症又可作为新的发病学原因引起腹泻、水电解质紊乱等新的改变,疾病过程就是这种因果不断交替的链式反应。

在因果交替规律的推动下,疾病可有两个发展方向:①良性循环,通过对原始病因及发病学原因的代偿反应和适当治疗,病情不断减轻,最后恢复健康;②恶性循环,即机体的损伤不断加重,病情恶化。认识疾病的因果交替规律,对于正确地治疗疾病和防止疾病的恶化具有重要意义。

(三)局部与整体

疾病可表现于机体的局部,也可扩展于全身,或者两者同时存在。局部的病变可以通过神经和体液途径影响整体,反之,机体的全身功能状态也可通过这些途径影响局部病变的发展。局部病变的及时治疗,全身反应会很快消失。反之,单纯控制全身性疾病的局部病变常得不到很好的治疗效果。充分认识每一个疾病发生发展过程中局部与整体之间的关系,对疾病的诊断、治疗和预后都具有十分重要的意义。另外局部和整体之间还可以发生彼此间的因果转化,此时究竟是全身病变还是局部病变占主导地位,应做具体分析。

五、疾病发生发展的基本机制

疾病的基本机制是指参与很多疾病发病的共同机制。随着科学技术的进步,疾病的机制研究已从整体水平、器官水平、细胞水平逐步深入到分子水平。

(一)神经机制

致病因素可以直接或间接影响神经系统的功能而影响疾病的发生和发展。如脑卒中损伤脑组织,脊髓灰质炎对脊髓的损伤等。有些致病因素还可通过神经反射引起相应器官系统的病理改变。例如,严重烧伤引起的反射性交感神经兴奋,胃肠黏膜毛细血管收缩、缺血,导致应激性溃疡。

(二)体液机制

致病因素可引起体液量和质的变化,导致内环境的紊乱和疾病的发生。体液因子可通过内分泌、旁分泌和自分泌的方式作用于局部或全身,影响细胞的代谢与功能。实际上,神经机制和体液机制是密不可分的。

(三)细胞机制

指致病因素直接或间接作用于组织细胞,导致细胞的结构破坏或功能代谢障碍,引起机体自稳调节紊乱。如各种离子泵功能失调、线粒体功能障碍等。

(四)分子机制

即从分子水平来研究生命现象和解释疾病的发生机制。例如,6-磷酸-葡萄糖脱氢酶基因缺陷引起的蚕豆病等。

六、疾病转归的一般规律

疾病的转归是指疾病的最终结局,可分为康复和死亡两种。

(一)康复

又分为完全康复和不完全康复。完全康复是指:①致病因素已经清除或不起作用;②疾病时所发生的损伤性变化完全消失；③机体的稳态调节恢复正常。

不完全康复是指：①疾病的损伤性变化得到控制，主要的症状、体征或行为异常消失；②但遗留某些基本病理变化，需通过机体的代偿来维持内环境的相对稳定。

（二）死亡

死亡是生命活动的终止，可分为生理性死亡和病理性死亡。生理性死亡是因各器官老化而发生的生命的自然终止。病理性死亡是因疾病而造成的生命的终结。

传统的判定死亡的标准是心跳停止、呼吸停止和各种反射消失。近年来由于医学的发展和社会的进步，对死亡的概念及判定死亡的标准提出了新认识。死亡是指机体作为一个整体的功能的永久性停止，判定死亡的标准是脑死亡，即全脑功能（包括大脑皮质和脑干）的永久性停止。脑死亡的判断标准包括：①不可逆昏迷和大脑无反应性；②呼吸停止：进行15分钟人工呼吸后仍无自主呼吸；③脑干神经反射消失；④无自主运动；⑤脑电波消失；⑥脑血液循环完全停止。

对判定是否发生脑死亡，呼吸停止和脑神经反射消失仍是必备条件，而心跳停止不再是一个必备条件。因为在已确诊脑死亡而用人工呼吸机维持呼吸的条件下，血液循环还可能维持数周，但作为一个整体的生命已不可能复苏。

测 试 题

一、名词解释

1. 健康　　2. 疾病　　3. 营养性致病因素　　4. 病因　　5. 诱因　　6. 完全康复　　7. 不完全康复　　8. 脑死亡

二、选择题

【A 型题】

1. 健康的准确定义应该是
   A. 不生病就是健康
   B. 健康是指具有良好身体素质
   C. 是指精神上的完全良好状态
   D. 是指社会适应能力的完全良好状态
   E. 是指没有疾病或病痛，在身体上、精神上和社会上的完全良好状态

2. 关于疾病的概念正确的是
   A. 疾病即指身体不舒服
   B. 疾病是机体对内环境的协调障碍
   C. 疾病是指机体出现结构性损伤
   D. 疾病是不健康的生命活动过程
   E. 是机体在一定病因损害下，因自稳调节紊乱而发生的异常生命活动

3. 属于临床症状的是
   A. 体温升高
   B. 耳鸣
   C. 白细胞升高
   D. 蛋白尿
   E. 肝大

4. 体征是指
   A. 疾病引起患者主观感觉上的异常
   B. 在患病机体检查出的客观存在的异常
   C. 患者有意识的语言和行为异常
   D. 在体表可以观察到的病理变化
   E. 在机体内部出现的结构变化

5. 在疾病发生中必不可少的因素是
   A. 疾病的条件
   B. 疾病的原因
   C. 疾病的危险因素
   D. 疾病的诱因
   E. 疾病的外因

6. 能够促进疾病发生的因素称为
   A. 疾病的条件
   B. 疾病的原因
   C. 疾病的危险因素
   D. 疾病的诱因
   E. 疾病的外因
7. 不属于生物性致病因素的是
   A. 病毒
   B. 细菌
   C. 四氯化碳
   D. 立克次体
   E. 疟原虫
8. 导致全身性红斑狼疮的致病因素属于
   A. 生物性因素
   B. 理化性因素
   C. 先天性因素
   D. 营养性因素
   E. 免疫性因素
9. 血友病的致病因素属于
   A. 生物性因素
   B. 遗传性因素
   C. 先天性因素
   D. 营养性因素
   E. 理化因素
10. 基因突变是指
    A. 染色体数量与结构的变化
    B. 基因的化学结构改变
    C. 易患某种疾病的素质
    D. 损伤胎儿生长发育的改变
    E. 免疫功能的改变
11. 染色体畸变是指
    A. 染色体数量与结构的改变
    B. 基因的化学结构改变
    C. 损伤胎儿生长发育的改变
    D. 易患某种疾病的遗传素质
    E. 免疫功能的改变
12. 发病学研究的内容是
    A. 疾病发生的原因
    B. 疾病发生的条件
    C. 疾病发生的诱因
    D. 稳态调节紊乱的变化
    E. 疾病发生、发展和转归的规律
13. 疾病的发展方向主要取决于
    A. 病因的数量与强度
    B. 存在的诱因
    C. 机体的抵抗力
    D. 损伤与抗损伤力量的对比
    E. 机体稳态调节的能力
14. 死亡的现代概念是指
    A. 呼吸、心跳停止、各种反射消失
    B. 各组织器官的生命活动终止
    C. 机体作为一个整体的功能的永久性停止
    D. 脑干以上中枢神经系统处于深度抑制状态
    E. 重要生命器官发生不可逆性损伤
15. 全脑功能的永久性停止称为
    A. 植物人状态
    B. 濒死状态
    C. 脑死亡
    D. 生物学死亡
    E. 临床死亡
16. 不宜作为脑死亡标准的是
    A. 心跳停止
    B. 自主呼吸停止
    C. 脑神经反射消失
    D. 不可逆昏迷和大脑无反应性
    E. 脑血液循环完全停止

【B型题】
   A. 疾病的原因
   B. 疾病的条件
   C. 疾病的诱因
   D. 疾病的危险因素
   E. 疾病的外因
1. 能够引起疾病并决定其特异性的因素称为
2. 能加强病因作用或促进疾病发生的因素称为
3. 能够促进或阻碍疾病发生的因素称为

A. 生物性致病因素
B. 化学性致病因素
C. 先天性致病因素
D. 遗传性致病因素
E. 免疫性致病因素

4. 病毒属于
5. 寄生虫属于
6. 损害胎儿生长发育的因素属于
7. 染色体畸变属于

A. 遗传性致病因素
B. 免疫性致病因素
C. 生物性致病因素
D. 营养性致病因素
E. 先天性致病因素

8. 唐氏综合征的致病因素属于
9. 系统性红斑狼疮的致病因素属于
10. 乙型脑炎的致病因素属于
11. 维生素C缺乏病的致病因素属于

三、填空题

1. 决定疾病特异性的因素称为_____。
2. 利用各种方法在患病机体查出的客观存在的变化称为_____。
3. 诱因能够_____疾病的发生。
4. 生物性致病因素主要包括_____和_____。
5. 佝偻病的病因属于_____性致病因素
6. 具有易患某种疾病的遗传素质称为_____。
7. 条件通过作用于_____或_____起到_____或_____疾病发生的作用。
8. 在因果交替规律的推动下，疾病的发展趋向是_____或_____。
9. 疾病的转归有_____和_____两种结局。
10. 判定死亡的标准是_____，它是指_____的永久性停止。

四、问答题

1. 举例说明病因在疾病发生及发展中的作用。
2. 举例说明条件在疾病发生中的作用。
3. 试述先天性疾病与遗传性疾病的区别。
4. 举例说明什么是因果交替规律。

参考答案

一、名词解释

1. 健康不仅是没有疾病或病痛，而且是一种躯体上、精神上和社会上的完全良好状态。
2. 疾病是在一定条件下，受致病因素的损害作用后，因机体自稳调节紊乱而发生的异常生命活动过程。
3. 因某种营养物质含量缺乏或过剩而导致营养性疾病发生的因素称为营养性致病因素。
4. 病因是指能够引起某一疾病并决定疾病特异性的因素。
5. 能够促进疾病发生的因素称为诱因。
6. 完全康复是指致病因素已经消除或不起作用，疾病所发生的损伤性变化完全消失，机体的稳态调节恢复正常。

7. 当疾病的损伤性变化得到控制，主要症状、体征和行为异常消失，但基本病理变化尚未完全消失，需通过机体的代偿来维持内环境的相对稳定时称为不完全康复。

8. 全脑功能的永久性停止称为脑死亡。

二、选择题

A 型题

1. E 2. E 3. B 4. B 5. B 6. D 7. C 8. E 9. B
10. B 11. A 12. E 13. D 14. C 15. C 16. A

B 型题

1. A 2. C 3. B 4. A 5. B 6. C 7. D 8. A 9. B
10. C 11. D

三、填空题

1. 病因
2. 体征
3. 促进
4. 病原微生物　寄生虫
5. 营养
6. 遗传易感性
7. 机体　病因　促进　延缓
8. 良性循环　恶性循环
9. 康复　死亡
10. 脑死亡　全脑功能

四、问答题

1. 病因在疾病发生中的作用：①引起疾病：没有致病因素就不会发生疾病，例如没有白喉杆菌就不可能引起白喉；②决定疾病的特异性：疾病的特异性取决于病因，例如白喉杆菌决定所患疾病是白喉，而不是结核病或者乙型脑炎。

病因在疾病发展中的作用：因病因种类而有区别。有的继续推动疾病的发展，有的对疾病的进展不再产生影响。例如，致病细菌在体内的生长繁殖不但引起特定的感染性疾病，而且还推动疾病的发展与恶化；而机械暴力造成创伤后不再作用于机体，疾病按照创伤或大失血的发展规律而进行。

2. 条件不能直接引起疾病，亦不是疾病发生不可缺少的因素，但对疾病的发生有重要影响。条件的作用对象是病因或机体，在疾病发生中的作用是促进或延缓疾病的发生。例如营养不良是发生结核病的条件，但营养不良本身不能引起结核病，没有营养不良的条件，结核病仍有可能发生。然而营养不良可通过削弱机体对结核杆菌的抵抗力促进结核病的发生。

3. 遗传性疾病与先天性疾病在致病因素及遗传特性等方面有较大区别。遗传性疾病是指因遗传物质改变而引起的疾病。例如血友病、唐氏综合征等，常因遗传物质的缺陷而影响后代，即疾病具有遗传性。可以在出生时就表现出疾病，也可以在生命的某一阶段表现出来。而先天性疾病是指新生儿一出生就患有的疾病，可因遗传性因素引起，也可以是新生儿遗传物质正常，但因有害因素损伤胎儿的生长发育而引起。例如，孕妇感染风疹病毒，可导致先天性心脏病的发生，但此类疾病不向子代遗传。

4. 原始病因作用于机体引起某些变化，前者为因，后者为果；而这些变化又作为发病学原因，引起新的变化，如此因果不断交替转化，推动疾病的发展。例如车祸时，机械暴力作为原始病因引起机体创伤，机械力是因，创伤是果，创伤又引起疼痛、失血等变化，进而造成有效循环血容量减少、动脉血压下降等一系列后果。如此因果不断交替，推动疾病的发展。

（李瑞香）

第三章 水和电解质代谢紊乱

重点难点解析

一、体液的容量、分布及电解质成分

体液指体内的水和溶解于其中的电解质、低分子有机化合物及蛋白质等,广泛分布于细胞内外(图3-1)。

```
                ┌ 细胞内液 40%                    ┌ 组织间液 15%
体液            │                                 │
(占体重的60%)   └ 细胞外液 20%                    └ 血浆      5%
```

图3-1 体液的容量与分布

细胞内、外液之间有细胞膜相隔,电解质成分差异很大。细胞内液的主要阳离子是K^+,主要阴离子是磷酸盐(HPO_4^{2-})和蛋白质;细胞外液的主要阳离子是Na^+,135~145 mmol/L;主要阴离子是Cl^-,约104 mmol/L,HCO_3^-次之,约24 mmol/L。细胞外液包括血浆和组织间液,二者之间有毛细血管壁相隔,除蛋白质外,水和小分子溶质均可自由通过,故血浆和组织间液的电解质成分基本相同。

正常血浆渗透压280~310 mmol/L,主要是由血清中单价离子Na^+、Cl^-和HCO_3^-产生的晶体渗透压,其中由Na^+产生的渗透压占血浆总渗透压的45%~50%,故临床常用血钠含量推测血浆渗透压的高低。正常时细胞内液与细胞外液的渗透压相等。当一侧渗透压改变时,水由渗透压低处向高处移动,从而维持细胞内外渗透压的相对平衡。

二、人体水的出入量

正常人每天水的摄入和排出处于动态平衡之中。水的来源有三个:饮水、食物含水和代谢生成的水。水排出的途径有四个:肾、皮肤、肺和消化道。正常成人每天至少排出500 ml尿液才能将体内代谢废物完全排出,再加上皮肤及呼吸道蒸发900 ml和粪便排水100 ml,故每天至少需要补充1500 ml水才能维持水平衡。

三、水和电解质平衡的调节

水和电解质平衡是指体液的容量、电解质浓度和渗透压保持在相对恒定的范围内。在正常情况下,体内的水和电解质的动态平衡主要是通过神经-内分泌系统的调节作用来实现。其中水平衡主要受渴感和抗利尿激素的调节,而钠平衡主要受醛固酮和心房钠尿肽的调节。

(一)口渴中枢

细胞外液渗透压升高可刺激渗透压感受器,兴奋口渴中枢,引起口渴的感觉,使机体主动饮水。饮水后细胞外液的渗透压回降,渴感消失。

（二）抗利尿激素

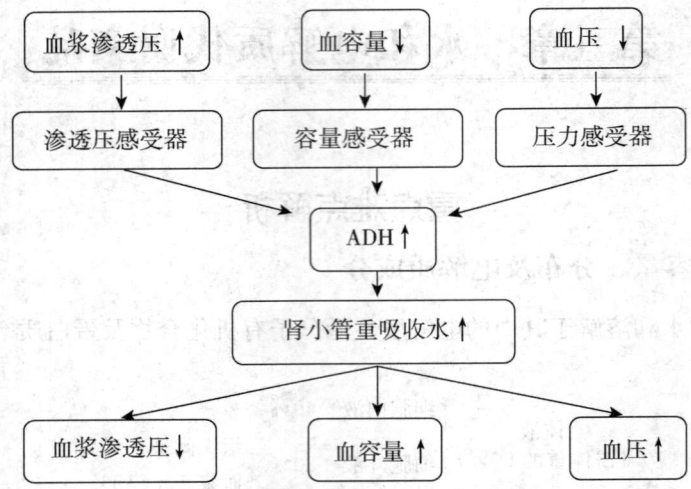

图3-2　抗利尿激素对水平衡的调节

当细胞外液渗透压下降时，可按与图3-2相反的作用机制，使ADH分泌减少，肾远曲小管及集合管重吸收水分减少，细胞外液量减少，渗透压升高。

（三）醛固酮

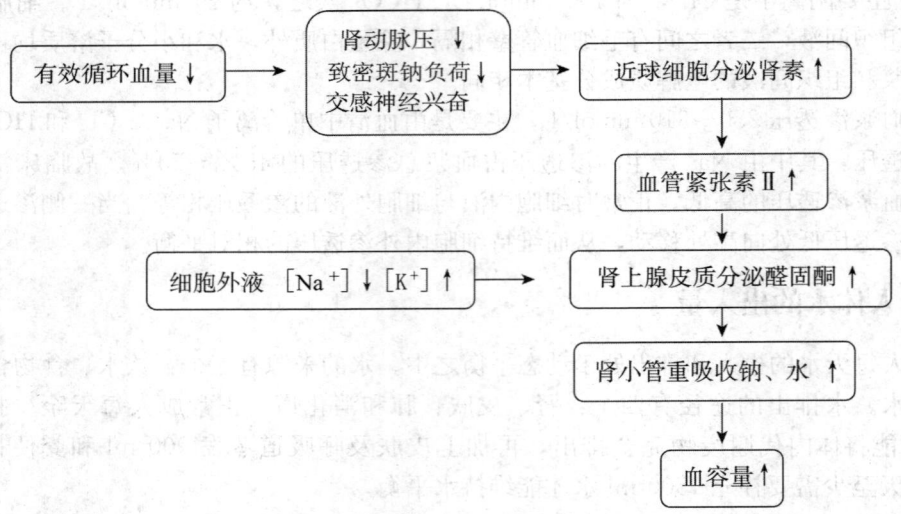

图3-3　醛固酮分泌的调节及作用

当细胞外液容量增多、血钠升高或血钾降低时，通过与图3-3相反的作用机制，使醛固酮分泌减少，肾重吸收钠、水减少，恢复细胞外液容量和血中钠、钾浓度。

（四）心房钠尿肽

心房钠尿肽（atrial natriuretic peptide，ANP）具有强烈而短暂的利尿、排钠及舒张血管的作用，急性的血容量增加（心房扩张、血钠升高等）可使ANP释放，从而起到利钠、利尿功能；而限制水钠的摄入或减少静脉回心血量则会抑制ANP的释放。

四、水钠代谢紊乱的类型

临床常见的水钠代谢紊乱类型有低渗性脱水、高渗性脱水、等渗性脱水、水中毒和水肿

（图3-4）。

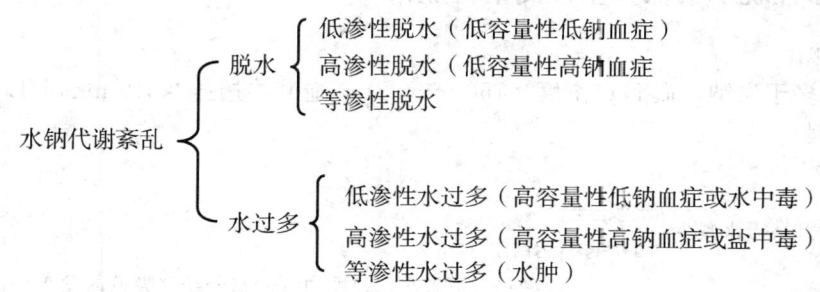

图3-4 水钠代谢紊乱的分类

五、低渗性脱水（低容量性低钠血症）

（一）概念

机体失钠多于失水，血 Na^+ 浓度<130 mmol/L，血浆渗透压<280 mmol/L 的脱水。

（二）原因

造成低渗性脱水最主要的原因是经肾或肾外丢失大量液体而治疗不当，即失液后只补充水分而未补充足够的电解质（图3-5）。

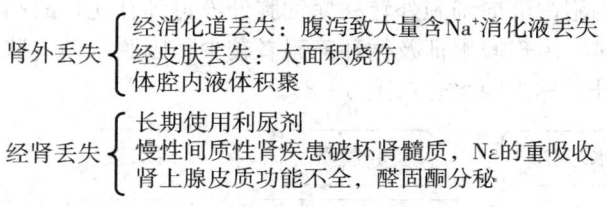

图3-5 低渗性脱水的原因

（三）对机体的影响

低渗性脱水时，细胞内液并未丢失，甚至有所增加，主要是细胞外液明显减少。血容量减少导致低容量性低钠血症，较易出现外周循环衰竭症状如动脉血压下降、脉搏细速、静脉塌陷等。组织间液量明显减少，临床上出现皮肤弹性减退、眼窝及婴幼儿囟门凹陷等体征，称为脱水征（图3-6）。

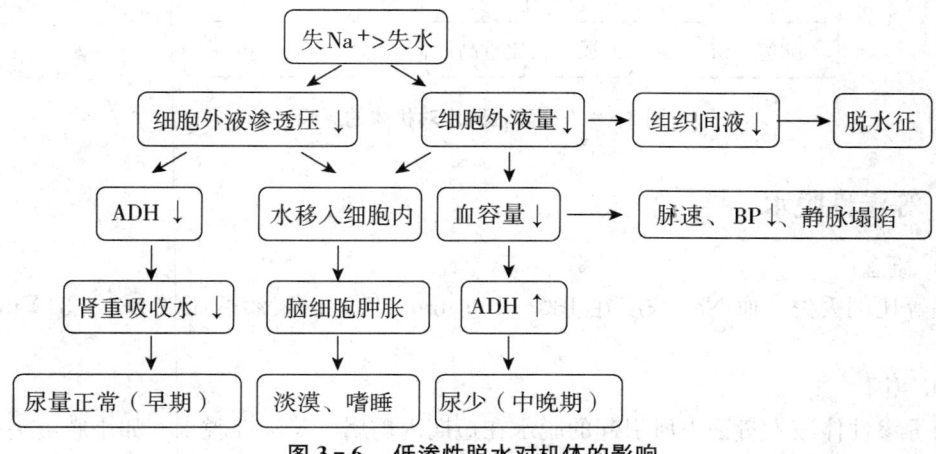

图3-6 低渗性脱水对机体的影响

六、高渗性脱水（低容量性高钠血症）

（一）概念

机体失水多于失钠，血 Na^+ 浓度＞150 mmol/L，血浆渗透压＞310 mmol/L 的脱水。

（二）原因

见图 3-7。

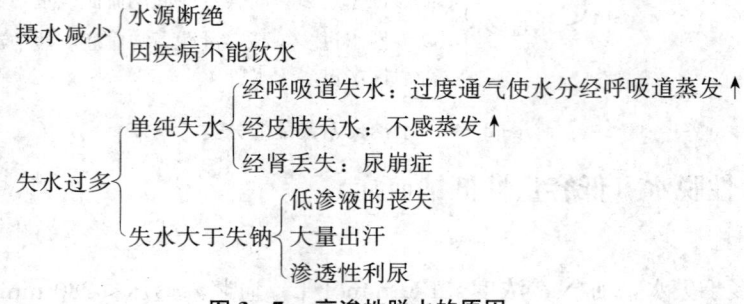

图 3-7 高渗性脱水的原因

（三）对机体的影响

高渗性脱水时细胞内、外液均减少，但以细胞内液减少为主，出现细胞脱水。通过口渴饮水、排尿减少以及细胞内液向细胞外转移使细胞外液得到补充，故高渗性脱水早期组织间液和血容量减少不明显，出现脱水征及循环障碍者较少。因脱水使皮肤蒸发水分减少，机体散热障碍导致的体温升高称为脱水热（图 3-8）。

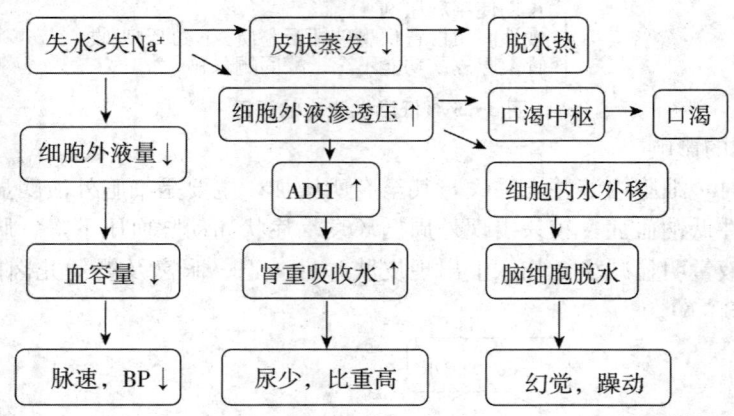

图 3-8 高渗性脱水对机体的影响

七、等渗性脱水

（一）概念

水钠等比例丢失，血 Na^+ 浓度在 130～150 mmol/L，血浆渗透压在 280～310 mmol/L 的脱水。

（二）原因

任何等渗性体液大量丢失所引起的脱水在短期内均属于等渗性脱水。如小肠液丢失、大量胸腔积液或腹水形成或反复抽放、大面积烧伤时血浆从体表渗出等。

(三) 对机体的影响

见图 3-9。

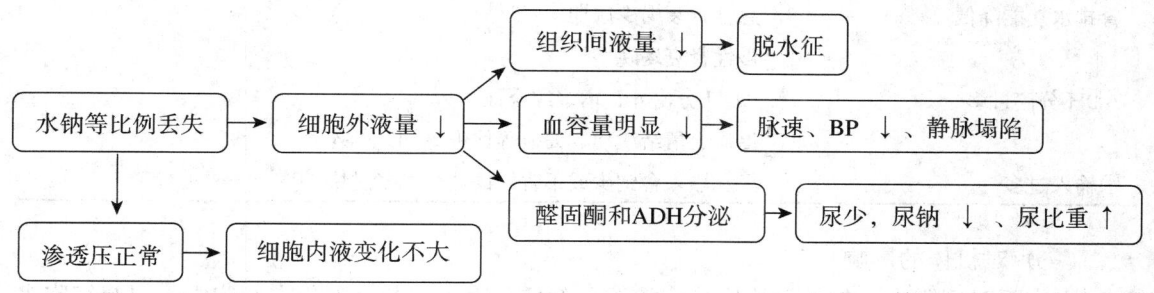

图 3-9 等渗性脱水对机体的影响

如等渗性脱水治疗不及时，经皮肤和肺继续丢失水分，可转变为低容量性高钠血症；而处理不当时，如只补充水分，不补充钠盐，则可转变为低容量性低钠血症。

八、三种类型脱水体液容量减少的比较

低渗性脱水、高渗性脱水和等渗性脱水的比较见表 3-1。

表 3-1 低渗性脱水、高渗性脱水和等渗性脱水的比较

	低渗性脱水	高渗性脱水	等渗性脱水
原因	等渗液丢失而单纯补水	饮水不足，失水过多	丢失等渗液
血 Na^+ 浓度	<130 mmol/L	>150 mmol/L	130～150 mmol/L
细胞外液渗透压	<280 mmol/L	>310 mmol/L	280～310 mmol/L
主要失水部位	细胞外液	细胞内液	细胞外液
渴感	早期和轻症无	明显	早期和轻症无
脱水征	明显	不明显	明显
循环衰竭	易发生	早期和轻症无	重症可发生
尿量	早期不减少，中、晚期减少	减少	减少
治疗	补生理盐水为主	补水为主，补钠为辅	补充生理盐水和葡萄糖液

九、水中毒（高容量性低钠血症）

(一) 概念

因肾排水能力降低而摄水过多，导致大量低渗液体在体内潴留的病理过程。其特征是血 Na^+ 浓度<130 mmol/L，血浆渗透压<280 mmol/L，因体液量明显增多，故又称为高容量性低钠血症。

(二) 原因

表 3-2 概括了水中毒的原因。

表 3-2　水中毒的原因

原因	常见疾病
肾排水功能降低	急性肾衰竭少尿期
	慢性肾衰竭晚期
ADH 分泌过多	ADH 分泌异常增多综合征
	疼痛、情绪激动、失血等促进 ADH 分泌
水输入过多	静脉输入含钠少或不含钠的液体过多过快

（三）对机体的影响

水中毒时细胞内、外液量均增加、渗透压降低，因大部分水聚集在细胞内，引起细胞水肿。重症或急性水中毒时因病情较重、发展迅速，引起急性脑细胞水肿和颅内高压，可出现神经精神症状（图 3-10）。

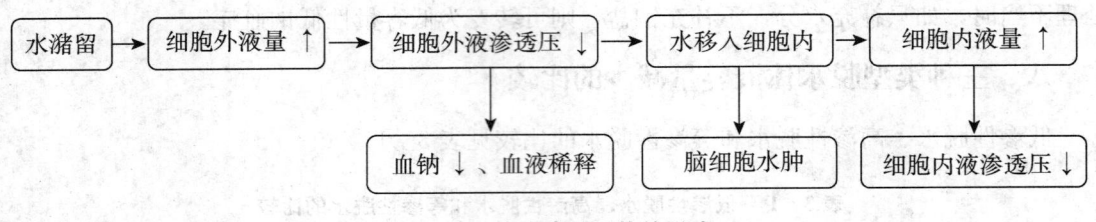

图 3-10　水中毒对机体的影响

十九、水肿

（一）概念

水肿是指过多的体液在组织间隙或体腔内积聚。

（二）水肿的发病机制

1. 组织液生成大于回流　有效滤过压＝（毛细血管血压＋组织液胶体渗透压）－（血浆胶体渗透压＋组织间液流体静压）。当有效滤过压增大时，组织液生成增多，主要机制有（表 3-3）。

表 3-3　组织液生成增多的机制

机制	常见原因
毛细血管血压增高	静脉淤血或静脉受压引起静脉压增高
血浆胶体渗透压降低	因吸收不足、合成减少、丢失或消耗增加引起血浆白蛋白含量减少
微血管壁通透性增加	物理性、化学性和生物性因素损伤毛细血管壁
淋巴回流受阻	淋巴管阻塞或肿瘤根治术摘除主要淋巴结

因毛细血管血压增高和血浆胶体渗透压降低而引起的水肿，水肿液的特点是蛋白质含量低于 25 g/L，比重低于 1.018，细胞数目较少，称为漏出液。

因微血管壁通透性增高而引起的水肿，其水肿液的特点是蛋白质含量较高，可超过 25g/L，比重高于 1.018，可见较多白细胞，称为渗出液，常见于因炎症引起的水肿。

2. 钠水潴留
(1) 肾小球滤过率降低：常见原因有①广泛的肾小球病变；②有效循环血量减少。
(2) 肾小管重吸收钠水增多：有效循环血量减少可以导致：①肾血流重分布，即通过皮质肾单位的血流明显减少，较多的血流转入近髓肾单位，使钠水的重吸收增加；②球-管平衡失调，近曲小管对钠水的重吸收增加；③醛固酮和 ADH 分泌增加，促进远曲小管和集合管对钠水的重吸收。

(三) 水肿的皮肤特点

显性水肿：过多的液体积聚在组织间隙，引起皮肤肿胀，弹性差，用手指按压后出现凹陷且不能立即平复，又称凹陷性水肿。

隐性水肿：组织液虽然增多，但水肿液与胶体网状物呈凝胶态结合，无肉眼可见的凹陷性水肿。

十一、正常钾代谢及钾的生理功能

钾的主要来源是食物，80%经肾排出体外。人体内钾 98%存在于细胞内，血清钾浓度仅为 3.5～5.5 mmol/L。钾的生理功能是：维持细胞新陈代谢、维持细胞膜静息电位、维持细胞内液的渗透压及调节机体酸碱平衡。

十二、低钾血症

(一) 概念

血清钾浓度低于 3.5 mmol/L。

(二) 原因

表 3-4 从摄入不足、丢失过多和钾进入细胞内增多三个方面总结了低钾血症的形成原因。

表 3-4 低钾血症的原因

原因	常见疾病
摄入不足	造成各种摄食减少的因素
丢失过多	①经消化道：丢失大量消化液 ②经肾：长期应用排钾性利尿剂 原发性或继发性醛固酮增多
钾进入细胞内增多	①碱中毒 ②应用胰岛素 ③家族性低钾性周期性麻痹

(三) 对机体的影响

1. 对神经肌肉的影响　急性低钾血症时，细胞外 K^+ 浓度快速降低，细胞内外 K^+ 浓度差增大，静息状态下细胞内 K^+ 外流增多，静息电位负值加大，与阈电位之间的距离增大，兴奋性降低。因静息电位和阈电位之间距离增大而导致肌细胞兴奋性降低的情况称为超极化阻滞。

2. 对心脏的影响　①对心肌电生理特性的影响是（图 3-11）：兴奋性增高、传导性降低、自律性增高、收缩性先增高后降低；②对心电图的影响是：T波低平、出现U波和ST段降低。

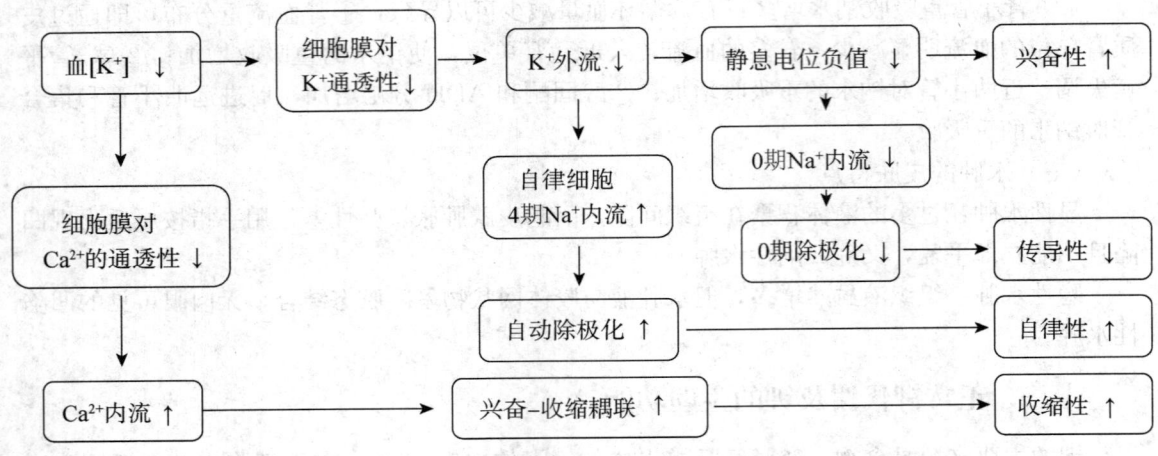

图3-11 低钾血症对心肌电生理特性的影响

3. 对酸碱平衡的影响 血钾降低，细胞内K^+移到细胞外，而细胞外H^+移向细胞内，造成细胞外H^+浓度降低，引起碱中毒；低钾血症使肾小管上皮细胞内K^+浓度降低，导致肾小管K^+-Na^+交换减弱而H^+-Na^+交换增强，随尿排出的H^+增多。此时，血液pH呈碱性，而尿液却呈酸性，称为反常性酸性尿。

十三、高钾血症

（一）概念

血清钾浓度高于5.5 mmol/L。

（二）原因

表3-5从钾入量过多、肾排钾减少和细胞内钾外移三个方面总结了高钾血症的形成原因。

表3-5 高钾血症的原因

原因	常见疾病
钾入量过多	①静脉输钾过多、过快 ②输入大量库存血
肾排钾减少	①醛固酮分泌减少 ②长期应用保钾性利尿剂 ③急性肾衰竭少尿期 ④慢性肾衰竭终末期
细胞内钾外移	①酸中毒 ②缺氧、溶血或严重创伤使细胞分解破坏

（三）对机体的影响

1. 对神经肌肉的影响 ①急性轻度高钾血症：血清钾浓度介于5.5～7.0 mmol/L，

细胞内外 K^+ 浓度差减小,静息状态下细胞内 K^- 外流减少,静息电位负值变小,与阈电位之间的距离接近,神经肌肉兴奋性增高;②急性重度高钾血症:血清钾浓度达 7.0mmol/L 以上,细胞内外 K^+ 浓度差更小,静息电位负值接近甚至超过阈电位水平,神经肌肉组织不能兴奋。因静息电位和阈电位之间距离过小而导致肌细胞兴奋性降低的情况称为去极化阻滞。

2. 对心脏的影响 ①对心肌电生理特性的影响是(图 3-12):兴奋性先增高后降低、传导性降低、自律性降低、收缩性降低;②对心电图的影响是:T 波高尖,P 波和 QRS 波变低和增宽,严重时可引起室颤。

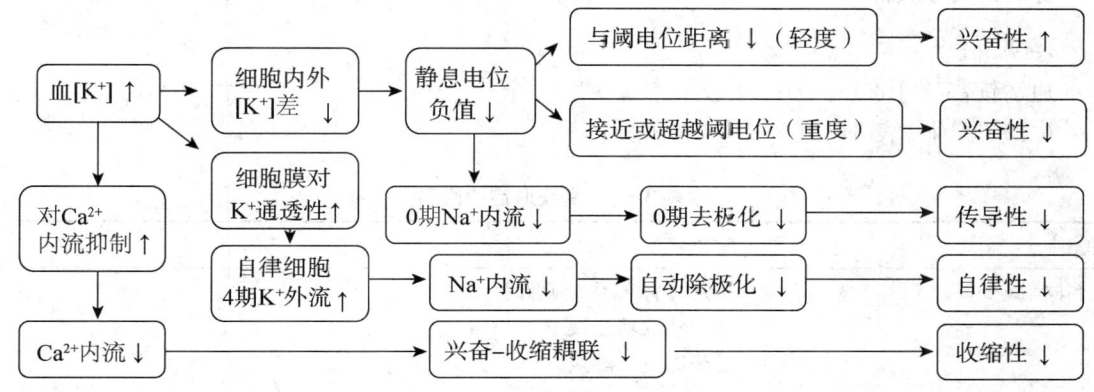

图 3-12 高钾血症对心肌电生理特性的影响

3. 对酸碱平衡的影响 血钾升高,细胞外 K^+ 移到细胞内,细胞内 H^+ 移向细胞外,造成细胞外 H^+ 浓度升高,发生酸中毒;高钾血症使肾小管上皮细胞内 K^+ 浓度增高,肾小管 K^+-Na^+ 交换增强,而 H^+-Na^+ 交换减弱,随尿排出的 H^+ 减少,此时,血液 pH 呈酸性,尿液却呈碱性,称为反常性碱性尿。

十四、低镁血症

(一) 概念
血清镁低于 0.75mmol/L 称为低镁血症。
(二) 原因(表 3-6)

表 3-6 低镁血症的原因

原因	常见疾病
摄入不足	长期营养不良、禁食、厌食
经消化道丢失	小肠病变,对镁的吸收不良
经肾丢失	①长期使用利尿剂抑制髓襻对镁重吸收 ②高钙血症使原尿中钙增多,肾小管重吸收镁减少 ③甲状旁腺功能减退的患者,肾小管重吸收镁减少

（三）对机体的影响

1. 对神经肌肉的影响　镁对运动神经末梢与肌肉接头处乙酰胆碱的释放有抑制作用，低镁血症时乙酰胆碱释放增多，神经肌肉兴奋性增强；因镁能抑制中枢神经系统突触传递，对中枢神经系统有抑制作用，故低镁血症时对中枢神经的抑制作用减弱，患者可表现为：四肢肌肉震颤、抽搐；反射亢进、对声光反应过强、焦虑易激动；平滑肌兴奋导致呕吐或腹泻。

2. 对心血管的影响　患者常表现出心律失常、血压升高。

十六、高镁血症

（一）概念

血清镁高于 1.25mmol/L 称为高镁血症。

（二）原因（表 3-7）

表 3-7　高镁血症的原因

原因	常见疾病
肾排镁减少	①急性肾衰竭少尿期 ②甲状腺功能减退 ③醛固酮分泌减少
细胞内镁外移	糖尿病酮症酸中毒时，由于胰岛素缺乏致使分解代谢亢进，细胞内大量镁离子外流

（三）对机体的影响

1. 对神经肌肉的影响　镁过多抑制神经肌肉接头处乙酰胆碱的释放，兴奋传导障碍，表现为肌肉无力甚至弛缓性麻痹，严重时呼吸肌麻痹。镁过多对中枢神经系统的抑制作用增强，可引起嗜睡及昏迷。高镁抑制内脏平滑肌，引起嗳气、腹胀、尿潴留、便秘。

2. 对心血管的影响　高浓度镁能抑制房室及室内传导，降低心肌兴奋性，引起传导阻滞、心动过缓，严重时导致心搏停止。高镁可引起血管扩张、血压下降。

测 试 题

一、名词解释

1. 低渗性脱水　2. 高渗性脱水　3. 等渗性脱水　4. 水中毒　5. 显性水肿
6. 隐性水肿　7. 超极化阻滞　8. 去极化阻滞

二、选择题

【A 型题】

1. 体液是指
   A. 细胞外液及溶解在其中的物质
   B. 体内的水与溶解在其中的物质
   C. 体内的水与溶解在其中的无机盐
   D. 体内的水与溶解在其中的蛋白质
   E. 细胞内液及溶解在其中的物质

2. 正常成年男性体液含量约占体重的
   A. 40%
   B. 50%

C. 60%
D. 70%
E. 80%
3. 细胞内液的主要阳离子是
   A. Na^+
   B. K^+
   C. Ca^{2+}
   D. Mg^{2+}
   E. Fe^{2+}
4. 血浆中含量最多的阳离子是
   A. Na^+
   B. K^+
   C. Ca^{2+}
   D. Mg^{2+}
   E. Fe^{2+}
5. 血浆中含量最多的阴离子是
   A. HCO_3^-
   B. HPO_4^{2-}
   C. SO_4^{2-}
   D. Cl^-
   E. 蛋白质阴离子
6. 组织间液和血浆所含溶质的主要差别是
   A. Na^+
   B. K^+
   C. 有机酸
   D. 蛋白质
   E. 尿素
7. 决定细胞外液晶体渗透压高低的主要因素是
   A. 白蛋白
   B. 球蛋白
   C. Na^+
   D. K^+
   E. Ca^{2+}
8. 正常情况下细胞内液与外液的渗透压是
   A. 细胞内液小于细胞外液
   B. 细胞内液大于细胞外液
   C. 细胞内液基本等于细胞外液
   D. 细胞内液不小于细胞外液
   E. 细胞内液不大于细胞外液

9. 高渗性脱水患者尿量减少的主要机制是
   A. 细胞外液渗透压升高，刺激口渴中枢
   B. 细胞外液渗透压升高，刺激ADH分泌
   C. 肾血流量重新分布
   D. 细胞内液减少
   E. 醛固酮分泌增多
10. 易发生脱水热的水与电解质失衡类型是
    A. 高渗性脱水
    B. 等渗性脱水
    C. 水中毒
    D. 低钾血症
    E. 低渗性脱水
11. 患者口渴，尿少，血清钠153mmol/L，其水与电解质平衡紊乱的类型是
    A. 等渗性脱水
    B. 水中毒
    C. 高渗性脱水
    D. 水肿
    E. 低渗性脱水
12. 急性肾功能不全少尿期易出现
    A. 高渗性脱水
    B. 低渗性脱水
    C. 等渗性脱水
    D. 水中毒
    E. 水肿
13. 低渗性脱水的婴儿发生皮肤弹性降低、眼窝凹陷和前囟下陷主要是由于
    A. 血容量减少
    B. 细胞内液减少
    C. 淋巴液减少
    D. 组织间液减少
    E. 脑脊液减少
14. 低渗性脱水时体液丢失的主要部位是
    A. 细胞内、外液均减少，但以细胞内液减少为主
    B. 细胞内液无丢失，主要是细胞外液减少

C. 细胞内液无丢失，仅仅丢失血浆
D. 细胞内液无丢失，主要是细胞外液的组织间液减少明显
E. 细胞内、外液均明显减少

15. 易发生休克的水与电解质代谢紊乱类型是
    A. 低渗性脱水
    B. 高渗性脱水
    C. 水中毒
    D. 低钾血症
    E. 高钾血症

16. 调节机体水与电解质平衡的主要途径是
    A. 神经系统
    B. 内分泌系统
    C. 神经-内分泌系统
    D. 肾、肺
    E. 胃肠道

17. 给呕吐或腹泻患者只补充部分水分而未补充钠盐易引起
    A. 高渗性脱水
    B. 等渗性脱水
    C. 低渗性脱水
    D. 水中毒
    E. 水肿

18. 不属于渗出液的特点的是
    A. 比重高于 1.018
    B. 可见较多红细胞
    C. 毛细血管血管壁通透性增加
    D. 蛋白质含量高于 25g/L
    E. 常见于炎性水肿

19. 造成血浆胶体渗透压降低的主要原因是
    A. 血浆白蛋白减少
    B. 血浆球蛋白减少
    C. 血液浓缩
    D. 血红蛋白减少
    E. 血 Na^+ 含量降低

20. 不易导致水肿的因素是
    A. 毛细血管内压升高

B. 毛细血管壁通透性增强
C. 血浆胶体渗透压升高
D. 肾小球滤过率降低
E. 肾小管重吸收水增多

21. 不易引起低钾血症的原因是
    A. 长期使用呋塞米
    B. 代谢性酸中毒
    C. 禁食
    D. 肾上腺皮质功能亢进
    E. 代谢性碱中毒

22. 低钾血症时，心电图可表现为
    A. T 波低平
    B. T 波高尖
    C. P-R 间期缩短
    D. P 波变窄
    E. ST 段抬高

23. 易引起高钾血症的原因是
    A. 静脉输入大量碳酸氢钠
    B. 静脉输入大量葡萄糖
    C. 静脉输入大量胰岛素
    D. 静脉输入大量库存过久的血液
    E. 静脉输入大量氨基酸

24. 大面积肌肉挤压伤患者易出现
    A. 低钾血症
    B. 低镁血症
    C. 低钠血症
    D. 高钠血症
    E. 高钾血症

25. 高钾血症患者的心电图可表现为
    A. T 波低平
    B. T 波高尖
    C. P 波高尖
    D. QRS 波变高变窄
    E. 窦性心动过速

26. 最易引起高钾血症的情况是
    A. 急性肾衰竭多尿期
    B. 原发性醛固酮增多症
    C. 大量应用呋塞米
    D. 急性肾衰竭少尿期
    E. 大量应用胰岛素

27. 高钾血症和低钾血症均可引起
   A. 代谢性酸中毒
   B. 代谢性碱中毒
   C. 肾小管泌氢增加
   D. 心律失常
   E. 肾小管泌钾增加

【B 型题】
   A. 高渗性脱水
   B. 低渗性脱水
   C. 等渗性脱水
   D. 水中毒
   E. 水肿

1. 血钠浓度正常而细胞外液减少易见于
2. 血钠浓度增高而细胞内外液均减少易见于
3. 血钠浓度降低而细胞外液减少易见于
4. 血钠浓度降低而细胞内、外液均增加易见于

   A. 高渗性脱水
   B. 低渗性脱水
   C. 等渗性脱水
   D. 水中毒
   E. 水肿

5. 急性肾衰竭少尿期摄入水过多易发生
6. 丧失大量消化液只补充少量葡萄糖液易发生
7. 易发生脑细胞脱水的是
8. 易发生循环衰竭的是

   A. 神经肌肉兴奋性降低
   B. 神经肌肉兴奋性升高
   C. 神经肌肉兴奋性变化不明显
   D. 神经肌肉兴奋性先降低后升高
   E. 神经肌肉兴奋性先增高后降低

9. 急性低钾血症时
10. 急性轻度高钾血症时
11. 慢性低钾血症时
12. 急性重度高钾血症时

   A. 体液积聚在组织间隙
   B. 低渗液积聚在体内
   C. 高渗液体丢失
   D. 低渗液体丢失
   E. 等渗液体丢失

13. 水肿是
14. 水中毒是
15. 高渗性脱水是
16. 低渗性脱水是

三、填空题

1. 血浆和组织间液的渗透压主要来源于_____、_____和_____，正常血浆渗透压范围是_____ mmol/L。
2. 高渗性脱水的特点是细胞外液渗透压_____，因此，细胞内水向_____转移，此时脱水的主要部位是_____。
3. 低渗性脱水的特点是细胞外液渗透压_____，因此，细胞外水向_____转移，此时脱水的主要部位是_____。
4. 机体在发生等渗性脱水时体液丢失的主要部位是_____。
5. 引起毛细血管血压增高最常见的原因是_____增高。引起血浆胶体渗透压下降最常见的原因是血浆_____含量减少。
6. 水肿液可根据蛋白质含量的不同分为_____和_____。
7. 正常人体钾的主要来源是_____，体内钾主要存在于_____，机体排钾的主要器官是_____，血清钾的正常浓度范围为_____ mmol/L。静脉补钾的一个基本原则是_____，指只有当每日尿量在_____以上时才允许静脉内补钾。
8. 急性低钾血症时，心肌兴奋性_____，传导性_____，自律性_____，

收缩性_____；急性轻度高钾血症时，心肌兴奋性_____，传导性_____，自律性_____，收缩性_____。

9. 急性严重高钾血症时，神经肌肉兴奋性_____，心肌兴奋性_____。

10. 血清镁的正常浓度范围为_____ mmol/L。

四、问答题

1. 高渗性脱水和低渗性脱水的症状、体征有何异同？
2. 高渗性脱水和低渗性脱水哪个容易出现循环衰竭？为什么？
3. 低渗性脱水和高渗性脱水都会出现中枢神经系统功能障碍，其机制相同吗？
4. 低渗性脱水患者出现脱水征的机制是什么？
5. 试述血管内外液体交换失衡引起水肿的原因及机制。
6. 简述急性低钾血症对神经肌肉和心肌特性的影响。
7. 简述引起高钾血症的主要原因。
8. 严重腹泻患者可能出现哪些水、电解质代谢紊乱？为什么？应该给患者进行哪些必要的化验检查？
9. 男性患儿，2岁，腹泻2天，每天6～7次，水样便；呕吐3次，呕物为所食牛奶，不能进食。伴有口渴、尿少、腹胀。查体：精神萎靡，体温37℃，血压86/50 mmHg，皮肤弹性减退，两眼凹陷，前囟下陷，心跳快而弱，肺无异常所见。腹胀，肠鸣音减弱，腹壁反射消失，膝反射迟钝，四肢发凉。化验：血清 K^+ 3.3 mmol/L，Na^+ 140 mmol/L。该患儿发生何种水、电解质紊乱？依据是什么？
10. 女性患者，37岁，患糖尿病半年，近3天食欲减退，呕吐频繁，精神萎靡不振，乏力，出现神志不清，经急诊入院。查体：浅昏迷，呼吸深大，血压80/64 mmHg，腱反射减弱。化验：尿常规：蛋白质（＋），糖（＋＋＋），酮体（＋）。入院后注射胰岛素72单位，并输入0.9%生理盐水及碳酸氢钠，患者神志逐渐清醒，但有烦躁不安，并出现心律不齐。查心电图出现T波低平，频繁室性期前收缩，查血 K^+ 2.0 mmol/L、Na^+ 141 mmol/L，表明患者发生了严重低钾血症。试分析发生的原因。

参考答案

一、名词解释

1. 高渗性脱水是指机体失水大于失钠，血钠浓度大于150 mmol/L，细胞外液渗透压大于310 mmol/L的病理过程，又称为低容量性高钠血症。

2. 低渗性脱水是指机体失钠大于失水，血钠浓度小于130 mmol/L，细胞外液渗透压小于280 mmol/L的病理过程，又称为低容量性低钠血症。

3. 水和钠等比例丢失，血钠浓度在130～150 mmol/L，细胞外液渗透压在280～310 mmol/L的脱水称为等渗性脱水。

4. 水中毒是指肾排水能力降低而摄水过多，导致大量低渗液体在体内潴留的病理过程，其特征是血 Na^+ 浓度<130 mmol/L，血浆渗透压<280 mmol/L，体液量特别是细胞内液明显增多，又称为高容量性低钠血症。

5. 过多的液体积聚在组织间隙，引起皮肤肿胀、弹性差，用手指按压后凹陷不能立即恢复，称为显性水肿。

6. 皮下有过多的液体积聚，但液体与胶体网状物呈凝胶态结合，不能自由移动，无肉眼可见的凹陷性水肿，称为隐性水肿。

7. 因静息电位和阈电位之间距离增大而导致肌细胞兴奋性降低的情况称为超极化阻滞。

8. 因静息电位和阈电位之间距离过小而导致肌细胞兴奋性降低的情况称为去极化阻滞。

二、选择题

A 型题

1. B　2. C　3. B　4. A　5. D　6. D　7. C　8. C　9. B
10. A　11. C　12. D　13. D　14. C　15. A　16. C　17. C　18. C
19. A　20. C　21. B　22. A　23. C　24. E　25. B　26. D　27. D

B 型题

1. C　2. A　3. B　4. D　5. D　6. B　7. A　8. B　9. A
10. B　11. C　12. A　13. A　14. B　15. D　16. C

三、填空题

1. Na^+，Cl^-　HCO_3^-　280～310

2. 高于 310mmol/L　细胞外　细胞内

3. 低于 280mmol/L　细胞内　细胞外

4. 细胞外液

5. 静脉压　白蛋白

6. 渗出液　漏出液

7. 食物　细胞内　肾　3.5～5.5　见尿补钾　500ml

8. 增高　降低　增高　先增高后降低　增高　降低　降低　降低

9. 降低　降低

10. 0.75～1.25

四、问答题

1. 高渗性脱水和低渗性脱水的早期症状、体征大多相反：尿比重、尿钠在高渗性脱水时增高而低渗性脱水时降低；尿量在高渗性脱水时减少，而低渗性脱水早期不减少，中晚期才减少。高渗性脱水患者口渴症状明显，而低渗性脱水患者不明显；高渗性脱水患者特别是儿童可有脱水热，不易出现循环衰竭，而低渗性脱水患者有明显的脱水征并易出现外周循环衰竭。但这两种类型的脱水在严重时，均可引起循环衰竭、休克、急性肾衰竭、中枢神经系统功能障碍甚至昏迷。

2. 低渗性脱水比高渗性脱水更容易出现循环衰竭。高渗性脱水早期，由于细胞外液高渗，通过排尿减少、口渴饮水以及细胞内液向细胞外转移，使细胞外液得到补充，血容量减少不明显，故不易出现外周循环衰竭。严重高渗性脱水可因细胞外液量明显减少出现循环衰竭。低渗性脱水时，由于细胞外液低渗，尿量不减少，也不主动饮水，同时细胞外液向渗透压相对高的细胞内转移。因此，主要是细胞外液减少，血容量减少明显，易出现外周循环衰竭症状。

3. 低渗性脱水和高渗性脱水都会出现中枢神经系统功能障碍，但其机制不相同。低渗性脱水时，细胞外液低渗，细胞外液向渗透压相对高的细胞内转移，引起细胞水肿，可因脑细胞水肿导致中枢神经系统功能障碍。高渗性脱水时，细胞外液高渗，细胞内液向细胞外液转移，引起细胞脱水，脑细胞脱水一方面会引起代谢障碍，另一方面脑细胞脱水后体积变小，颅骨和脑皮质之间空隙增大使血管张力增大，引起静脉破裂，出现脑内出血和蛛网膜下隙出血，出现中枢神经系统功能障碍。

4. 低渗性脱水时，细胞外液容量减少，加之水分向细胞内转移，进一步加重了细胞外液的不足。由于血容量减少，血液浓缩，血浆胶体渗透压高于组织间液，组织间液向血管内转移，组织间液量减少可比血容量减少更明显。因组织间液不足，患者表现为皮肤弹性减退、眼窝及婴幼儿囟门凹陷等脱水征。

5. 血管内外液体交换失衡可引起组织液生成大于回流，使过多的体液积聚在组织间隙。其发生的基本因素有：①毛细血管血压增高，常见于静脉压升高；②血浆胶体渗透压下降，常见于血浆白蛋白含量减少；③微血管壁通透性增加，常见于炎症性、过敏性疾病等对血管壁的损害；④淋巴回流受阻，常见于淋巴管受压或阻塞。

6. 急性低钾血症时，由于细胞外液钾浓度降低，细胞内、外钾浓度差增大，静息状态下细胞内钾外流增多，导致静息电位负值增大，静息电位和阈电位之间距离加大，神经肌肉兴奋性降低，表现为骨骼肌无力，腱反射减弱以至消失，严重时出现肢体或呼吸肌麻痹。急性低钾血症时，心肌细胞膜对K^+通透性降低，静息状态下细胞内钾外流减少，导致静息电位负值减小，静息电位和阈电位之间距离缩小，心肌兴奋性增高。由于静息电位负值减小，O期去极化速度和幅度减小，心肌传导性降低。自律细胞4期自动去极化与钠缓慢内流有关，低血钾时细胞膜对钾的通透性降低，钠内流相对加速，4期自动去极化加速，心肌自律性增高。细胞外低钾，复极2期对钙内流的抑制减弱，钙内流增多，心肌细胞内钙增多，兴奋-收缩耦联增强，心肌收缩性增强。但低钾也会干扰心肌代谢，最终抑制心肌收缩力。

7. 因为钾主要通过尿液排出，所以肾排钾减少是造成高钾血症的最主要原因，肾排钾减少主要见于：①急性肾衰竭少尿期；②醛固酮分泌减少或肾小管疾病使肾小管对醛固酮的反应性降低，造成肾远曲小管泌钾障碍；③大量应用一些保钾利尿剂，如螺内酯（安体舒通）可拮抗醛固酮的作用、氨苯蝶啶抑制远曲小管泌钾，使血钾升高。此外，酸中毒、缺氧、溶血和严重创伤时，细胞内钾向细胞外转移，可使血钾升高。静脉输钾过多、过快，或输入大量库存血，亦可引起高钾血症。

8. 严重腹泻患者可能发生：①等渗性脱水，因为肠液中Na^+是主要的阳离子，小肠液、胰液、胆汁又是等渗体液，严重腹泻引起等渗体液大量丢失，发生等渗性脱水。但是，如果患者饮水或只输入葡萄糖液，可转变为低渗性脱水；如伴有发热或水丢失的情况，亦可转变为高渗性脱水；②低钾血症，因为钾在消化道吸收，消化液钾含量均高于或和血浆钾相近，腹泻造成钾从肠道丢失过多，严重腹泻使细胞外液大量丢失，血容量下降，引起醛固酮分泌增加，醛固酮使肾排钾增多，即从肾丢失钾。该患者应做血清钠和血清钾化验检查，以取得判断水和电解质代谢紊乱的客观依据。

9. 患儿发生了①等渗性脱水。依据是病史：腹泻呕吐可丢失大量等渗体液；症状和体征：患儿除口渴、尿少症状外，出现因组织间液减少所致皮肤弹性减退、两眼凹陷、前囟下陷等脱水体征以及血压降低、心跳快而弱、四肢发凉等有效循环血容量下降所致的外周循环衰竭表现；化验：血钠为 140 mmol/L，在正常范围；②低钾血症。病史：除了腹泻、呕吐从胃肠道失钾过多外，还有不能进食所致钾的摄入不足。体征：有腹壁反射消失、膝腱反射迟钝、骨骼肌兴奋性降低及腹胀、肠鸣音减弱、平滑肌活动减弱的表现；化验：血钾 3.3mmol/L，低于正常值。

10. 患者发生低钾血症的原因有：①近 3 天食欲减退、呕吐频繁，既有钾的摄入不足，又有钾从胃肠道丢失，其中又以失钾为主；入院时已有低钾表现，如乏力、腱反射减弱等；②入院后注射胰岛素促进糖原合成，使细胞外 K^+ 转入细胞内；静脉输入碳酸氢钠纠正酸中毒，使血中 H^+ 降低，细胞内的 H^+ 移到细胞外，同时细胞外 K^+ 转移到细胞内，导致血钾明显降低，出现心律不齐，查血 K^+ 仅为 2.0mmol/L。

（窦 豆）

第四章 酸碱平衡紊乱

重点难点解析

一、体液酸碱物质的来源

体内的酸性物质主要是细胞在代谢过程中产生的，少量来自食物。可分为：①挥发酸，即由糖、脂肪和蛋白质氧化分解产生的 CO_2 与 H_2O 结合生成的 H_2CO_3，它是体内酸性物质的最主要来源，可转变成 CO_2 气体经肺排出体外；②固定酸，包括磷酸、硫酸和有机酸等，不能经肺呼出，需经肾随尿排出。一般情况下，蛋白质分解是固定酸的主要来源。

体液中的碱性物质主要来自果菜类食物中有机酸盐代谢生成的碳酸氢盐及体内氨基酸代谢时脱氨基所产生的氨。

二、酸碱平衡的调节机制

体液缓冲系统、肺和肾是机体维持酸碱平衡的主要调节机制。

（一）体液缓冲系统的组成及其调节作用

体液缓冲系统是由一种弱酸和它的弱酸盐构成的缓冲对，通过接受 H^+ 或释放 H^+，将强碱转变为弱碱，或将强酸转变为弱酸，以减轻体液 pH 的变动程度。

体液缓冲系统主要有碳酸氢盐缓冲系统、磷酸盐缓冲系统、蛋白质缓冲系统和血红蛋白缓冲系统。其中碳酸氢盐缓冲系统是细胞外液含量最高的缓冲系统，$NaHCO_3$ 在缓冲固定酸中发挥重要的作用，其含量被视为人体的碱储备；血红蛋白缓冲系统是红细胞特有的缓冲系统，在缓冲挥发酸中发挥主要作用。

（二）肺在调节酸碱平衡中的作用

肺通过改变 CO_2 排出量，调节血浆碳酸浓度而维持血浆 pH 相对恒定。动脉血二氧化碳分压（$PaCO_2$）增加可刺激中枢化学感受器，增加肺泡通气量而促进 CO_2 排出。但 $PaCO_2$ 过高反而抑制呼吸中枢，产生 CO_2 麻醉，使 CO_2 排出减少。另外，动脉血氧分压（PaO_2）降低、pH 降低或 $PaCO_2$ 升高也可通过刺激外周化学感受器反射性兴奋呼吸中枢，增加 CO_2 排出。

（三）肾在调节酸碱平衡中的作用

肾通过排泄固定酸和重吸收 $NaHCO_3$（排酸保碱）在调节酸碱平衡中发挥重要作用。肾调节酸碱平衡的机制是：①肾小球滤液中 $NaHCO_3$ 的重吸收；②磷酸盐的酸化；③泌氨。在碳酸酐酶的催化下 CO_2 和 H_2O 生成 H_2CO_3，解离出 H^+ 分泌入肾小管腔与 Na^+ 交换，肾小管上皮细胞内产生的 HCO_3^- 与 Na^+ 回流入血。肾小球滤过的 $NaHCO_3$ 99.9% 被重吸收入血，防止血浆 $NaHCO_3$ 的丢失。通过磷酸盐酸化和泌氨生成新的 $NaHCO_3$ 回流入血，以补充机体对 $NaHCO_3$ 的消耗。如果体内 $NaHCO_3$ 含量过高，肾可减少 $NaHCO_3$ 的生成和重吸收，以维持血液 $NaHCO_3$ 浓度的相对恒定。

（四）酸碱平衡调节的协调与配合

体液缓冲系统、肺和肾相互配合、相互补充，共同维持 $NaHCO_3/H_2CO_3$ 的比值为 20：

1,维持体液酸碱度的相对恒定。三者在作用时间、作用程度上各有特点:细胞外液缓冲系统反应最迅速,一旦有酸性或碱性物质入血,就立即与其反应,将强酸、强碱转变为弱酸、弱碱,但因缓冲系统自身亦被消耗,故作用不易持久。肺的调节作用亦很迅速,几分钟内就开始发挥作用,通过改变肺泡通气量来调节 CO_2 排出量,控制血浆碳酸浓度的高低,但它对固定酸无缓冲作用。由于细胞膜对离子转运的限制,细胞内液的缓冲作用迟于细胞外液的缓冲调节,但细胞内液缓冲 H^+ 的总量大于细胞外液。细胞内、外的离子交换易引起血钾和血氯浓度的改变;肾的调节作用比较缓慢,常在酸碱平衡失调后数小时才开始发挥作用,但作用强大而持久,3~5 天时代偿作用最为明显。固定酸的排出和 HCO_3^- 含量的恢复最终要靠肾来完成。

三、酸碱平衡紊乱的分类

尽管机体对酸碱负荷有强大的缓冲能力和有效的调节作用,但许多因素可以引起机体酸碱负荷过度或调节机制障碍,导致体液酸碱度稳定性的破坏,称为酸碱平衡紊乱。

基本分类原则:①按 pH 分类。pH 降低称为酸中毒,pH 升高称为碱中毒;②按原因分类。由于 $NaHCO_3$ 浓度原发性降低或增高引起的酸碱平衡紊乱,称为代谢性酸中毒或代谢性碱中毒;由于 H_2CO_3 浓度原发性增高或降低引起的酸碱平衡紊乱,称为呼吸性酸中毒或呼吸性碱中毒(图 4-1)。在单纯型酸碱平衡紊乱时,虽然体内酸性或碱性物质的含量已经发生改变,但通过机体的调节,血液 pH 仍可在正常范围之内,称为代偿性酸中毒或碱中毒。如果血液 pH 不在正常范围之内,则称为失代偿性酸中毒或碱中毒。当同一患者体内有两种或两种以上的酸碱平衡紊乱同时存在时,称为混合型酸碱平衡紊乱。

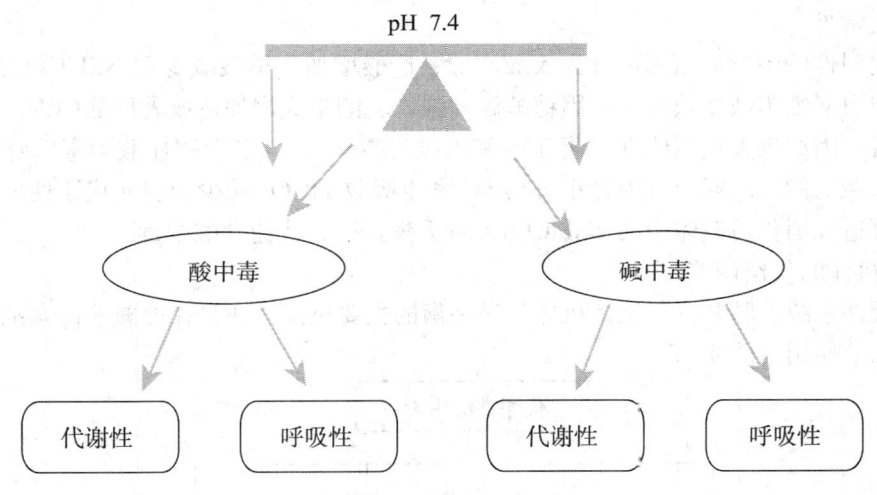

图 4-1 酸碱平衡紊乱的分类

四、反映血液酸碱平衡的常用指标及其意义

(一) pH

pH 是指溶液中 H^+ 浓度的负对数。正常人动脉血 pH 在 7.35~7.45 之间,平均为 7.4。pH 的变化反映了酸碱平衡紊乱的性质及严重程度。pH 降低为酸中毒;pH 升高为碱中毒;pH 在正常范围内,可以表示酸碱平衡正常,亦可以表示代偿性酸碱平衡紊乱或酸碱中毒相互抵消的混合型酸碱平衡紊乱。

（二）动脉血二氧化碳分压

动脉血二氧化碳分压（$PaCO_2$）是指物理溶解于动脉血浆中的CO_2分子所产生的张力，正常范围是33~47mmHg，平均为40mmHg。$PaCO_2$的高低受呼吸功能的影响，$PaCO_2$原发性增高表示有CO_2潴留，见于呼吸性酸中毒；$PaCO_2$原发性降低表示肺通气过度，见于呼吸性碱中毒。在代谢性酸中毒或碱中毒时，由于呼吸的代偿，$PaCO_2$可发生继发性降低或升高。

（三）标准碳酸氢盐和实际碳酸氢盐

标准碳酸氢盐（SB）是指血液在38℃，血红蛋白完全氧合的条件下，与PCO_2为40mmHg的气体平衡后测得的血浆$NaHCO_3$含量，只受代谢因素的影响。实际碳酸氢盐（AB）是指隔绝空气的动脉血液标本，在患者实际血氧饱和度和$PaCO_2$条件下测得的血浆$NaHCO_3$浓度，受代谢和呼吸因素的双重影响。正常人SB与AB相等，为22~27mmol/L，平均为24mmol/L。代谢性酸中毒时，两者都降低；代谢性碱中毒时，两者都升高。

（四）碱剩余

碱剩余（BE）是指在38℃，血红蛋白完全氧合，$PaCO_2$为40mmHg的条件下，将1升全血或血浆滴定到pH7.4所需要的酸或碱的毫摩尔数。正常值为0±3mmol/L。代谢性酸中毒时，BE负值加大；代谢性碱中毒时，BE正值加大。当慢性呼吸性酸中毒或碱中毒时，由于肾的代偿调节，碱剩余可出现继发性升高或降低。

五、代谢性酸中毒

（一）概念和原因

代谢性酸中毒是以血浆HCO_3^-浓度原发性减少和pH降低为特征的酸碱平衡紊乱类型，临床上最为常见。

引起代谢性酸中毒的原因可分为入酸增加、产酸增加、排酸减少和$NaHCO_3$丢失过多。当各种原因引起细胞缺血缺氧时，因糖酵解增强，乳酸生成增加造成乳酸酸中毒。糖尿病和严重饥饿时，因产生大量酮体（β-羟丁酸和乙酰乙酸等），可发生酮症酸中毒。肾功能不全时其排酸保碱的能力减弱，可因肾小管泌H^+和重吸收HCO_3^-减少而引起代谢性酸中毒。严重腹泻等可造成消化道液体中的$NaHCO_3$大量丢失，引起代谢性酸中毒。

（二）机体的代偿调节

体液缓冲系统、肺和肾是维持机体酸碱平衡的主要机制，亦是在酸碱平衡紊乱时发挥重要的代偿调节作用（图4-2）。

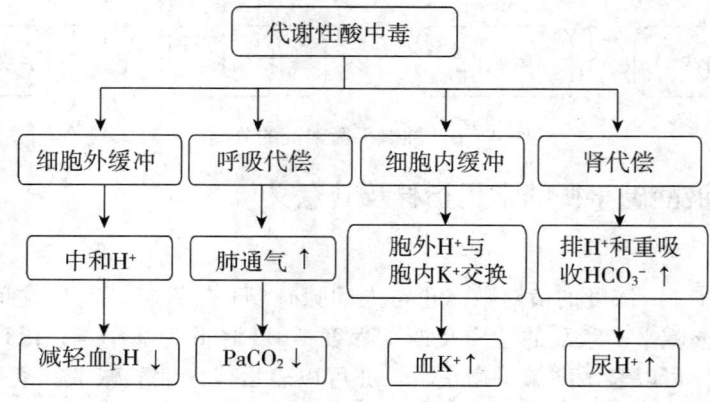

图4-2 代谢性酸中毒时机体的代偿调节

（三）对机体的损伤作用及机制

代谢性酸中毒对机体的影响主要表现为心血管系统和中枢神经系统的功能障碍。

1. 对心血管系统的影响（图4-3）

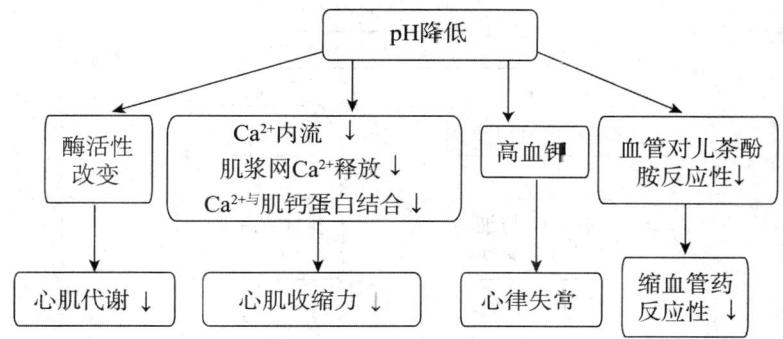

图4-3 酸中毒致心血管系统损伤的机制

2. 对中枢神经系统的影响（图4-4）

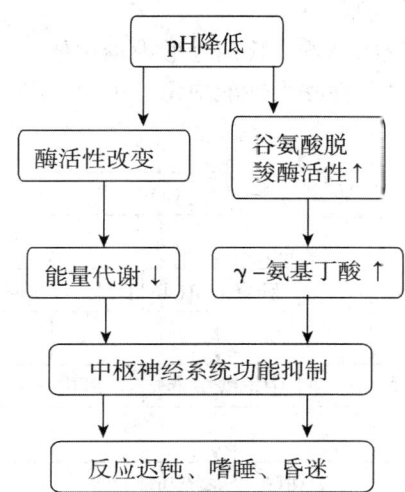

图4-4 代谢性酸中毒致中枢神经系统功能障碍的作用机制

六、呼吸性酸中毒

（一）概念与原因

呼吸性酸中毒是以血浆H_2CO_3浓度原发性增高和pH降低为特征的酸碱平衡紊乱类型，其发生原因主要是由于呼吸中枢抑制、呼吸道阻塞和肺部疾病造成的CO_2排出减少。

（二）机体的代偿调节

急性呼吸性酸中毒以细胞内缓冲为主要的代偿方式，慢性呼吸性酸中毒以肾的代偿调节为主，表现为泌H^+、泌氨和重吸收HCO_3^-增加，血浆$NaHCO_3$代偿性增加（图4-5）。

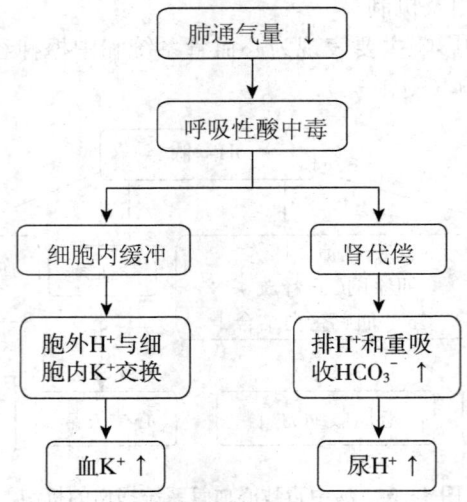

图 4-5　呼吸性酸中毒时机体的代偿调节

（三）对机体的损伤作用及机制

呼吸性酸中毒对心血管系统的影响与代谢性酸中毒相似，对中枢神经系统的影响往往比代谢性酸中毒更为明显，尤其是急性呼吸性酸中毒，中枢神经系统功能紊乱的表现更为突出（图 4-6）。

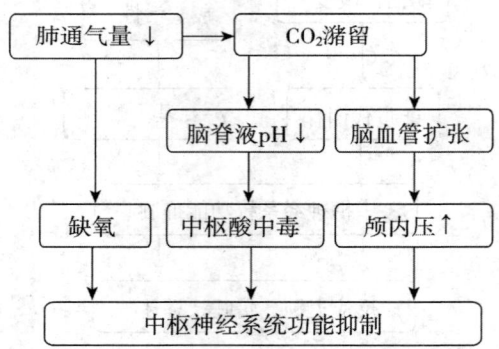

图 4-6　呼吸性酸中毒致中枢神经系统功能障碍的作用机制

七、代谢性碱中毒

（一）概念与原因

代谢性碱中毒是以血浆 HCO_3^- 浓度原发性增加和 pH 升高为特征的酸碱平衡紊乱类型，常见的发生原因是呕吐和大量服用利尿剂（图 4-7）。

（二）机体的代偿调节

代谢性碱中毒时，体液缓冲系统、肺、肾均可发挥代偿调节作用（图 4-8）。但由于大多数体液缓冲对的组成成分中，碱性成分远多于酸性成分，故缓冲酸性物质的能力强，缓冲碱性物质的能力较弱。

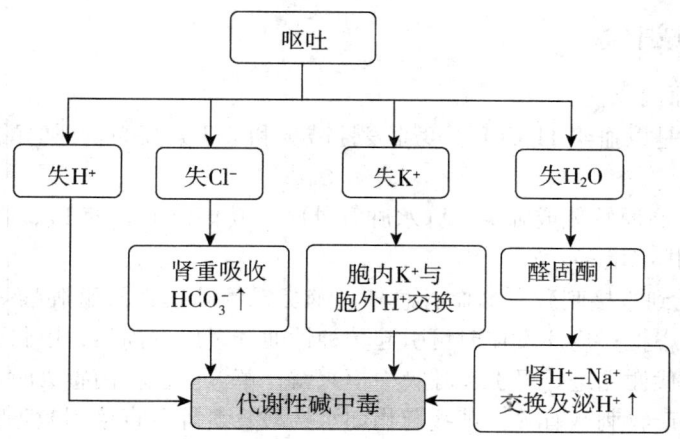

图 4-7 呕吐引起代谢性碱中毒的发病机制

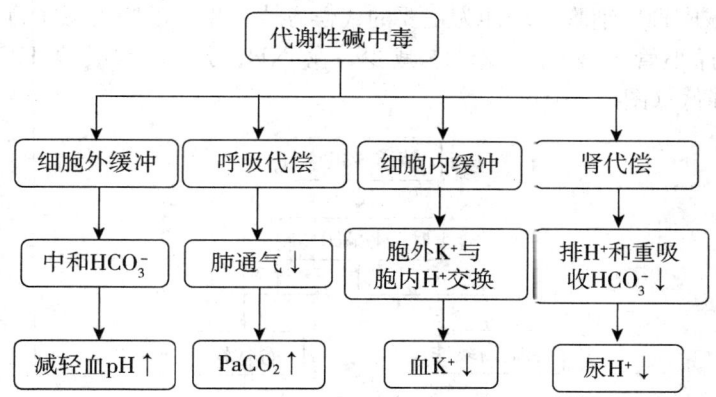

图 4-8 代谢性碱中毒时机体的代偿调节

（三）对机体的损伤作用及机制

急性或严重代谢性碱中毒对机体的影响主要表现为中枢神经系统兴奋性增高和神经肌肉应激性增高（图 4-9）。

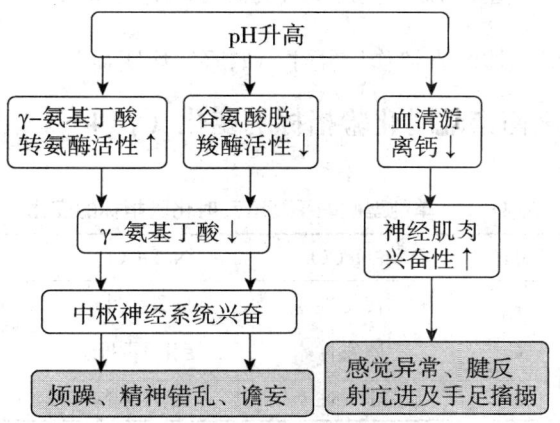

图 4-9 碱中毒致机体损伤的机制

八、呼吸性碱中毒

（一）概念与原因

呼吸性碱中毒是以血浆 H_2CO_3 浓度原发性减少和 pH 升高为特征的酸碱平衡紊乱类型，常见原因有：

1. 低氧血症　高原缺氧或肺炎、肺水肿等外呼吸功能障碍，使 PaO_2 降低，缺氧刺激呼吸运动增强，CO_2 排出增多。

2. 呼吸中枢受到直接刺激　脑血管意外、脑炎、颅脑损伤及脑肿瘤等中枢神经系统疾患可直接刺激呼吸中枢；癔症发作时可引起精神性通气过度。高热、甲状腺功能亢进时，由于血温升高和机体代谢亢进，可引起呼吸中枢兴奋；革兰阴性杆菌感染时，患者常出现通气过度，可能与炎性产物刺激有关。某些药物如水杨酸、氨等可直接刺激呼吸中枢，使肺通气过度。

（二）机体的代偿调节

急性呼吸性碱中毒以细胞内缓冲为主要的代偿方式，慢性呼吸性碱中毒则以肾的代偿调节为主，表现为肾小管上皮细胞泌 H^+ 减少，泌 NH_3 减少，重吸收 HCO_3^- 减少，血浆 $NaHCO_3$ 代偿性降低（图 4-10）。

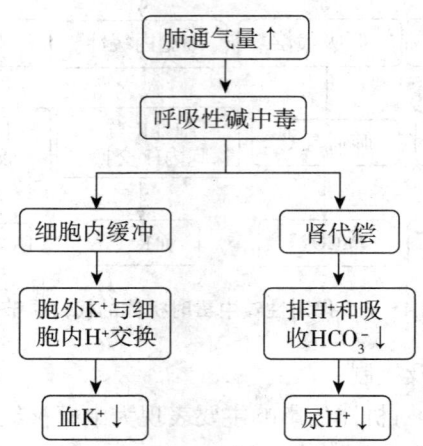

图 4-10　呼吸性碱中毒时机体的代偿调节

呼吸性碱中毒本身对机体的直接作用往往不如原发病明显。

九、单纯型酸碱平衡紊乱时化验指标的变化（表 4-1）

表 4-1　单纯型酸碱平衡紊乱时化验指标的变化

	pH	H_2CO_3	$NaHCO_3$	碱剩余（BE）
代谢性酸中毒	↓	代偿性↓	原发性↓	负值加大
急性呼吸性酸中毒	↓	原发性↑	变化不明显	变化不明显
慢性呼吸性酸中毒	↓	原发性↑	代偿性↑	正值加大

续表

	pH	H_2CO_3	$NaHCO_3$	碱剩余（BE）
代谢性碱中毒	↑	代偿性↑	原发性↑	正值加大
急性呼吸性碱中毒	↑	原发性↓	变化不明显	变化不明显
慢性呼吸性碱中毒	↑	原发性↓	代偿性↓	负值加大

测 试 题

一、名词解释

1. 酸碱平衡紊乱　2. 动脉血二氧化碳分压　3. 代谢性酸中毒　4. 呼吸性酸中毒
5. 代谢性碱中毒　6. 呼吸性碱中毒　7. 碱剩余　8. 二氧化碳麻醉

二、选择题

【A 型题】

1. 机体在分解代谢过程中产生最多的酸性物质是
   A. 碳酸
   B. 乳酸
   C. 磷酸
   D. 硫酸
   E. 丙酮酸

2. 血浆中最重要的缓冲系统是
   A. $NaHCO_3/H_2CO_3$
   B. NaPr/HPr
   C. Na_2HPO_4/NaH_2PO_4
   D. KHb/HHb
   E. $KHbO_2/HHbO_2$

3. 对挥发酸进行缓冲的最主要系统是
   A. 碳酸氢盐缓冲系统
   B. 无机磷酸盐缓冲系统
   C. 有机磷酸盐缓冲系统
   D. 血红蛋白缓冲系统
   E. 蛋白质缓冲系统

4. 对固定酸进行缓冲的最主要系统是
   A. 碳酸氢盐缓冲系统
   B. 磷酸盐缓冲系统
   C. 血浆蛋白缓冲系统
   D. 还原血红蛋白缓冲系统
   E. 氧合血红蛋白缓冲系统

5. 血液 pH 的高低取决于血浆中
   A. $NaHCO_3$ 浓度
   B. $PaCO_2$
   C. AG
   D. $[HCO_3^-]/[H_2CO_3]$ 的比值
   E. BE

6. 不易引起代谢性酸中毒的原因是
   A. 糖尿病
   B. 休克
   C. 呼吸心跳骤停
   D. 呕吐
   E. 腹泻

7. 代谢性酸中毒时细胞外液 $[H^+]$ 升高，其最常与细胞内交换的离子是
   A. Mg^{2+}
   B. K^+
   C. Cl^-
   D. HCO_3^-
   E. Ca^{2+}

8. 代谢性酸中毒时肾的主要代偿方式是
   A. 泌 H^+、泌 NH_3 及重吸收 HCO_3^- 减少
   B. 泌 H^+、泌 NH_3 及重吸收 HCO_3^- 增加

C. 泌 H^+、泌 NH_3 增加，重吸收 HCO_3^- 减少

D. 泌 H^+、泌 NH_3 减少，重吸收 HCO_3^- 增加

E. 泌 H^+、泌 NH_3 不变，重吸收 HCO_3^- 增加

9. BE 负值增大可见于
   A. 代谢性酸中毒
   B. 代谢性碱中毒
   C. 急性呼吸性酸中毒
   D. 急性呼吸性碱中毒
   E. 慢性呼吸性酸中毒

10. 左心衰竭时最常出现的酸碱平衡紊乱是
    A. 代谢性酸中毒
    B. 代谢性碱中毒
    C. 呼吸性酸中毒
    D. 呼吸性碱中毒
    E. 代谢性酸中毒合并呼吸性酸中毒

11. 轻度或中度肾衰竭引起代谢性酸中毒的主要发病环节是
    A. 肾小球滤过率明显减少
    B. 肾小管泌 NH_3 能力增强
    C. 肾小管泌 H^+ 减少
    D. 碳酸酐酶活性增加
    E. 重吸收 HCO_3^- 增加

12. 严重肾衰竭引起代谢性酸中毒，其主要发病环节是
    A. 肾小管泌 NH_3 增加
    B. 磷酸盐酸化增加
    C. 肾小球滤过率减少
    D. 碳酸酐酶活性增加
    E. 重吸收 HCO_3^- 增加

13. 在混合型酸碱平衡紊乱中不可能出现的类型是
    A. 代谢性酸中毒合并代谢性碱中毒
    B. 代谢性酸中毒合并呼吸性酸中毒
    C. 代谢性碱中毒合并呼吸性碱中毒
    D. 代谢性碱中毒合并呼吸性酸中毒
    E. 呼吸性酸中毒合并呼吸性碱中毒

14. 与代谢性酸中毒引起中枢神经系统功能障碍有关的因素是
    A. 脑内 5-羟色胺减少
    B. 脑内 γ-氨基丁酸增多
    C. 脑内多巴胺增多
    D. 脑内乙酰胆碱增多
    E. 脑内谷氨酰胺减少

15. 不易在代谢性酸中毒时出现的变化是
    A. 心律失常
    B. 心肌收缩力减弱
    C. 血管对儿茶酚胺反应性降低
    D. 中枢神经系统功能抑制
    E. 神经肌肉兴奋性增强

16. 不易引起呼吸性酸中毒的原因是
    A. 呼吸性中枢抑制
    B. 气道阻塞
    C. 肺泡通气量减少
    D. 肺泡气体弥散障碍
    E. 吸入气中 CO_2 浓度过高

17. 与代谢性酸中毒相比，急性呼吸性酸中毒时功能障碍更明显的是
    A. 中枢神经系统
    B. 心血管系统
    C. 泌尿系统
    D. 骨骼系统
    E. 血液系统

18. 不易在失代偿性呼吸性酸中毒时出现的变化是
    A. 高钾血症
    B. 心律失常
    C. 心收缩力减弱
    D. 脑血管收缩
    E. 末梢血管扩张

19. 纠正呼吸性酸中毒的最根本措施是
    A. 吸氧
    B. 改善肺泡通气量
    C. 给予 $NaHCO_3$
    D. 抗感染
    E. 给予乳酸钠

20. 不易引起代谢性碱中毒的因素是

A. 剧烈呕吐
B. 应用呋塞米利尿
C. 醛固酮增多
D. 应用碳酸酐酶抑制剂
E. 大量输入库存血液

21. 代谢性碱中毒时机体的代偿方式是
    A. 肺泡通气量增加
    B. 细胞外 H^+ 移入细胞内
    C. 细胞内 K^+ 外移
    D. 肾小管重吸收 HCO_3^- 增加
    E. 肾小管泌 H^+、泌 NH_3 减少

22. 易引起反常性酸性尿的是
    A. 代谢性酸中毒
    B. 呼吸性酸中毒
    C. 缺钾性碱中毒
    D. 呼吸性碱中毒
    E. 乳酸酸中毒

23. 代谢性碱中毒出现手足搐搦的主要原因是
    A. 血钠降低
    B. 血钾降低
    C. 血镁降低
    D. 血钙降低
    E. 血磷降低

24. 急性代谢性碱中毒时可出现
    A. 中枢神经系统功能抑制
    B. 心肌收缩力增强
    C. 神经肌肉兴奋性增高
    D. 血管平滑肌紧张度降低
    E. 血红蛋白氧离曲线右移

25. 严重的代谢性碱中毒时，患者出现中枢神经系统功能障碍是由于
    A. 脑内 ATP 生成减少
    B. 脑内儿茶酚胺含量升高
    C. 脑内 γ-氨基丁酸含量减少
    D. 假性神经递质增多
    E. 脑血流量增加

26. 慢性呼吸性碱中毒时机体的主要代偿方式是
    A. 分解代谢加强，生成 CO_2 增多

B. 肺泡通气量降低
C. H^+ 向细胞内转移
D. 血浆钙离子向细胞内转移
E. 肾小管泌 H^+、重吸收 HCO_3^- 减少

27. 某患者动脉血 pH 7.32，[HCO_3^-] 18 mmol/L，$PaCO_2$ 34mmHg，其可能的酸碱平衡紊乱的类型是
    A. 代谢性酸中毒
    B. 呼吸性酸中毒
    C. 代谢性碱中毒
    D. 呼吸性碱中毒
    E. 呼吸性碱中毒合并代谢性酸中毒

28. 某患者动脉血 pH7.25，[HCO_3^-] 33 mmol/L，$PaCO_2$ 70mmHg，其可能的酸碱平衡紊乱的类型是
    A. 代谢性酸中毒
    B. 呼吸性酸中毒
    C. 代谢性碱中毒
    D. 呼吸性碱中毒
    E. 呼吸性酸中毒合并代谢性酸中毒

29. 某患者动脉血 pH7.48，[HCO_3^-] 20 mmol/L，$PaCO_2$ 29mmHg，其可能的酸碱平衡紊乱的类型是
    A. 代谢性酸中毒
    B. 呼吸性酸中毒
    C. 代谢性碱中毒
    D. 呼吸性碱中毒
    E. 呼吸性酸中毒合并代谢性碱中毒

30. 某患者动脉血 pH7.49，[HCO_3^-] 36 mmol/L，$PaCO_2$ 48mmHg，其可能的酸碱平衡紊乱的类型是
    A. 代谢性碱中毒
    B. 代谢性酸中毒
    C. 呼吸性酸中毒
    D. 呼吸性碱中毒
    E. 呼吸性酸中毒合并代谢性碱中毒

【B 型题】
A. 缓冲能力强，但易影响血 K^+ 浓度
B. 缓冲作用慢，但最持久有效

  C. 缓冲作用最迅速
  D. 缓冲作用快，但只调节血［H_2CO_3］
  E. 缓冲作用强，但只能缓冲固定酸
1. 血浆缓冲系统
2. 碳酸氢盐缓冲系统
3. 肺的调节
4. 细胞内外离子交换
5. 肾的调节

  A. 肾小管重吸收 HCO_3^- 减少
  B. 肾小管重吸收 HCO_3^- 增加
  C. 肾小管重吸收 HCO_3^- 不变
  D. 肾小管泌 NH_3 减少
  E. 肾小管重吸收水减少

6. 当细胞外液容量减少时
7. 当血钾浓度降低时

  A. 代谢性酸中毒
  B. 呼吸性酸中毒合并代谢性酸中毒
  C. 代谢性碱中毒
  D. 呼吸性酸中毒
  E. 呼吸性碱中毒

8. 革兰阴性杆菌败血症时易发生
9. 应用呋塞米利尿时易发生
10. 大叶性肺炎时易发生
11. 腹泻易发生
12. 呕吐时易发生

三、填空题

1. 体内的酸性物质可分为_____和_____两类。
2. 体液缓冲系统主要是由_____缓冲系统、_____缓冲系统、_____缓冲系统和_____缓冲系统组成。
3. 肾小管腔内 pH 越低，NH_3 的分泌越_____。
4. 酸中毒常伴有_____血钾；碱中毒常伴有_____血钾。
5. 慢性呼吸性酸中毒一般是指持续_____以上的 CO_2 潴留。
6. 单纯型酸碱平衡紊乱时，通过机体的代偿调节，血浆［HCO_3^-］与［H_2CO_3］的变化方向_____。
7. 在造成酸碱平衡紊乱的因素中，上消化道液体的丢失易引起_____，下消化道液体的丢失易引起_____。
8. 呕吐易引起代谢性碱中毒是由于机体失_____，失_____、失_____以及失_____。
9. 代谢性碱中毒时，由于血中游离钙浓度_____，神经肌肉兴奋性_____。

四、问答题

1. 简述肾在调节酸碱平衡中的作用。
2. 糖尿病易发生哪种类型的酸碱平衡紊乱？请解释其机制。
3. 腹泻易引起哪种类型的酸碱平衡紊乱？请解释其机制。
4. 急性呼吸性酸中毒时机体主要的代偿措施是什么？
5. 剧烈呕吐易引起何种酸碱平衡紊乱？试分析其发生机制。
6. 某糖尿病患者，化验检查显示：血 pH 7.30，$PaCO_2$ 31mmHg，［HCO_3^-］16mmol/L。请分析其酸碱平衡紊乱的类型并说明诊断的依据。
7. 某慢性支气管炎、肺气肿患者，近日因受凉后肺部感染而入院。化验检查结果如下：血 pH 7.33，$PaCO_2$ 71mmHg，［HCO_3^-］36mmol/L。请分析其酸碱平衡紊乱的类型并分析

8. 某慢性心力衰竭患者，因下肢水肿服用利尿剂治疗两周后，化验检查结果如下：血pH 7.52，$PaCO_2$ 58mmHg，$[HCO_3^-]$ 46mmol/L。请分析其酸碱平衡紊乱的类型并分析其病理生理变化。

参考答案

一、名词解释

1. 疾病过程中，因体内酸碱物质的含量变化或调节机制障碍而导致体液酸碱度的稳定性破坏的基本病理过程称为酸碱平衡紊乱。

2. 动脉血二氧化碳分压是指物理溶解于动脉血浆中的 CO_2 分子所产生的张力。

3. 以血浆 HCO_3^- 浓度原发性减少和 pH 降低为特征的酸碱平衡紊乱类型称为代谢性酸中毒。

4. 以血浆 H_2CO_3 浓度原发性增高和 pH 降低为特征的酸碱平衡紊乱类型称为呼吸性酸中毒。

5. 血浆 HCO_3^- 浓度原发性增加和 pH 升高为特征的酸碱平衡紊乱类型称为代谢性碱中毒。

6. 以血浆 H_2CO_3 浓度原发性减少和 pH 升高为特征的酸碱平衡紊乱类型称为呼吸性碱中毒。

7. 碱剩余是指在38℃，血红蛋白完全氧合，PCO_2 为 40mmHg 的条件下，将 1 升全血或血浆滴定到 pH7.4 所需要的酸或碱的毫摩尔数。

8. 当 $PaCO_2$ 超过 80mmHg 时可造成中枢神经系统功能损伤，如呼吸中枢抑制等，称为二氧化碳麻醉。

二、选择题

A 型题
1. A 2. A 3. D 4. A 5. D 6. D 7. B 8. B 9. A
10. A 11. C 12. C 13. E 14. B 15. E 16. D 17. A 18. D
19. B 20. D 21. E 22. C 23. D 24. C 25. C 26. E 27. A
28. B 29. D 30. A

B 型题
1. C 2. E 3. D 4. A 5. B 6. B 7. B 8. E 9. C
10. D 11. A 12. C

三、填空题

1. 挥发酸　固定酸
2. 碳酸氢盐　磷酸盐　蛋白质　血红蛋白
3. 越多
4. 高　低

5. 24小时
6. 一致
7. 代谢性碱中毒　代谢性酸中毒
8. H^+　Cl^-　K^+　水
9. 降低　升高

四、问答题

1. 肾是机体调节酸碱平衡的重要器官。体内的固定酸全部需经肾排出；被消耗的碳酸氢盐也靠肾来补充，所以肾通过改变排酸保碱的量来调节血液 pH 的相对恒定。其基本作用机制是：

（1）碳酸氢盐重吸收：主要通过肾小管的 $H^+ - Na^+$ 交换，将从肾小球滤过的 $NaHCO_3$ 重吸收入血，以保证 $NaHCO_3$ 不随尿液丢失。

（2）磷酸盐酸化：通过远曲小管上皮细胞不断分泌 H^+，将碱性磷酸盐转变成酸性磷酸盐，H^+ 随酸性磷酸盐排出体外，新生成 $NaHCO_3$ 入血。

（3）泌氨：肾小管上皮细胞分泌的 H^+ 与 NH_3 在肾小管腔内生成 NH_4^+，以氯化铵形式排出体外，重吸收的 Na^+ 与细胞内 HCO_3^- 生成新的 $NaHCO_3$ 重吸收入血。

总之，肾通过分泌 H^+，不断将酸性物质排出体外；又通过重吸收和新生成 $NaHCO_3$ 来维持血浆 HCO_3^- 浓度的相对恒定。

2. 糖尿病患者最易发生代谢性酸中毒，因葡萄糖利用减少或糖原储备不足，使脂肪分解加速，产生 β-羟丁酸和乙酰乙酸等大量酮体，固定酸生成增加，缓冲系统中的 $NaHCO_3$ 因中和 H^+ 而大量消耗，造成代谢性酸中毒。

3. 腹泻易引起代谢性酸中毒，因为胰液、肠液和胆汁中 $NaHCO_3$ 的含量高于血浆，下消化液的丢失可引起 $NaHCO_3$ 减少，造成代谢性酸中毒。从肾小球滤过的 $NaHCO_3$ 降低，肾小管 $H^+ - Na^+$ 交换减少，Na^+ 更多地与 Cl^- 一起被重吸收，造成血氯增加。

4. 急性呼吸性酸中毒时，由于呼吸功能障碍，肺难以发挥代偿作用，肾尚来不及发挥代偿作用，此时细胞内、外离子交换和细胞内缓冲是主要的代偿措施：①CO_2 急剧潴留，在血浆中与 H_2O 生成 H_2CO_3，再解离成 H^+ 和 HCO_3^-，HCO_3^- 留在血浆起一定的缓冲作用；H^+ 与细胞内 K^+ 交换而进入细胞，为细胞内蛋白质所缓冲，血 K^+ 浓度升高；②CO_2 弥散入红细胞，在红细胞内生成 H_2CO_3，解离出的 H^+ 为血红蛋白所缓冲，HCO_3^- 则进入血浆与 Cl^- 进行交换，使血浆 [HCO_3^-] 略有增加。

5. 剧烈呕吐常引起代谢性碱中毒。这是因为①失 H^+：呕吐使胃液中大量 H^+ 丢失，肠腔中 HCO_3^- 得不到足够的 H^+ 中和而被重吸收入血；②低 K^+：胃液中 K^+ 的浓度是血浆的 2～5 倍，呕吐可使大量 K^+ 丢失，造成血 K^+ 降低，此时细胞内 K^+ 外移、细胞外 H^+ 内移，使细胞外液 H^+ 降低，同时肾小管上皮细胞泌 K^+ 减少、泌 H^+ 增加、重吸收 HCO_3^- 增多；③低 Cl^-：胃液中 Cl^- 的丢失使血 Cl^- 降低，造成肾小管中 Na^+ 与 Cl^- 重吸收减少，Na^+ 与 HCO_3^- 重吸收增加，引起缺氯性碱中毒；④细胞外液容量减少：剧烈呕吐可造成脱水，细胞外液容量减少，引起继发性醛固酮分泌增高。醛固酮促进远曲小管上皮细胞泌 H^+、泌 K^+，加强 HCO_3^- 重吸收。以上机制共同导致代谢性碱中毒的发生。

6. 代谢性酸中毒。诊断依据如下：①pH：pH 降低表明患者有失代偿性酸中毒；②病史：患者有糖尿病史，可能因糖和脂肪代谢紊乱而使酮体生成增多，引起酮症酸中毒；③化验指标：患者 $PaCO_2$ 降低，$[HCO_3^-]$ 降低，两者变化方向一致，首先应考虑单纯型酸碱平衡紊乱。如 $PaCO_2$ 是原发性降低，$[HCO_3^-]$ 为代偿性降低，应为呼吸性碱中毒，与该患者 pH 和病史均不相符。如 $[HCO_3^-]$ 是原发性降低，$PaCO_2$ 为代偿性降低，为代谢性酸中毒，与 pH 变化和病史相符合。

根据以上分析，判定患者为代谢性酸中毒。

7. 患者有慢性呼吸性酸中毒。①pH：首先根据 pH 降低判断为失代偿性酸中毒；②病史：患者有慢性呼吸系统疾病史，近日又有肺部感染，可因肺通气量减少造成 CO_2 潴留，引起呼吸性酸中毒；③化验指标：根据病史和血 pH 的变化，首先考虑呼吸性酸中毒。$PaCO_2$ 原发性增高，因患者呼吸系统病史长，可因肾发挥代偿调节作用，泌 H^+、泌 NH_3 和重吸收 HCO_3^- 增加，使血浆 $[HCO_3^-]$ 代偿性升高。另外，患者 $PaCO_2$ 虽然明显升高，但由于肾的代偿，血浆 $[HCO_3^-]$ 亦明显增加，故血 pH 的下降并不很显著。

根据以上分析，判定患者为慢性呼吸性酸中毒。

8. 患者为服用利尿剂后出现的代谢性碱中毒。①pH：pH 升高为失代偿性碱中毒；②病史：患者因水肿服用利尿剂治疗，利尿剂抑制肾髓襻对 Cl^-、Na^+ 和 H_2O 的重吸收，引起远曲小管泌 H^+、泌 K^+ 增多，对 Na^+ 和 HCO_3^- 重吸收增加而导致低氯性碱中毒；③化验指标：根据病史和血 pH 首先考虑代谢性碱中毒。血浆 HCO_3^- 浓度为原发性增高，由于肺的代偿调节，CO_2 排出减少，故 $PaCO_2$ 代偿性增高，两者变化方向一致。

根据以上分析，判定患者为代谢性碱中毒。

（吴立玲）

第五章 缺 氧

重点难点解析

一、缺氧的概念

因氧的供给或利用障碍引起细胞功能、代谢甚至形态、结构发生异常变化的病理过程称为缺氧。

二、常用的血氧指标

血液中的血氧分压、血氧容量、血氧含量、血氧饱和度和动-静脉氧含量差是反映血氧变化的几个常用指标（表5-1）。

表5-1 常用的血氧指标

血氧指标	定义	正常值	主要影响因素
血氧分压	溶解在血液中的氧产生的张力	PaO_2：100mmHg	PaO_2：吸入气体的氧分压和外呼吸功能
血氧容量	在标准状态下，100ml血液中的血红蛋白被氧充分饱和时的最大带氧量	20ml/dl	血红蛋白的质和量 血氧容量的高低反映血液携带氧的能力
血氧含量	100ml血液的实际带氧量，包括血浆中溶解的氧和结合于血红蛋白中的氧量	动脉血氧含量（CaO_2）约为19ml/dl	血氧分压和血红蛋白的质和量
A-V血氧含量差	动脉氧含量减去静脉氧含量的差值	60~80 ml/L	动-静脉血氧含量差反映组织的摄氧量
血氧饱和度	血红蛋白与氧结合的百分数	SaO_2 95%~97%	血氧分压

三、缺氧的原因、类型和血氧变化的特点

缺氧按原因分为四种类型：乏氧性缺氧、血液性缺氧、循环性缺氧和组织性缺氧，各种缺氧的血氧变化各具特点（表5-2）。

表5-2　缺氧的原因和血氧变化特点

缺氧类型	概念	原因	血氧变化主要特点
低张性缺氧	由于肺泡血氧分压降低,或静脉血分流入动脉引起的缺氧,又称低张性低氧血症或乏氧性缺氧	1. 吸入气体氧分压降低 2. 外呼吸功能障碍 3. 静脉血分流入动脉	动脉血氧含量降低
血液性缺氧	由于血红蛋白质或量的改变,以致血液携带氧的能力降低或血红蛋白结合的氧不易释放而引起的缺氧。	1. 贫血 2. 一氧化碳中毒 3. 高铁血红蛋白血症	动脉血氧分压降低 血氧容量降低或正常
循环性缺氧	又称等张性低氧血症,因组织血流量减少引起组织供氧不足,又称为低动力缺氧。	1. 全身血液循环障碍 2. 局部血液循环障碍	A-V血氧含量差增加
组织性缺氧	组织细胞不能利用氧进行生物有氧氧化所引起的缺氧。	1. 抑制细胞氧化磷酸化 2. 线粒体损伤 3. 维生素缺乏	A-V血氧含量差降低

四、四种类型缺氧时皮肤黏膜的变化

缺氧的原因不同,患者皮肤、黏膜亦具有明显变化。乏氧性缺氧和循环性缺氧时,当毛细血管中脱氧血红蛋白的平均浓度达到或超过50g/L时,皮肤和黏膜呈青紫色,称为发绀。组织性缺氧时由于组织细胞利用氧发生障碍,毛细血管中氧和血红蛋白增多,患者皮肤黏膜多呈玫瑰红色。由贫血引起的血液性缺氧,患者皮肤、黏膜苍白;因煤气中毒引起碳氧血红蛋白血症患者,皮肤、黏膜呈现樱桃红色;引进食大量苯胺、硝基苯、亚硝酸盐等中毒引起的高铁血红蛋白血症患者,皮肤黏膜呈棕褐色,称为肠源性发绀。

五、缺氧时呼吸系统的变化

乏氧性缺氧呼吸系统的变化最明显(图5-1)。血液性缺氧、循环性缺氧和组织性缺氧的患者,如果没有合并PaO_2降低,呼吸系统的代偿不明显。

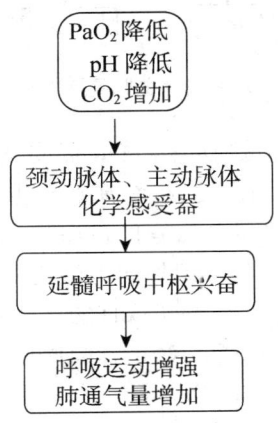

图5-1　乏氧性缺氧时呼吸系统的变化

六、循环系统的变化

乏氧性缺氧引起的循环系统的代偿反应主要是心输出量增加、肺血管收缩、血流重新分布和毛细血管增生。

(一) 心输出量增加

1. 乏氧性缺氧时,心输出量增加主要通过心率加快、心肌收缩力增强和回心血量增多实现的(图5-2)。

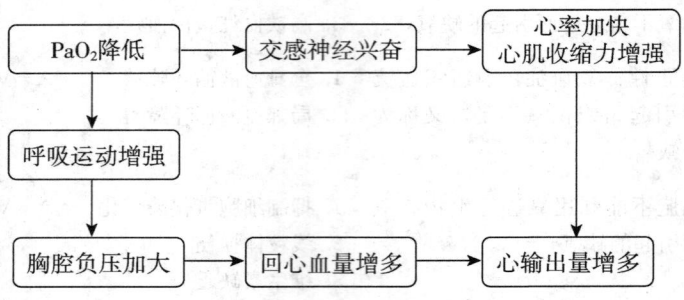

图5-2　心输出量增多的主要机制

2. 肺血管收缩:肺泡气氧分压降低,可引起肺小动脉收缩,肺循环阻力增加,导致肺动脉高压,其主要机制如(图5-3)所概括。

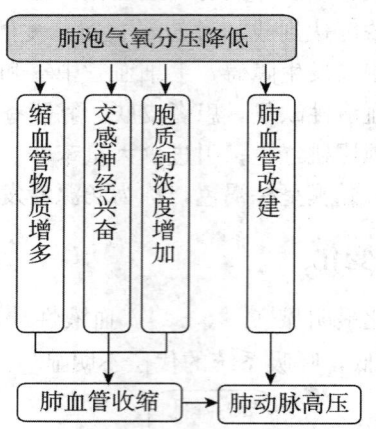

图5-3　缺氧性肺动脉高压的形成机制

3. 血液重新分布:缺氧时心和脑供血量增多,而皮肤、内脏、骨骼肌和肾的组织血流量减少。血流重新分布的机制是:①心和脑组织缺氧时生成了大量的乳酸、腺苷和PGI_2等扩血管物质,从而增加了心、脑重要生命器官的供血供氧量;②与肺血管不同,缺氧引起心、脑血管平滑肌细胞膜的钾通道开放,钾外向电流增加,细胞膜超极化,Ca^{2+}进入细胞内减少,血管平滑肌松弛,血管扩张;③不同器官的血管对儿茶酚胺的反应性不同。皮肤、内脏、骨骼肌和肾的血管α-受体密度高,对儿茶酚胺的敏感性较高,收缩明显,供血量减少。

4. 组织毛细血管密度增加:长期缺氧时,促使缺氧组织内毛细血管增生,密度增加,尤其是脑、心和骨骼肌的毛细血管增生明显。氧从血管内向组织细胞弥散的距离缩短,从而增加了对组织的供氧量。

七、血液系统的变化

慢性缺氧时红细胞增多和血红蛋白量增加，血氧容量和血氧含量升高，提高血液的携氧能力，增加组织供氧。但是，如果血液中红细胞过度增加，会引起血液黏滞度增高，血流阻力增大或易形成血栓，加重机体缺氧；氧离曲线右移，使血红蛋白容易向组织释放氧，但过度右移，使血氧饱和度降低，血红蛋白结合氧的能力降低而加重组织缺氧。

八、中枢神经系统的变化

脑对缺氧十分敏感，对缺氧的耐受性更差。缺氧直接损害中枢神经系统的功能，急性缺氧可出现头痛、情绪激动、思维力、记忆力、判断力降低或丧失以及运动不协调，严重者可出现惊厥和昏迷。当 PaO_2 降至 2.7 kPa（20 mmHg）达几分钟后患者将死亡。慢性缺氧时精神神经症状比较缓和，表现有注意力不集中、易疲劳、嗜睡及精神抑郁等症状。缺氧致中枢神经系统功能障碍与脑水肿和脑细胞受损有关。脑水肿和神经系统功能障碍的发生机制见图5-4。

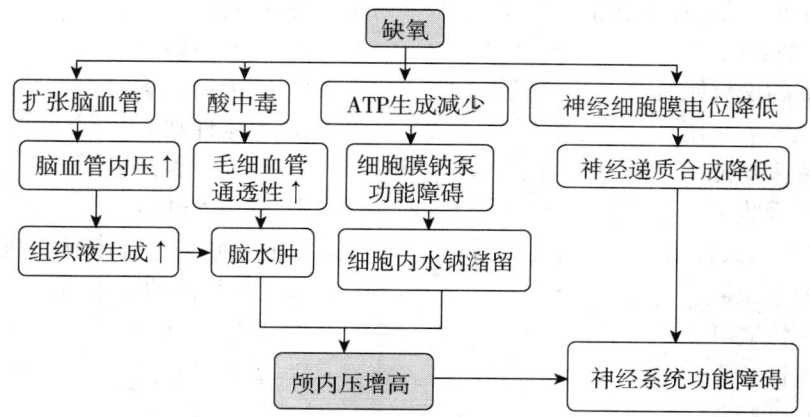

图5-4　缺氧性中枢神经系统功能障碍的机制

九、组织细胞的变化

在供氧不足的情况下，生物有氧氧化过程障碍，组织细胞可通过增强无氧酵解过程和提高利用氧的能力来获取维持生命活动所需的能量。慢性缺氧时，细胞内线粒体的数目和膜的表面积增加，使细胞利用氧的能力增强。缺氧时代谢变化的特点是：①糖酵解增强，乳酸形成增多；②有氧氧化障碍，导致 ATP 生成不足；③细胞内水肿，因能量生成不足，钠泵转运失灵并且产生酸中毒，细胞内钠离子增多，导致细胞内渗透压升高，水渗透进入细胞内而引起细胞内水肿。严重缺氧时，线粒体除功能障碍，还可见结构损伤，表现为线粒体肿胀、嵴断裂崩解、钙盐沉积、外膜破裂和基质外溢。

缺氧还可引起酸中毒和钙超载，可激活磷脂酶，分解膜磷脂，使溶酶体膜的稳定性降低，通透性增高，严重时溶酶体膜可以破裂。溶酶体内蛋白水解酶逸出引起细胞自溶；溶酶体酶进入血液循环可破坏多种组织，造成广泛的细胞损伤。

测 试 题

一、名词解释

1. 缺氧　2. 发绀　3. 血氧分压　4. 血氧含量　5. 血氧饱和度
6. 氧离曲线

二、选择题

【A 型题】

1. 缺氧是由于
   A. 吸入气氧含量减少
   B. 血液中氧分压降低
   C. 血液中氧含量降低
   D. 血液中氧饱和度降低
   E. 组织供氧不足或利用氧障碍

2. 下列哪项与动脉血氧含量无关
   A. Hb 的数量
   B. 血液的携氧能力
   C. 吸入气氧分压
   D. 肺呼吸功能
   E. 内呼吸状况

3. 低张性缺氧又称为
   A. 血液性缺氧
   B. 循环性缺氧
   C. 缺血性缺氧
   D. 乏氧性缺氧
   E. 淤血性缺氧

4. 氧离曲线右移见于下列哪种情况
   A. 血液 H^+ 浓度降低
   B. Hb 与氧的亲和力增高
   C. 血液 H^+ 浓度升高
   D. CO_2 浓度降低
   E. 红细胞内 2,3-DPG 含量减少

5. 反映组织利用氧多少的指标是
   A. 动脉血氧含量
   B. 静脉血氧含量
   C. 静脉血氧饱和度
   D. P_{50}
   E. 动-静脉血氧含量差

6. 健康人攀登 3000m 以上高峰发生缺氧的主要原因是
   A. 吸入气氧分压低
   B. 血液携氧能力低
   C. 肺部气体交换差
   D. 组织利用氧能力低
   E. 肺循环血流量少

7. 慢性支气管炎患者最易发生下列哪种类型的缺氧
   A. 大气性缺氧
   B. 呼吸性缺氧
   C. 等张性缺氧
   D. 低动力性缺氧
   E. 组织性缺氧

8. 室间隔缺损伴肺动脉高压的患者动脉血最特征性的变化是
   A. 氧容量降低
   B. 氧含量降低
   C. 氧分压降低
   D. 氧饱和度降低
   E. 动-静脉血氧含量差减小

9. 严重贫血可引起
   A. 血液性缺氧
   B. 乏氧性缺氧
   C. 缺血性缺氧
   D. 组织性缺氧
   E. 淤血性缺氧

10. 下列哪项不是血液性缺氧的原因
    A. 煤气中毒
    B. 亚硝酸盐中毒
    C. 氰化物中毒
    D. 严重贫血
    E. 大量摄入磺胺类药物

11. 对缺氧最敏感的器官是
    A. 心脏
    B. 大脑
    C. 肺
    D. 肾
    E. 胃肠道
12. 亚硝酸盐中毒患者最特征的动脉血氧变化特点是
    A. 血氧分压降低
    B. 氧容量降低
    C. 氧饱和度降低
    D. 动-静脉血氧含量差降低
    E. 氧离曲线右移
13. 动脉栓塞引起缺氧的动脉血氧变化特点是
    A. 氧容量降低
    B. 氧含量降低
    C. 氧饱和度降低
    D. 动-静脉血氧含量差降低
    E. 动-静脉血氧含量差升高
14. 循环性缺氧由下列哪种原因引起
    A. 大气供氧不足
    B. 血中红细胞数减少
    C. 组织供血量减少
    D. 血中红细胞数正常但血红蛋白减少
    E. 肺泡弥散到循环血液中的氧减少
15. 砒霜导致缺氧的机制是
    A. 丙酮酸脱氢酶合成减少
    B. 线粒体损伤
    C. 形成高铁血红蛋白
    D. 影响生物有氧氧化过程
    E. Hb与氧亲和力增高
16. 氰化物中毒最具特征的血氧变化是
    A. 氧容量降低
    B. 动脉血氧含量正常
    C. 静脉血氧含量降低
    D. 氧饱和度正常
    E. 动-静脉血氧含量差减小
17. PaO_2低于下列哪项数值时可反射性地引起呼吸加深加快
    A. 75mmHg
    B. 60mmHg
    C. 50mmHg
    D. 40mmHg
    E. 30mmHg
18. 下列哪项不是缺氧引起循环系统的代偿反应
    A. 心率加快
    B. 心肌收缩力加强
    C. 心、脑、肺血管扩张
    D. 静脉回流量增加
    E. 毛细血管增生
19. 下列哪项不是高原性肺水肿的症状
    A. 呼吸困难
    B. 发绀
    C. 干咳
    D. 血性泡沫痰
    E. 头疼
20. 慢性缺氧时红细胞增多的机制是
    A. 腹腔内脏血管收缩
    B. 肝脾储血释放
    C. 红细胞破坏减少
    D. 肝促红细胞生成素增多
    E. 骨髓造血加强
21. 缺氧时氧离曲线左移的最主要原因是
    A. 血液H^+浓度升高
    B. 血液CO_2分压升高
    C. 血液温度升高
    D. 红细胞内2,3-DPG减少
    E. Hb与氧的亲和力降低
22. 下列哪项不是组织细胞的代偿性变化
    A. 组胞内线粒体数目增加
    B. 无氧酵解增强
    C. 肌红蛋白含量增加
    D. 蛋白质合成减少
    E. 钙泵功能加强
23. 吸氧疗法对下列哪种疾病引起的缺氧效果最好
    A. 肺水肿
    B. 失血性休克

C. 严重贫血
D. 氰化物中毒
E. 亚硝酸盐中毒
24. 组织性缺氧的患者吸氧的主要目的是
A. 增加血氧容量
B. 提高氧饱和度
C. 提高动脉血氧含量
D. 提高血浆与组织之间的氧分压差
E. 改善组织供氧
25. 某患者血氧检查结果是：PaO_2 45mmHg，血氧容量 200ml/L，动脉血氧含量 140ml/L，动-静脉血氧含量差 40ml/L，其缺氧类型为
A. 乏氧性缺氧
B. 血液性缺氧
C. 缺血性缺氧
D. 组织性缺氧
E. 淤血性缺氧

【B 型题】
A. 皮肤、黏膜发绀
B. 皮肤、黏膜呈樱桃红色
C. 皮肤、黏膜呈玫瑰红色
D. 皮肤、黏膜呈棕褐色
E. 皮肤、黏膜呈苍白色
1. CO 中毒时
2. 亚硝酸盐中毒时
3. 氰化钾中毒时
4. 肺心病患者
5. 严重贫血时

A. 乏氧性缺氧
B. 血液性缺氧
C. 缺血性缺氧
D. 组织性缺氧
E. 淤血性缺氧
6. 肺通气量增加最常见于
7. 氧疗效果最佳的是
8. A－V 氧含量差急剧降低的是
9. 血红蛋白质和量变化最明显的缺氧是
10. 易发生呼吸性碱中毒的是
11. 易发生代谢性酸中毒的是

A. 左心衰竭
B. 贫血
C. 静脉血经短路流入动脉
D. 氨中毒
E. 氰化物中毒
12. 乏氧性缺氧可见于
13. 循环性缺氧可见于
14. 血液性缺氧可见于
15. 组织性缺氧可见于

三、填空题

1. 缺氧分四种类型_____、_____、_____、_____。其中，皮肤黏膜出现发绀的缺氧类型有_____和_____。
2. 血液性缺氧的原因是_____、_____、_____。
3. 乏氧性缺氧的主要特征是_____，故又称为低张性缺氧。
4. 缺氧早期心输出量增加的主要机制是_____、_____、_____。
5. _____、_____、_____可以刺激_____和_____化学感受器，反射性引起呼吸中枢兴奋，呼吸_____，肺泡通气量_____。
6. 心力衰竭所致的循环性缺氧既有_____，也存在淤血性缺氧。

四、问答题

1. 缺氧可分为几种类型？各型血氧变化的主要特点是什么？
2. 试述 CO 中毒引起缺氧的发生机制。

3. 试述循环性缺氧的常见原因。
4. 乏氧性缺氧时呼吸系统有何代偿反应？其机制和代偿意义是什么？
5. 试述缺氧时循环系统的代偿反应。
6. 缺氧引起肺动脉高压的机制是什么？

参考答案

一、名词解释

1. 缺氧：当组织得不到充足的氧或不能充分利用氧时，组织功能、代谢甚至形态结构发生异常变化的病理过程称为缺氧。

2. 发绀：当毛细血管中脱氧血红蛋白达到或超过 50g/L 时，暗红色的脱氧血红蛋白可使皮肤黏膜呈青紫色，称为发绀。

3. 血氧分压：溶解于血液中的氧所产生的张力。正常动脉血氧分压约 100mmHg，静脉血氧分压约为 40mmHg。

4. 血氧含量：为 100 ml 血液的实际带氧量，称为血氧含量。

5. 血氧饱和度：是指血红蛋白与氧结合的百分数，简称血氧饱和度。

6. 氧离曲线：血氧饱和度和血氧分压之间的关系称氧合血红蛋白解离曲线简称为氧离曲线。

二、选择题

A 型题

1. E 2. E 3. D 4. C 5. E 6. A 7. B 8. C 9. A
10. C 11. B 12. B 13. E 14. C 15. D 16. E 17. B 18. C
19. C 20. E 21. D 22. E 23. A 24. D 25. A

B 型题

1. B 2. D 3. C 4. A 5. E 6. A 7. A 8. D 9. B
10. A 11. E 12. C 13A 14B 15E

三、填空题

1. 乏氧性缺氧　血液性缺氧　循环性缺氧　组织性缺氧　乏氧性缺氧　循环性缺氧

2. 贫血　CO 中毒　高铁血红蛋白血症

3. 血氧分压降低

4. 心率加快　心肌收缩力增加　回心血量增加

5. 血氧分压降低　pH 降低　CO_2 浓度增加　颈动脉体　主动脉体　加深加快　增加

6. 缺血性缺氧

四、问答题

1. 根据缺氧的原因和血氧变化特点，一般将缺氧分为低张性、血液性、循环性和组织性缺氧四种类型，其血氧变化的主要特点为：①动脉血氧分压降低是低张性缺氧的主要特征；②血液性缺氧的主要特征是血红蛋白的质或量改变所引起的血氧含量、血氧容量的降低；③A-V血氧含量差增大是循环性缺氧的主要特征；④组织性缺氧的特点是A-V血氧含量差减小。

2. CO中毒引起缺氧的机制为：CO与Hb的亲和力比氧大210倍，Hb与CO结合形成碳氧血红蛋白（HbCO），从而失去运氧功能；CO抑制红细胞内糖酵解，使2,3-DPG生成减少，氧离曲线左移，氧合Hb中的氧不易释出，加重组织缺氧；另外，CO与Hb分子中的某个血红素结合后，将增加其余三个血红素对氧的亲和力，使氧离曲线左移，进一步加重组织缺氧。

3. 循环性缺氧是由于组织血流量减少所致的缺氧，血流量减少可为全身性或局部性。全身性血液循环障碍：见于休克和心力衰竭；局部性血液循环障碍：见于栓塞、血管病变如动脉粥样硬化或脉管炎与血栓形成等。

4. 肺通气量增加是低张性缺氧最重要的代偿反应。其机制是：氧分压低于60mmHg时刺激颈动脉体和主动脉体化学感受器，反射性引起呼吸加深加快，使肺通气量增加。

肺通气量增加的代偿意义：①将原来未参与呼吸的肺泡调动起来，以增大呼吸面积，提高氧的弥散，使动脉血氧饱和度增大；②使更多的新鲜空气进入肺泡，提高氧分压，降低二氧化碳分压；③胸廓运动幅度增大，胸内负压提高，回心血量增多，心输出量及肺血流量增加，有利于氧的摄取和运输。

5. 缺氧时循环系统的代偿性反应主要表现在以下几个方面：①心输出量增加，由心率加快、心收缩力增强、静脉回流量增加所致；②血流分布改变，皮肤、腹腔内脏血管收缩，心、脑血管扩张；③肺血管收缩，由交感神经兴奋、缩血管物质释放增加及缺氧对血管平滑肌的直接作用，引起肺血管收缩，维持了适当的通气与血流比值；④毛细血管增生，长期缺氧使脑、心、骨骼肌毛细血管增生，有利于血氧的弥散。

6. 缺氧引起肺动脉高压的可能机制是：①交感神经的作用：交感神经兴奋作用于肺血管的α受体引起血管收缩反应；②缩血管物质作用增强：缺氧时白三烯、血栓素A_2等缩血管物质生成多于前列腺素等舒血管物质；③对血管平滑肌的直接收缩作用：缺氧时，钙内流增加及肌浆网释放钙增多，导致肺血管平滑肌细胞胞质中钙浓度增加，引起肺血管收缩；④肺血管改建：慢性缺氧引起肺血管壁平滑肌和成纤维细胞增生、肥大，血管腔狭窄、血管硬化，形成肺动脉高压。

（王岩梅）

第六章 发 热

重点难点解析

一、体温升高的类型

（一）生理性体温升高

在正常生理活动过程中发生的一过性体温升高，可见于女性月经前期、妊娠期体温升高和剧烈运动时等。

（二）发热

由于致热原的作用，使体温调节中枢的调定点上移而引起的以调节性体温升高为主要表现的全身性病理过程。当体温超过正常值 0.5℃，称为发热。

（三）过热

由于体温调节机构调节障碍或调节失调引起的被动性体温升高，体温升高的程度可超过体温调定点水平（表 6-1）。

表 6-1 体温升高的分类

	生理性	病理性	
		发热	过热
原因	月经前期、妊娠期、剧烈运动	传染性因素 非传染性因素	先天性无汗腺症 甲状腺功能亢进、下丘脑退行性变
机制	生理性体温波动	体温调定点上移，主动调节体温升高	体温调节机制机能障碍，被动性体温升高

二、发热激活物的概念与分类

发热激活物是指能激活产致热原细胞产生和释放内生致热原（endogenous pyrogen, EP）的物质，又称 EP 诱导物。发热激活物可分为两类，病原微生物及其产物引起传染性发热；抗原-抗体复合物、组织坏死产物和体内某些代谢产物可引起非传染性发热（表 6-2）。

表 6-2 发热激活物的分类与性质

	发热激活物	性质
外致热原	细菌	
	革兰阳性细菌	全菌体及外毒素是致热原
	革兰阴性细菌	内毒素
	病毒和其他微生物	病原微生物是致热原

续表

	发热激活物	性质
体内产物	抗原-抗体复合物	可激活产生内生致热原细胞
	类固醇	引起发热
	体内组织的大量破坏	引起发热

三、内生致热原的概念与分类

产致热原细胞在发热激活物刺激下合成与分泌某些致热性细胞因子，称为内生致热原，它们可作用于体温调节中枢使体温调定点上移而引起发热（表6-3）。

表6-3 内生致热原的种类

种类	性质	主要产生部位
白细胞介素-1（IL-1）	多肽	单核-巨噬细胞、内皮细胞、成纤维细胞
肿瘤坏死因子（TNF）	多肽	单核-巨噬细胞、淋巴细胞、内皮细胞、中性粒细胞、嗜酸性粒细胞、肥大细胞、某些肿瘤细胞
干扰素（IFN）	小分子蛋白质	T淋巴细胞、成纤维细胞、NK细胞、白细胞
白细胞介素-6（IL-6）	小分子蛋白质	单核细胞、成纤维细胞、内皮细胞
巨噬细胞炎症蛋白-1（MIP-1）	小分子蛋白质	单核-巨噬细胞

四、内生致热原将致热信号传入体温调节中枢的途径

体温调节中枢可分为：①正调节中枢：包括视前区-下丘脑前部；②负调节中枢：主要位于中杏仁核、腹中隔和弓状核。

血循环中的EP将致热信号传入体温调节中枢的途径包括：①通过终板血管器入脑；②通过迷走神经入脑；③通过血脑屏障入脑。

当致热信号从外周传入中枢后，通过刺激相应的神经元、神经胶质细胞或巨噬细胞，释放某些中枢调节介质，改变温度敏感神经元的功能状态，升高调定点。发热中枢介质也分为正调节介质和负调节介质两类。正调节介质使体温升高，负调节介质使发热的体温上升高度被限制在一特定范围，这意味着体内存在自我限制发热的因素。

五、发热的基本机制

发热的基本机制可以分为4个环节，①发热激活物的作用：传染性因素和非传染性因素均可作为发热激活物激活机体产EP细胞；②EP合成并释放：产EP细胞在发热激活物激活作用下产生释放EP；③体温调节中枢：EP进入脑内，在下丘脑通过诱发中枢正调节释放介质，作用于下丘脑视前区（preoptic anterior hypothalamas，POAH）的温度敏感神经元使体温调定点上移；同时负调节中枢释放中枢负调节介质使体温上升高度被限；④外周效应：体温调定点上移后，体温调节中枢发出指令，抵达产热器官和散热器官，使产热增加而散热减少，体温上升。达到新的调定点后，体温中枢又通过产热和散热的整合，使二者维持相对

平衡，体温就维持在新的高度。

六、发热的时相及热代谢特点

见表6-4。

表6-4 发热的时相及热代谢特点

	体温与调定点关系	热代谢特点	临床表现
体温上升期	体温低于调定点水平，体温上升	产热大于散热	发冷、畏寒、皮肤苍白，严重者出现"鸡皮疙瘩"、寒战
高热持续期	体温等于调定点水平 体温在较高水平波动	产热和散热在较高水平保持平衡	畏寒、寒战停止。自觉酷热、皮肤发红、口唇干燥
体温下降期	体温高于调定点水平，体温回降	散热增加，产热减少	出汗较多，严重者可脱水

七、发热时物质代谢与机体功能变化

见表6-5。

表6-5 发热时各种物质代谢、机体功能代谢变化

项目	主要变化
代谢变化	
基础代谢	基础代谢↑，体温每升高1℃，基础代谢率提高13%
糖代谢	糖分解代谢↑，糖原储备↓，乳酸↑
脂肪代谢	脂肪分解↑，脂肪储备↓
蛋白质代谢	蛋白质分解↑，负氮平衡
水、电解质代谢	体温上升期：尿量明显；高热持续期：皮肤、呼吸道水分蒸发；体温下降期：尿量恢复，大量出汗，易产生脱水
维生素代谢	消耗↑
生理功能的改变	
中枢神经系统	神经系统兴奋性↑，高热出现烦躁、谵妄、幻觉；小儿易出现热惊厥
循环系统	心率↑，血压先轻度↑，后可↓
呼吸系统	呼吸加深加快
消化系统	消化液分泌↓，可出现食欲减退、恶心、呕吐、便秘、腹胀
免疫系统	发热时免疫功能总体表现↑但持续高热也可造成免疫系统的功能紊乱，在一定程度上抑制或杀灭肿瘤细胞

八、解热原则

①一般性发热又不伴有其他严重疾病者可对引起发热的原因进行治疗，不急于用解热药；②体温过高或持久发热，应及时解热。尤其是小儿高热易引起惊厥，更应及时解热；③

心脏病患者和妊娠期妇女应及时解热；④加强高热和长期发热患者的护理；给予高糖、多维生素的易消化清淡食物；⑤注意纠正水、电解质和酸碱平衡紊乱。

测 试 题

一、名词解释

1. 发热　　2. 发热激活物　　3. 内生致热原　　4. 内毒素　　5. 干扰素　　6. 热限

二、选择题

【A 型题】

1. 下述哪种体温升高属于发热
   A. 妇女月经前期
   B. 妇女妊娠期
   C. 剧烈运动后
   D. 流行性感冒
   E. 中暑

2. 引起过热的因素包括
   A. 剧烈运动
   B. 精神紧张
   C. 进食
   D. 流感
   E. 体温调节功能障碍

3. 属于被动性体温升高者为
   A. 发热
   B. 过热
   C. 生理性体温升高
   D. 肝炎致体温升高
   E. 限制性体温升高

4. 内毒素多来自于
   A. 病毒
   B. 真菌
   C. 螺旋体
   D. 大肠埃希杆菌
   E. 疟原虫

5. 发热激活物不包括
   A. 抗原-抗体复合物
   B. 干扰素
   C. 本胆烷醇酮
   D. 细菌
   E. 病毒

6. 内生致热原不包括
   A. IL-2
   B. IL-6
   C. IL-1
   D. TNF
   E. IFN

7. 发热的发病机制中共同的中介环节是
   A. 外生致热原
   B. 内生致热原
   C. 前列腺素 E
   D. 5-羟色胺
   E. 环磷酸腺苷

8. 发热最易引起的酸碱平衡紊乱类型是
   A. 呼吸性酸中毒
   B. 代谢性碱中毒
   C. 代谢性酸中毒
   D. 呼吸性酸中毒合并代谢性碱中毒
   E. 呼吸性酸中毒合并代谢性酸中毒

9. 发热的高温持续期的热代谢特点是
   A. 产热＞散热
   B. 产热＜散热
   C. 产热增加
   D. 产热≈散热
   E. 散热增加

10. 发热时，体温每升高1℃，心率增加
    A. 约 18 次/分
    B. 约 23 次/分
    C. 约 28 次/分
    D. 约 13 次/分
    E. 约 8 次/分

11. 属于发热中枢负调节介质的是

A. 精氨酸加压素
B. 一氧化氮（NO）
C. cAMP
D. 前列腺素 E（PGE）
E. 促肾上腺皮质释放素

12. 下述哪项不属于中枢发热介质
    A. 前列腺素 E（PGE）
    B. α-黑素细胞刺激素（α-MSH）
    C. 肿瘤坏死因子（TNF）
    D. 促皮质激素释放激素（CRH）
    E. 环磷酸腺苷（cAMP）

13. 内生致热原在脑内的作用部位是
    A. POAH 区
    B. 杏仁核
    C. 腹中隔
    D. 弓状核
    E. 腺垂体

14. 引起输液反应的最常见原因是
    A. 液体中含有抗原
    B. 液体中含有内毒素
    C. 液体中含有前列腺素 E
    D. 液体中含有内生致热原
    E. 液体中含有病毒

15. 严重高热患者易发生的水与电解质紊乱类型是
    A. 低渗性脱水
    B. 等渗性脱水
    C. 高渗性脱水
    D. 水中毒
    E. 盐中毒

16. 持续高热对机体的最大影响是
    A. 循环功能障碍
    B. 中枢神经系统受损
    C. 消化功能下降
    D. 呼吸增强
    E. 吸收功能下降

17. 发热时糖代谢的特点是
    A. 糖原分解减少，糖异生减少，血糖下降，乳酸减少
    B. 糖原分解减少，糖异生增加，血糖下降，乳酸减少
    C. 糖原分解减少，糖异生减少，血糖升高，乳酸减少
    D. 糖原分解增加，糖异生增加，血糖升高，乳酸增加
    E. 糖原分解增加，糖异生增加，血糖下降，乳酸减少

18. 发热时体温调定点
    A. 上移，引起的主动性体温升高
    B. 下移，引起的主动性体温升高
    C. 上移，引起的被动性体温升高
    D. 下移，引起的被动性体温升高
    E. 不变，引起的主动性体温升高

【B 型题】

A. 内毒素
B. 本胆烷醇酮
C. 干扰素
D. 前列腺素 E_2
E. 精氨酸加压素

1. 属于发热中枢正调节介质的是
2. 属于发热中枢负调节介质的是
3. 属于外生致热原的是
4. 属于内生致热原的是
5. 属于体为的发热激活物的是
6. 临床上最常见的发热激活物是

A. 妊娠期体温升高
B. 昼夜体温波动
C. SARS 患者体温升高
D. 恶性肿瘤患者体温升高
E. 先天性汗腺缺乏症患者体温升高

7. 属于生理性体温升高的是
8. 属于过热的是

A. 能通过血脑屏障，作用于体温调节中枢，使体温调定点上移
B. 不能通过血脑屏障，作用于产致热原细胞使体温调定点上移
C. 能通过血脑屏障，作用于产致热原细胞使体温调定点上移

D. 不能通过血脑屏障，作用于产致热原细胞，使 EP 产生和释放

E. 能通过血脑屏障，作用于产致热原细胞，使 EP 产生和释放

9. 内毒素

10. 肿瘤坏死因子

三、填空题

1. 体温升高分为＿＿＿＿体温升高和＿＿＿＿体温升高。

2. 病理性体温升高分＿＿＿＿和＿＿＿＿；前者为＿＿＿＿性体温升高；后者为＿＿＿＿性体温升高。

3. 发热的全过程分为＿＿＿＿期、＿＿＿＿期和＿＿＿＿期。

4. 体温中枢正调节介质的主要作用是使体温调定点＿＿＿＿，负调节介质的主要作用是使调定点＿＿＿＿，这一现象称为＿＿＿＿。

5. 体温调节中枢可能由两部分组成，正调节中枢主要位于＿＿＿＿，负调节中枢主要位于＿＿＿＿、＿＿＿＿和弓状核。

6. 发热时糖原分解＿＿＿＿、糖异生作用＿＿＿＿，引起血糖＿＿＿＿，可出现尿糖。脂肪分解＿＿＿＿且＿＿＿＿不全，患者可出现酮血症、酮尿。

四、问答题

1. 发热和过热有什么异同？
2. 发热激活物的作用是什么，发热激活物包括哪些？
3. 以内毒素为代表，简述发热的过程。
4. 发热时机体有哪些主要的功能变化？
5. 试述体温上升期热代谢特点及相应的临床表现。
6. 结合发热患者物质代谢及功能改变的特点，分析如何护理发热患者。

参考答案

一、名词解释

1. 由于致热原的作用，使体温调节中枢的调定点上移而引起的以调节性体温升高为主要表现的全身性病理过程，当体温升高超过正常值 0.5℃ 称为发热。

2. 发热激活物是指能激活产致热原细胞产生和释放内生致热原（又称为致热性细胞因子）的物质，又称内生致热原诱导物。包括外致热原和体内产物两大类。

3. 内生致热原是指在发热激活物的作用下，机体某些细胞可以产生并释放能引起体温升高的物质，这些物质称为内生致热原。

4. 内毒素是临床上常见的一种外生致热原，其具有很强的耐热性，是存在于革兰阴性菌胞壁的一种脂多糖。

5. 干扰素是一种具有抗病毒、抗肿瘤作用的蛋白质，具有多种亚型。与发热有关的是 α、β 亚型，对人和动物都有一定的致热效应，该发热效应可被 PG 合成抑制剂阻断。

6. 各种感染性疾病引起发热极少超过 41℃，体内存在着发热的自我限制机制。发热时体温升高幅度被限制在特定范围内的现象称为热限。

二、选择题

A型题

1. D　2. E　3. B　4. D　5. B　6. A　7. B　8. C　9. D
10. A　11. A　12. E　13. A　14. E　15. C　16. B　17. D　18. A

B型题

1. D　2. E　3. A　4. C　5. B　6. A　7. A　8. E　9. D
10. A

三、填空题

1. 生理性　病理性
2. 发热　过热　调节　非调节
3. 体温上升　高温持续　体温下降
4. 上移　上移高度被限制在一特定范围　热限
5. 视前区-下丘脑前部　中杏仁核　腹中隔
6. 增加　增加　升高　增加　氧化

四、问答题

1. 发热和过热的共同点是：①均属病理性体温升高；②体温升高均超过正常值0.5℃。

   不同点是：①发热是体温调节中枢的调定点上移，过热无调定点上移；②发热时体温升高水平与调定点水平相适应，不会超过调定点水平，而过热体温升高水平与调定点水平不相适应，体温可超过调定点水平；③从体温升高机制看，发热属主动调节性体温升高；过热是由于调节障碍引起的非调节性被动性体温升高。

2. 发热激活物是指能激活产致热原细胞产生和释放内生致热原（又称为致热性细胞因子）的物质，又称内生致热原诱导物。它的作用部位是"产致热原细胞"，通过促进EP的产生和释放，间接引起发热，不直接作用于体温调节中枢。

   发热激活物包括：①外致热原，如细菌及其毒素（内毒素、外毒素）、病毒、真菌、疟原虫、螺旋体、支原体、衣原体、立克次体等；②体内产物，如抗原-抗体复合物、组织坏死产物和致热性类固醇。

3. 内毒素是革兰阴性菌胞壁所含的脂多糖，具有极强的致热性。内毒素不能通过血脑屏障，其致热性在于刺激内生致热原产生。内毒素引起发热机制复杂，可概括为4个基本环节：①内毒素作为发热激活物激活体内产EP细胞；②产致热原细胞合成并释放EP；③EP进入脑内，在下丘脑通过诱发中枢释放正调节介质，作用于POAH的温度敏感神经元使体温调定点上移；④体温调定点上移后，血液温度低于调定点的水平，中枢发出调温指令抵达产热器官和散热器官，使产热增加、散热减少、体温上升。

4. 发热时机体的主要功能变化为：①中枢神经系统：交感神经兴奋，患者可出现烦躁、谵妄、幻觉，持续高热还可出现昏迷。患者自觉不适、头晕、头痛；②循环系统：由于交感神经和肾上腺素的作用及温热血对窦房结的刺激，可使心率加快。体温上升期心率加快、血管收缩，可使血压轻度升高；退热期血管扩张，血压轻度下降。少数患者出汗过多导致虚脱，甚至循环衰竭；③消化系统：由于交感神经活动占优势，致消化液分泌减少、胃肠蠕动减弱，引起食欲减退、消化不良，患者厌食、恶心、呕吐、腹胀、便秘；④呼吸系统：发热时呼吸中枢兴奋性增强，呼吸加深加快，有利于散热，但也可致呼吸性碱中毒；⑤免疫系统：一定程度的体温升高也可增强吞噬细胞的吞噬活力，但持续高热也可造成免疫系统的功能紊乱。

5. 发热的第一时相是中心体温开始迅速或逐渐上升，称为体温上升期。主要临床表现是畏寒、发冷，严重者出现寒战和起鸡皮疙瘩。由于皮肤血管收缩，血流减少，发热患者皮肤苍白。因皮肤血流减少，皮肤温度下降，刺激冷感受器，信息传入中枢，患者有畏寒感觉。经交感神经传出的冲动引起竖毛肌收缩，皮肤出现鸡皮疙瘩。寒战则是由体温调节中枢发出指令经运动神经到达骨骼肌引起骨骼肌紧张度升高和不随意周期性收缩。热代谢特点是产热增多而散热减少。

6. 发热时物质代谢增强，能量消耗增加。糖、脂肪和蛋白质分解增强，维生素摄取吸收减少而消耗增多。护理发热患者时应针对物质代谢的不同特点进行。①补充多糖饮食：发热时产热及高体温的维持需要更多的糖，需要增加血糖，因此肝糖原、肌糖原分解，糖异生增加。同时脂肪、蛋白质也分解供能、产热。因而对发热患者应补充多糖饮食，以减轻糖原的消耗和脂肪、蛋白质的消耗；②补充维生素：发热时由于交感神经兴奋，消化液分泌减少，胃肠蠕动减慢，患者出现食欲不振，消化吸收能力降低，所以宜给予患者清淡、易消化吸收的食物；③补充水分及电解质：高热持续期由于皮肤血管扩张及呼吸加快，使水分蒸发增加。退热期皮肤血管扩张及汗腺大量分泌可致水及电解质丢失，患者易出现脱水；④安静休息，减少体力活动：患者心率增加，可增加心输出量，但心率过快（>150次/分）心输出量反而下降。在心肌劳损的患者则易诱发心力衰竭，所以应安静休息，尽量减少体力活动及情绪过度激动。

（蔡晓莉）

第七章 弥散性血管内凝血

重点难点解析

一、弥散性血管内凝血（disseminated intravascular coagulation，DIC）的概念

DIC是指在某些致病因子作用下，机体凝血系统被激活引起血管内微血栓形成和同时或继发纤溶亢进而出现出血、贫血、休克和器官功能障碍的病理过程。DIC发生的始动环节是机体凝血系统的异常激活，在微循环中广泛地形成纤维蛋白微血栓，造成凝血物质和血小板大量消耗，同时继发纤维蛋白溶解亢进，使血液由高凝固状态转变为低凝固状态的病理过程。

二、DIC的常见原因和诱因

1. 常见原因（表7-1）

表7-1 DIC的病因

类型	主要疾病
感染性疾病	革兰阴性或阳性菌感染、败血症等；病毒性肝炎、流行性出血热、病毒性心肌炎等
肿瘤性疾病	胰腺癌、结肠癌、食管癌、胆囊癌、肝癌、胃癌、白血病、前列腺癌、肾癌、膀胱癌、绒毛膜上皮癌、卵巢癌、子宫颈癌、恶性葡萄胎、多发性骨髓瘤等
妇产科疾病	流产、妊娠中毒症、子痫及先兆子痫、胎盘早期剥离、羊水栓塞、子宫破裂、宫内死胎、腹腔妊娠、剖宫产手术等
创伤/手术	严重软组织创伤，挤压伤综合征，大面积烧伤，前列腺、肝、脑、肺、胰腺等脏器大手术，器官移植术等

2. 诱因

（1）单核-巨噬细胞系统功能抑制：清除功能障碍。

（2）肝功能严重障碍：吞噬解毒功能减弱。

（3）血液呈高凝状态：妊娠血液中凝血因子增多；血小板的黏附和聚集的性能显著增强。血浆中抗凝血的主要物质抗凝血酶Ⅲ减少，纤溶酶原抑制物的量显著增加。血液渐趋高凝状态。

（4）微循环障碍：难于及时将局部微小的纤维蛋白聚合物及激活的凝血因子稀释、运走；引起血小板黏附聚集在血管壁，发生促凝作用；造成局部严重的缺血、缺氧和酸中毒，使血管内皮细胞损伤易于释放促凝物质。

（5）纤溶系统功能受抑制：6-氨基己酸、对羧基苄胺使用不当。

三、DIC的发病机制

DIC的发病机制复杂，涉及凝血、抗凝、激肽、补体系统之间以及细胞（血小板、白细

胞、血管内皮细胞等）之间的相互作用，DIC时最为突出的改变就是原发病全面触发了机体正常的凝血机制而致凝血物质消耗过多，血液由高凝状态转变为低凝状态。

（一）大量组织因子（tissue factor，TF）入血，激活外源性凝血系统，启动凝血过程

严重的组织细胞损伤、坏死，大量TF释放入血；血管内皮细胞及白细胞，在炎症介质等因素刺激下，可诱导表达组织因子，激活外源性凝血系统。并使血小板活化、聚集，引起血栓形成。FⅦa激活FⅨ和FⅩ，产生的凝血酶反馈激活FⅨ、FⅩ、FⅪ、FⅫ等，扩大了凝血反应，发生DIC。

（二）血管内皮损伤，凝血、抗凝调控失调

血管内皮细胞损伤，造成：①损伤的血管内皮细胞表达并释放TF，启动凝血系统；②血管内皮抗凝能力降低；③血管内皮细胞产生组织型纤溶酶原激活物减少，PAI-1增多，使纤溶活性降低；④血管内皮损伤使内皮下带负电荷的胶原纤维暴露，促使血小板黏附、聚集、激活和血小板的释放。胶原暴露后，可激活FⅫ，启动内源性凝血系统。

（三）血细胞大量破坏，血小板被激活

1. 红细胞破坏　大量释放ADP，促进血小板黏附、聚集；磷脂被释放，可浓缩并局限FⅦ、FⅨ、FⅩ及凝血酶原，产生大量凝血酶。

2. 白细胞的破坏或激活　可诱导表达组织因子；也可释放大量组织因子样物质入血，激活外源性凝血系统。

3. 血小板的激活　内毒素、免疫复合物、颗粒物质、凝血酶等均可引起血小板的激活、黏附、聚集，从而促进DIC的发生。

（四）促凝物质入血

胰蛋白酶可激活凝血酶原，促进凝血酶的生成。蛇毒含有促凝成分在Ca^{2+}参与下激活FⅩ，或可直接使凝血酶原变为凝血酶。羊水中含有组织因子样物质，或通过表面接触激活FⅫ，启动内源性凝血系统。

四、DIC的临床表现及机制

（一）出血

1. 血小板及多种凝血因子被消耗。
2. 继发性纤溶亢进。
3. 纤维蛋白降解产物（fibrin degradation product，FPP）形成：继发纤溶亢进时大量形成的FDP具有抗凝血酶、抑制血小板聚集及增加毛细血管通透性的作用，促进出血。
4. 微血管损伤：DIC时出现的休克、缺氧、酸中毒等可直接损伤微血管，引起出血。

（二）休克

1. 广泛微血栓，阻塞微血管，使回心血量严重不足。
2. 广泛出血，使有效循环血量严重下降。
3. 心肌损伤导致心功能降低，心输出量减少。
4. FⅫ的激活，激活激肽系统、补体系统，使微血管舒张，通透性增强，使外周阻力显著降低，回心血量减少。
5. FDP大量形成，造成微血管舒张及通透性增高。

（三）微血管病性溶血性贫血

1. 微血管中有纤维蛋白性微血栓形成时，纤维蛋白丝在微血管内形成细网，红细胞流

过时,红细胞割裂成碎片。

2. 当微循环阻塞时,红细胞通过微血管内皮细胞间的裂隙,挤压到血管外,发生扭曲和破裂。

3. 缺氧、酸中毒及内毒素造成的红细胞变形能力降低,造成红细胞易损伤。

(四)器官功能障碍

微血栓形成,导致脏器缺血及功能障碍,严重者发生多脏器功能衰竭。

1. 双侧肾皮质坏死及急性肾衰竭,临床表现为少尿、蛋白尿、血尿等。

2. 肺内广泛微血栓的形成,则导致呼吸功能衰竭及右心衰竭,临床表现为呼吸困难、肺出血、肺动脉高压等。

3. 华-佛综合征(Waterhouse-Friderichsen syndrome)是指微血栓形成导致肾上腺皮质出血及坏死,产生的急性肾上腺皮质功能衰竭,常表现为全身出血倾向。

4. 席汉综合征(Sheehan syndrome)是指微血栓形成引起垂体出血、坏死,导致垂体功能衰竭。

DIC发生、发展的机制及对机体的影响见图7-1。

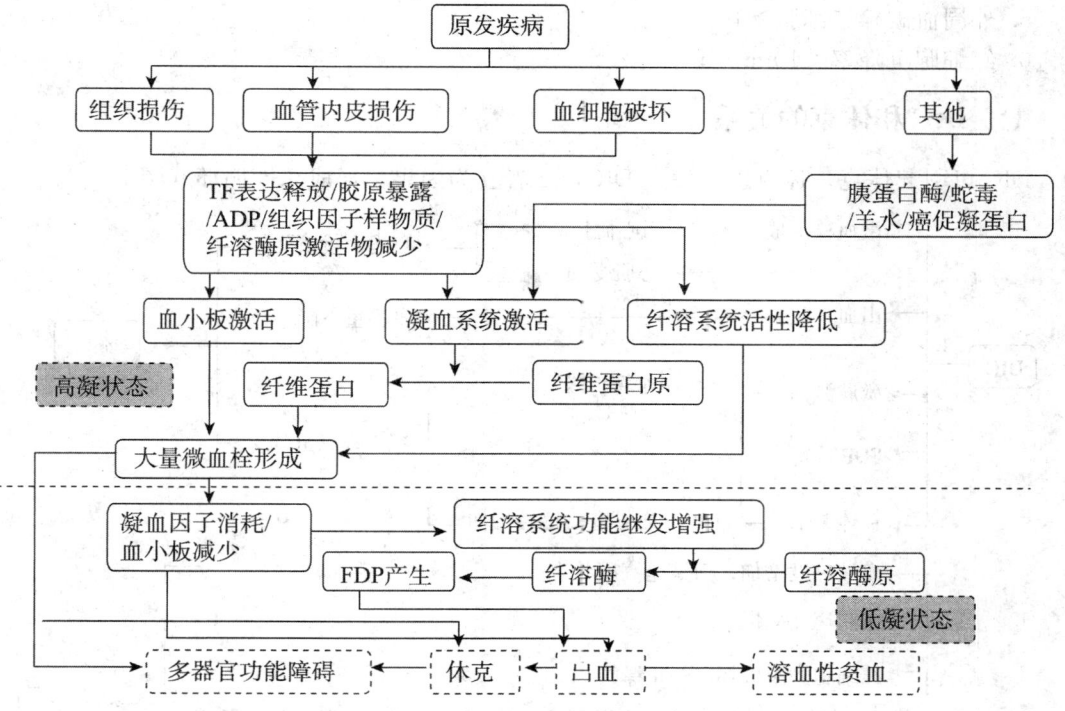

图7-1 DIC发生、发展的机制及对机体的影响

五、DIC的分期及特点(表7-2)

表7-2 DIC的分期及特点

分期	特点	实验室检查
高凝期	凝血酶增多,微血栓形成,血液呈高凝状态	凝血时间缩短

分期	特点	实验室检查
消耗性低凝期	凝血因子和血小板因消耗而减少，纤溶过程逐渐增强，血液从高凝状态渐转为低凝状态	血小板数量和血浆纤维蛋白原含量进行性减少，凝血时间延长
继发纤溶亢进期	纤溶酶活性增强，FDP形成，出血明显	凝血时间明显延长，凝血酶时间延长，3P试验阳性，血浆D-二聚体增多

六、DIC 的实验室诊断标准

1. 血小板计数血小板计数$<100\times 10^9/L$ 或进行性下降。
2. 血浆纤维蛋白原含量$<1.5g/L$ 或进行性下降。
3. 3P 试验阳性或 FDP$>20mg/L$。
4. 凝血酶原时间（prothrombintime，PT）延长 3s 以上或呈动态变化。
5. 外周血破碎红细胞$>10\%$。
6. 红细胞沉降率$<10mm/h$。

七、DIC 和休克的关系

DIC 可引起休克，休克也可发生 DIC，二者互为因果，形成恶性循环（图 7-2）。

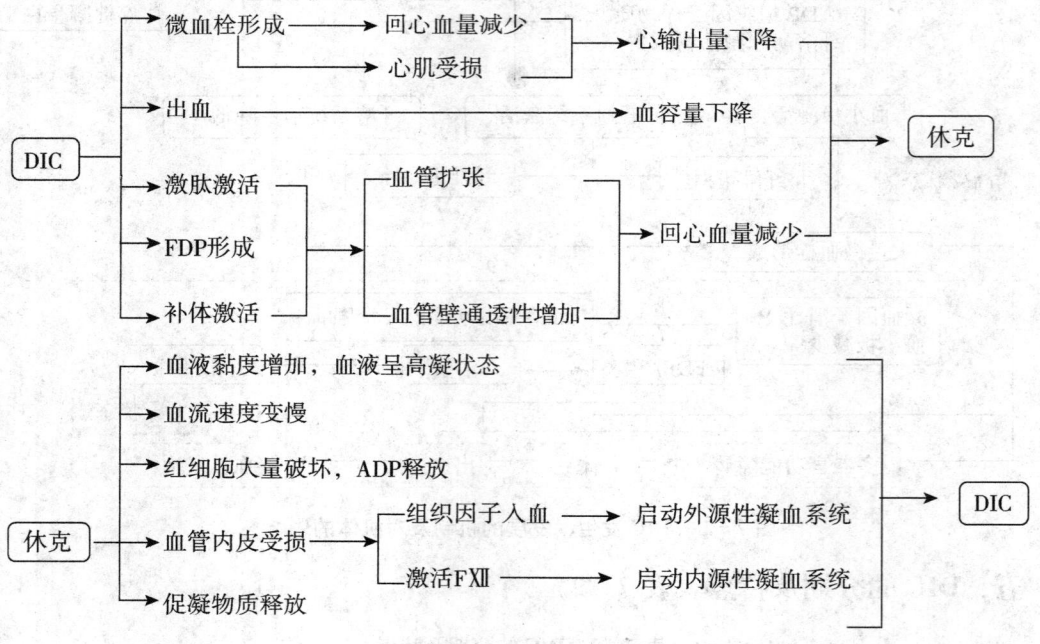

图 7-2　DIC 与休克的关系

测试题

一、名词解释

1. DIC　　2. 组织因子　　3. 微血管病性溶血性贫血　　4. 裂体细胞
5. 3P 试验　　6. FDP　　7. 华-佛综合征　　8. 席汉综合征　　9. D-二聚体

二、选择题

【A 型题】

1. DIC 的最主要特征是
   A. 广泛微血栓形成
   B. 凝血因子大量消耗
   C. 纤溶过程亢进
   D. 凝血功能紊乱
   E. 溶血性贫血

2. DIC 时凝血功能紊乱的主要特点是
   A. 先低凝后高凝
   B. 先高凝后低凝
   C. 血液凝固性持续增高
   D. 血液凝固性降低
   E. 血浆纤溶活性明显增强

3. 在启动凝血过程中起主要作用的是
   A. 血小板
   B. FⅦ
   C. FⅫ
   D. TF
   E. 凝血酶

4. 下列哪项不是 DIC 发生的原因
   A. 细菌感染
   B. 恶性肿瘤转移
   C. 严重挤压伤
   D. 单核-吞噬细胞系统功能抑制
   E. 白血病

5. 在 DIC 发生发展过程中大量被消耗的物质是
   A. 纤维蛋白原和血小板
   B. FDP 和 D-二聚体
   C. 纤溶酶原和纤溶酶
   D. C3 和 C5
   E. 激肽释放酶原和激肽释放酶

6. 大量组织因子入血的后果是
   A. 激活内源性凝血系统
   B. 激活外源性凝血系统
   C. 激活补体系统
   D. 激活激肽系统
   E. 激活纤溶系统

7. 急性胰腺炎发生 DIC 的机制是
   A. 发热和粒细胞破坏增多
   B. 大量胰蛋白酶入血激活凝血酶原
   C. 导致血管内皮广泛损伤
   D. 单核吞噬细胞系统功能受抑
   E. 引起激肽释放酶原激活

8. 严重组织损伤引起 DIC 的主要机制是
   A. 凝血因子 FⅫ 被大量激活
   B. 凝血因子 FⅢ 大量入血
   C. 促 Ca^{2+} 活性↑
   D. 凝血因子 FⅦ 被大量激活
   E. 凝血因子 FⅩ 被大量激活

9. 红细胞大量破坏时释出红细胞膜磷脂，其在 DIC 中的作用是
   A. 局限凝血因子，导致大量凝血酶生成
   B. 激活凝血因子 FⅫ
   C. 促进凝血因子 FⅢ 释放
   D. 激活纤溶酶原
   E. 促进 FDP 的大量产生

10. 纤维蛋白被纤溶酶降解后生成
    A. 纤维蛋白多聚体
    B. 纤维蛋白单体
    C. 交联纤维蛋白
    D. FDP
    E. PAF

11. 不属于纤维蛋白（原）降解产物（FDP）导致DIC出血的原因是
    A. 抑制血小板黏附和聚集
    B. 增加毛细血管通透性
    C. 抑制纤维蛋白单体聚集
    D. 对抗凝血酶作用
    E. 激活纤溶酶原

12. 妊娠末期产科意外容易诱发DIC，主要是由于
    A. 血液处于高凝状态
    B. 单核吞噬细胞系统功能低下
    C. 微循环血流淤滞
    D. 纤溶系统活性增高
    E. 肝功能障碍

13. 单核吞噬细胞系统功能障碍最容易诱发DIC的原因是
    A. 循环血液中促凝物质的生成增加
    B. 循环血液中促凝物质的清除减少
    C. 循环血液中组织因子生成增加
    D. 体内血管内皮细胞受损
    E. 循环血液中抗凝物质的清除过多

14. 下列哪项因素不是直接引起DIC出血的原因
    A. 凝血因子大量消耗
    B. 单核吞噬细胞功能下降
    C. 纤维蛋白降解产物增多
    D. 继发纤溶亢进
    E. 血小板大量消耗

15. 急性DIC早期最突出的临床表现是
    A. 贫血
    B. 尿量减少
    C. 多部位出血
    D. 发热
    E. 多器官功能障碍

16. 关于DIC患者出血的叙述哪项是正确的
    A. DIC患者早期出血的主要原因是继发性纤溶亢进
    B. DIC患者晚期出血的主要原因是凝血因子和血小板减少
    C. DIC患者出血与凝血因子FⅫ被激活关系最密切
    D. 单核吞噬细胞系统功能降低可直接引起DIC患者出血
    E. DIC患者的出血具有自发性和多部位的特点

17. DIC促进休克发生的原因和机制不包括
    A. 回心血量减少
    B. 出血
    C. 心力衰竭
    D. 产生血管活性物质使血管通透性增加
    E. 产生血管活性物质使血管收缩

18. DIC造成的贫血属于
    A. 缺铁性贫血
    B. 大细胞性贫血
    C. 溶血性贫血
    D. 中毒性贫血
    E. 失血性贫血

19. 裂体细胞是指
    A. 上皮细胞碎片
    B. 内皮细胞碎片
    C. 成纤维细胞碎片
    D. 红细胞碎片
    E. 血小板碎片

20. 微血管病性溶血性贫血的主要发病机制是
    A. 微血管内皮细胞受损
    B. 微血管被纤维蛋白丝阻塞、挤压红细胞
    C. 微血管内血流淤滞
    D. 微血管强烈收缩
    E. 血小板阻塞

21. 下列哪项是导致DIC发病的共同环节
    A. 凝血因子FⅫ的激活
    B. 组织因子大量入血
    C. 凝血酶生成增加
    D. 纤维蛋白的生成
    E. 凝血因子FⅤ的激活

22. DIC 患者在继发性纤溶亢进时
    A. 凝血酶时间缩短
    B. 3P 试验阴性
    C. 优球蛋白溶解时间延长
    D. 纤维蛋白原增加
    E. D-二聚体增加
23. 暴发性流脑合并急性肾上腺皮质功能衰竭——华-佛综合征的机制是
    A. 内毒素休克引起肾上腺急性缺血性坏死
    B. 脑膜炎奈瑟菌栓子阻塞肾上腺血管
    C. 发生弥散性血管内凝血导致肾上腺出血坏死
    D. 肾上腺血管内皮细胞损伤
    E. 肾上腺细胞凋亡
24. 血浆鱼精蛋白副凝试验（3P 试验）检测
    A. 凝血酶原
    B. 纤维蛋白单体含量
    C. 纤维蛋白原含量
    D. 纤维蛋白降解产物与纤维蛋白单体的复合物
    E. 凝血酶原
25. 在 DIC 病理过程中下列哪项不会发生
    A. 微血栓形成
    B. 出血
    C. 红细胞破坏
    D. 原发性纤溶
    E. 动脉血压下降
26. 在引起 DIC 的原发病中，下列哪种疾病最为常见
    A. 胎盘早剥
    B. 恶性肿瘤
    C. 羊水栓塞
    D. 严重创伤
    E. 感染性疾病
27. 下列哪项不是引起 DIC 的直接原因
    A. 血管内皮细胞受损
    B. 组织因子入血
    C. 血液高凝状态
    D. 红细胞大量破坏
    E. 异物颗粒大量入血
28. DIC 中不属于凝血酶作用的是
    A. 使纤溶酶原变为纤溶酶
    B. 使纤维蛋白原变为纤维蛋白
    C. 激活凝血因子 FⅫ
    D. 促进血小板聚集
    E. 激活组织因子
29. DIC 时较为少见的器官功能衰竭是
    A. 骨髓功能衰竭
    B. 肝功能衰竭
    C. 心功能衰竭
    D. 肺功能衰竭
    E. 肾衰竭
30. 关于 DIC 的治疗原则正确的是
    A. 首先治疗 DIC，然后处理原发病
    B. 对早期疑似 DIC 者可先用肝素做试验性治疗
    C. 一经确诊为 DIC，应立即进行抗凝治疗
    D. 在 DIC 早期应使用抗纤溶药物预防纤溶
    E. 在 DIC 后期禁用肝素
31. 男性，55 岁，发生黄疸、鼻衄和上消化道出血，入院诊断为重症肝炎，为鉴别出血是因为肝病，还是在肝病基础上并发 DIC 所致，应进行下列何种实验室检查最具特异性
    A. 血小板计数
    B. 凝血因子 FⅫ含量测定
    C. 凝血酶原时间测定
    D. 3P 试验
    E. 肝功化验
32. 患者，男，76 岁，因反复咳嗽，咳黄色浓痰伴持续高热 5 天入院。神志清楚，口唇中度发绀，少尿，四肢湿冷，双下肢出现散在出血点及瘀斑。血小板 $42 \times 10^9/L$，血浆凝血酶原时间 20.2s（对照 12.3s），3P 试验阳性。痰培养及血培养均提示革兰

阴性杆菌阳性。患者发生了DIC。引起患者发生DIC直接的原因是

A. 革兰阴性杆菌感染

B. 肾衰竭

C. 呼吸衰竭

D. 心力衰竭

E. 缺氧

33. 患者，男，36岁，咽痛3周，发热伴鼻出血和皮肤出血点1周。化验：早幼粒91%，PT19.9s（对照15.3s），纤维蛋白原1.5g/L，FDP180μg/ml（对照5μg/ml），3P试验阳性。诊断：急性早幼粒白血病合并DIC。患者诊断DIC的依据是

A. 早幼粒细胞白血病易发生DIC

B. 全身多部位出血

C. 化验PT延长，纤维蛋白原降低，FDP增高

D. 3P试验阳性

E. 以上都是

34. 患者，女，35岁，因第二胎孕32周，自觉无胎动6周入院。入院第2天行死胎引产术，引出死亡胎儿，在胎盘娩出后阴道出血1500ml，血液不凝固。患者血压降至80/49mmHg，神志淡漠。实验室检查显示患者血小板 10.6×10^9/L，血浆纤维蛋白原浓度1.2g/L，凝血酶原时间28秒，3P试验（+）。诊断患者发生急性DIC。患者发生DIC的最直接原因是

A. 休克

B. 羊水栓塞

C. 死胎

D. 高龄孕妇

E. 中枢神经系统功能障碍

35. 8岁患儿，发热、呕吐、皮肤有出血点，从出血点涂片找到脑膜炎奈瑟菌。治疗中出血点渐增多呈片状，血压由入院时的92/64mmHg降至60/40mmHg，为尽快确诊是否并发了DIC，首先应做的实验室检查是

A. 红细胞计数

B. 白细胞计数

C. 出凝血时间检测

D. 血黏滞度测定

E. D-二聚体检查

【B型题】

A. 血管内皮细胞损伤，启动内源性凝血系统

B. 组织因子入血启动外源性凝血系统

C. 血小板黏附聚集加强

D. 红细胞大量破坏

E. 促凝物质入血

1. 严重创伤、烧伤、大手术和产科意外引起DIC的主要机制是

2. 缺氧、酸中毒、严重感染和内毒素引起DIC的主要机制是

3. 急性胰腺炎、毒蛇咬伤引起DIC的主要机制是

4. 异型输血引起DIC的主要机制是

A. 裂体细胞

B. 休克

C. 出血

D. 微血栓广泛形成

E. 器官功能衰竭

5. DIC患者最常见的临床表现是

6. 微血管病性溶血性贫血的特征是

A. 凝血时间缩短

B. 纤维蛋白原含量减少

C. 3P试验阴性

D. 血浆D-二聚体增高

E. 优球蛋白溶解时间延长

7. 高凝期

8. 消耗性低凝期

9. 继发性纤溶亢进期

A. 阻碍纤维蛋白单体聚合

B. 水解纤维蛋白原

C. 激活凝血酶原
D. 激活纤溶酶原
E. 促进血小板黏附、聚集
10. 纤溶酶
11. 凝血酶
12. FDP
13. ADP

A. 凝血酶原
B. 纤维蛋白降解产物
C. 凝血酶
D. 纤溶酶原
E. FV

14. 胰蛋白酶入血激活
15. 激活血小板的物质有

三、填空题

1. 血管内皮细胞广泛受损可激活凝血因子_____，启动_____凝血系统，并相继激活_____、_____和_____。

2. 革兰阴性细菌的内毒素，在一定条件可损伤血管_____，这一方面使带负电荷的胶原暴露，与血液中_____接触，并使后者激活，从而启动_____凝血系统；另一方面，通过表达_____，也同时启动_____凝血系统。

3. DIC 的继发纤溶亢进期，凝血酶时间_____，3P 试验_____，血浆 D - 二聚体_____。

4. 按照病情进展速度可将 DIC 分为_____、_____和_____三种类型。

5. 3P 试验是检查血液中_____含量的，该物质是纤维蛋白在_____作用下形成的。其作用主要是_____。

6. 根据 DIC 的病理生理学特点和发展过程，典型的 DIC 分为三期：_____期、_____期和_____期。

7. 红细胞受损时释放_____和_____，前者通过促进_____、后者通过产生_____参与 DIC 的形成。

8. DIC 时酸中毒可直接损伤微血管_____细胞，使肝素的抗凝活性_____、凝血因子的活性_____、血小板的聚集性_____，同时由血小板释放的促凝血因子_____。

四、问答题

1. 简述哪些疾病容易引起 DIC 的发生？
2. 试述严重酸中毒易诱发 DIC 的机制。
3. 产科意外时为何易发生 DIC？
4. 肝功能严重障碍的患者为什么容易出现 DIC？
5. 试述 DIC 的发病机制。
6. 为什么 DIC 患者常有广泛出血？
7. 简述 DIC 的主要临床表现。
8. 试述 DIC 与休克之间的辩证关系及其发生机制。

参考答案

一、名词解释

1. DIC 是弥散性血管内凝血的英文缩写。DIC 是在多种病因作用下，凝血过程被强烈激活，导致广泛微血栓形成，继发性纤溶功能增强，以出血、休克、器官功能障碍和溶血性贫血为特征的临床综合征。

2. 组织因子（TF），又称为组织凝血活酶或凝血因子FⅢ。由损伤的组织、细胞释放或表达，TF与因子FⅦ/FⅦa结合，启动外源性凝血系统。

3. 微血管病性溶血性贫血是DIC伴发的一种特殊类型的贫血。除具有溶血性贫血的一般特征外，外周血涂片可出现裂体细胞，是微血管内沉积的纤维蛋白网将红细胞割裂成碎片或缺氧、酸中毒及内毒素引起红细胞变形能力降低，导致溶血的结果。

4. DIC时，红细胞损伤，微血管内沉积的纤维蛋白网将红细胞割裂成碎片，外周血涂片中出现盔形、星形、新月形等各种形状红细胞碎片，称为裂体细胞。

5. 血浆鱼精蛋白副凝试验又称"3P"试验。该试验利用鱼精蛋白将血液可溶性复合物中的FM及FDP分离出来，游离的FM又重新聚合成肉眼可见的凝胶状物析出，这种不经凝血酶的作用而引起的凝集反应称副凝反应。

6. FDP即纤维蛋白（原）降解物，是纤维蛋白（原）在纤溶酶作用下生成的具有抗凝作用的多肽片段。

7. 肾上腺微血栓形成常导致肾上腺皮质出血及坏死，产生急性肾上腺皮质功能衰竭，称为华-佛综合征（Waterhouse-Friderichsen syndrome），常表现为中毒性休克及全身出血倾向。

8. 垂体微血栓可引起垂体出血、坏死，导致垂体功能衰竭，称为席汉综合征（Sheehan syndrome）。

9. D-二聚体是纤溶酶分解纤维蛋白产生的特异性降解产物，与纤溶酶分解纤维蛋白原产生的D片段有所不同。鉴于凝血系统活化形成纤维蛋白的同时或之后发生的纤溶系统激活（继发性纤溶系统激活）才能产生D-二聚体，因此D-二聚体是反映继发性纤溶系统亢进的重要指标。

二、选择题

A型题

1. D	2. B	3. D	4. E	5. A	6. B	7. D	8. D	9. A
10. D	11. E	12. A	13. B	14. B	15. C	16. E	17. E	18. C
19. D	20. B	21. C	22. E	23. E	24. D	25. D	26. E	27. C
28. E	29. A	30. C	31. D	32. A	33. E	34. C	35. E	

B型题

| 1. B | 2. A | 3. E | 4. D | 5. C | 6. A | 7. A | 8. B | 9. D |
| 10. B | 11. E | 12. A | 13. E | 14. A | 15. C | | | |

三、填空题

1. FⅫ　内源性　补体系统　激肽系统　纤溶系统
2. 内皮细胞 FⅫ　内源性　组织因子　外源性
3. 延长　阳性　增多
4. 急性　亚急性　慢性
5. FDP　纤溶酶　抗凝

6. 高凝　消耗性低凝　继发性纤溶亢进
7. ADP　膜磷脂　血小板黏附聚集　凝血酶
8. 内皮　减弱　升高　加强　增加

四、问答题

1. DIC 可以由多种疾病引起，常见的有：①感染性疾病：败血症、病毒性肝炎等；②肿瘤性疾病：胰腺癌、白血病等；③妊娠并发症：胎盘早剥、宫内死胎等；④严重创伤及大手术；⑤溶血性疾病、毒蛇咬伤等。

2. 严重酸中毒易诱发 DIC 的机制主要是：①可直接损伤微血管内皮细胞，激活凝血因子 FⅫ，启动内源性凝血系统；②使肝素的抗凝活性减弱，凝血因子的活性升高；③使血小板聚集和释放促凝因子增加；④使微循环淤血，血浆外渗，血液黏滞度增高，流速减慢；⑤严重时可造成组织细胞损伤，释放出组织因子 TF，启动外源性凝血系统。

3. ①妊娠期凝血因子及血小板增多；胎盘产生的纤溶酶原激活物抑制物增多；而抗凝血酶-Ⅲ、组织型纤溶酶原激活物（t-PA）、尿激酶（u-PA）降低；这些都使血液渐趋高凝状态，尤以妊娠末期最为明显；②子宫等组织富含组织因子、纤溶酶原激活物，因此，产科意外（宫内死胎、胎盘早剥等）时易发生 DIC。

4. ①严重肝功能障碍，肝吞噬作用减弱，清除功能降低，激活的凝血因子、纤溶酶原激活物及 FDP 不能被及时从循环血中清除；②解毒作用减弱，内毒素不能被充分解毒，损伤内皮细胞；③凝血因子及具有抗凝及促纤溶作用的物质合成减少，使血液凝血活性增高及纤溶活性降低；④肝细胞坏死可释放组织因子。所以严重肝功能障碍的患者容易出现 DIC。

5. DIC 是一个从凝血系统异常激活到凝血功能障碍、纤溶系统继发激活到亢进的过程。DIC 的发生始于凝血系统的被激活，各种病因可通过下述机制导致 DIC。

(1) 组织细胞损伤，组织因子入血启动外源性凝血系统，启动凝血过程。

(2) 血管内皮细胞损伤，凝血、抗凝调控失调。血管内皮细胞表达、释放 TF；激活 FⅫ，启动内源性凝血系统；同时激活激肽系统、纤溶系统及补体系统，形成 DIC。

(3) 血小板被激活引起血小板聚集，血细胞大量破坏释放 ADP 和红细胞膜磷脂以及组织因子，引起 DIC。

(4) 异物颗粒、胰蛋白酶、蛇毒等其他促凝物质入血，也能引起 DIC。

6. DIC 广泛出血的机制为：①凝血物质消耗性减少；②继发性纤溶亢进，增多的纤溶酶可水解凝血因子；③FDP 大量生成，FDP 中大部分片段具有抗凝作用；④微血管损伤及微血管壁通透性增强。

7. ①出血：多部位严重的出血倾向；②低血压或休克：DIC 时，特别是急性 DIC 常伴有休克，重度及晚期休克又可促进 DIC 形成，二者互为因果；③器官功能障碍：微血管内形成纤维蛋白性微血栓，可影响机体诸多器官的功能代谢；④微血管病性溶血性贫血：为 DIC 患者的一种特殊贫血类型。

8. DIC 与休克的关系十分密切，可互为因果。

1) DIC 导致休克①广泛血栓形成而回心血量不足，导致有效循环血量下降；②广泛出血而血容量减少，导致有效循环血量降低；③心肌损伤而心输出量减少导致有效循环血量下降；④激活激肽系统和补体系统，使外周阻力显著降低。

2) 休克导致 DIC①各型休克进入微循环淤血性缺氧期后，由于血浆外渗，血液浓缩、血液凝固性升高，加上流速减慢、酸中毒加重、肠源性内毒素产生增多等，可引起 DIC 发生；②感染性休克时，病原体及毒素可损伤血管内皮细胞，引发中性粒细胞、血小板和补体激活，从多个途径启动凝血过程；③创伤性休克时，大量组织因子释放入血，激活外源性凝血系统。因此，感染性休克和创伤性休克容易引起 DIC 的发生。

（司效东）

第八章 应 激

重点难点解析

一、应激与应激原

(一) 概念

应激 (stress) 是指机体在受到各种内、外环境因素及社会、心理因素刺激时所出现的全身性非特异性适应反应，也称为应激反应。能引起应激反应的各种内、外环境因素及社会、心理因素称为应激原。

(二) 应激的基本特征

1. 广泛性　应激反应的广泛性是由应激原的广泛性决定的。
2. 非特异性　各种应激原除引起与其直接有关的特异性反应外，更重要的是导致与应激原并无直接关系的全身综合反应。这些反应并不因应激原性质不同而有明显差异。这些反应是由内在素质决定的。
3. 诱导性　机体应激反应性往往决定着机体最终对应激原的适应能力。

二、全身适应综合征

(一) 概念

全身适应综合征是指劣性应激原持续作用于机体所引起的一个动态的连续反应过程，最终导致内环境紊乱和疾病。

(二) 分期

全身适应综合征的基本过程可分为三期。

1. 警觉期　以交感-肾上腺髓质系统兴奋为主的快速动员期，伴有肾上腺皮质激素增多。机体处于"应战状态"，有利于机体对应激原进行生理功能的适应性调整，进行格斗或逃避。此期持续时间较短，又称为急性反应期。
2. 抵抗期　以肾上腺皮质激素分泌增高为主，机体表现出适应、抵抗能力增强。此期机体防御储备能力消耗，对其他应激原的非特异抵抗力下降。
3. 衰竭期　持续强烈的有害刺激将耗竭机体的抵抗能力，肾上腺皮质激素持续升高，但糖皮质激素受体的数量和亲和力下降，机体内环境明显失调，出现应激相关疾病甚至死亡。

多数应激反应只引起第一、第二期的变化，只有少数严重的应激反应才进入第三期。

三、应激反应的神经内分泌机制

应激反应的神经内分泌系统的主要改变为蓝斑-交感-肾上腺髓质系统和下丘脑-垂体-肾上腺皮质系统的强烈兴奋。

(一) 蓝斑-交感-肾上腺髓质系统兴奋

应激原作用机体后，交感-肾上腺髓质系统是最早参与应激反应的系统之一，本系统的主要中枢效应是导致兴奋、警觉、紧张、焦虑、恐惧等一系列应激和情绪行为反应；其主要外周效应表现为血浆肾上腺素、去甲肾上腺素及多巴胺迅速升高。

1. 蓝斑-去甲肾上腺素能神经元/交感-肾上腺髓质系统兴奋的积极意义

（1）兴奋心血管系统：通过心跳加快使心输出量增加，有利于改善周围组织器官的血液供应。通过收缩皮肤、腹腔内脏血管，扩张冠状动脉及骨骼肌血管使体内的血液重新分布，以优先保证心、脑等重要生命脏器的血液供应。

（2）支气管扩张：通过扩张支气管，改善肺泡通气，以摄取更多的氧，满足应激机体对氧的需求。

（3）增强物质代谢：通过促进糖原和脂肪的分解，使血糖、血浆游离脂肪酸浓度上升，以便向组织细胞提供更多的能量物质。

（4）提高中枢神经系统兴奋性：使机体警觉性提高，反应更加灵敏。

（5）调节其他激素分泌：儿茶酚胺对许多激素，如促肾上腺皮质激素（adreno-corticotropic-hormone，ACTH）、糖皮质激素（glucocorticoid，GC）、生长激素、甲状腺素等的分泌起促进作用，这样可加强各激素间的协同作用以放大儿茶酚胺本身的生理效应。

2. 蓝斑-交感-肾上腺髓质系统兴奋的消极影响

（1）心血管应激性损伤：心率增快，心肌耗氧量增加，导致心肌缺血、缺氧，引起心肌损伤；外周小血管的长期收缩还可引起血压升高。

（2）局部组织器官缺血：如外周小血管强烈持续收缩，导致局部组织缺血。

（3）能量物质大量消耗：机体能量物质过量消耗，出现负氮平衡。

（4）血液凝固性增强：增加血液黏滞度，促进血栓形成。血栓形成可加重局部组织器官缺血，引起缺血性损伤。

（5）细胞损伤：儿茶酚胺大部分被氧化而产生大量的氧自由基，使膜脂质过氧化增强，引起细胞损伤。

（二）下丘脑-垂体-肾上腺皮质系统（hypothalamus-pituitary-adrenal axis，HPA）

本系统的主要中枢效应由促肾上腺皮质激素释放激素（corticotropin releasing hormone，CRH）分泌增多引起，刺激 ACTH 分泌和引起 HPA 轴激活；增加糖皮质激素分泌，其主要外周效应表现为血浆糖皮质激素浓度升高，以及由糖皮质激素分泌增多引起的一系列表现。

1. 应激时糖皮质激素大量分泌的积极意义　应激反应中糖皮质激素的大量分泌具有重要的生理意义，它可显著提高机体对伤害性刺激的耐受力，是保证机体在恶劣条件下生存的至关重要的因素。

（1）提高物质代谢：通过促进蛋白质分解和糖异生作用可使血糖维持在较高水平，有利于向组织细胞提供充足的能量物质。

（2）增强心血管功能：GC 可维持循环系统对儿茶酚胺的反应性，促进儿茶酚胺调节心血管活性。

（3）减轻组织细胞损伤：稳定溶酶体膜，减少溶酶外漏，防止或减轻组织损伤。同时，GC 还可抑制多种促炎介质产生，并诱导多种抗炎介质生成，从而保护细胞。

（4）强大的抗炎作用：GC 可抑制多种促炎介质产生，还可诱导多种抗炎介质生成，避免应激状态下发生过强大的炎症反应和变态反应。

2. 大量分泌的糖皮质激素对机体的消极影响

（1）抑制免疫反应：糖皮质激素对免疫机能有多环节的抑制作用，削弱机体的抵抗力，使机体遭受感染的潜在危险性增大。

（2）抑制生长发育：慢性应激时使生长激素分泌减少，GC增高使靶细胞对胰岛素样生长因子产生抵抗，导致生长发育迟缓。

（3）抑制性腺轴：抑制促性腺激素释放激素及黄体生成素分泌，导致性功能减退、月经失调、哺乳期妇女泌乳减少等。

（4）抑制甲状腺轴：抑制促甲状腺激素释放激素及促甲状腺激素的分泌，使甲状腺素产生减少，导致基础代谢水平紊乱。

（5）行为改变：如抑郁症、异食癖及自杀倾向等。

四、应激反应的细胞体液机制

（一）热休克蛋白（heat shock protein，HSP）

1. 概念　HSP是细胞在热应激（或其他应激）时新合成或生成增加的一组非分泌型蛋白质，主要在细胞内发挥功能，能够稳定细胞结构、维持细胞生理功能，从而提高细胞对应激原的耐受性，又称为应激蛋白。HSP是原核和真核生物中普遍存在的一组高度保守的蛋白质。

2. 基本功能

（1）分子伴侣作用：HSP的基本功能是帮助蛋白质的折叠、移位、维持和降解，因此，HSP被称为"分子伴侣"或"分子伴娘"。

（2）细胞保护作用：HSP可以增强细胞对损害的耐受程度，保护组织细胞免受炎症损伤。

（二）急性期反应蛋白（acute phase protein，AP）

1. 概念　在急性损伤、急性感染或组织损伤时血浆中浓度迅速升高的某些蛋白质称为急性期反应蛋白，属分泌型蛋白质。急性期反应蛋白主要由肝细胞合成，少数由单核吞噬细胞、成纤维细胞、内皮细胞等合成。

2. 生物学功能

（1）抑制蛋白酶：AP中的蛋白酶抑制剂如 α_1 蛋白酶抑制剂、α_1 抗糜蛋白酶等抑制蛋白分解酶的作用，保护组织。

（2）抗感染、抗损伤：C反应蛋白、血清淀粉样蛋白A、补体等在感染、组织损伤时含量迅速升高，具有迅速、非特异性地清除异物和坏死组织的作用。

（3）结合、运输功能：铜蓝蛋白、结合球蛋白、血红素结合蛋白等可与相应物质结合，避免过多的游离 Cu^{2+}、血红素等对机体的危害，并可调节在体内的代谢和生理功能。

（4）清除自由基：铜蓝蛋白的增加可加强超氧化物歧化酶（superoxide dismutase，SOD）的活性，促进自由基清除。

五、应激时机体的物质代谢变化

应激时物质代谢明显加强，总的特点是分解增加，合成减少。表现有以下几方面：

（一）高代谢率

严重应激时，儿茶酚胺、GC分泌增加，代谢率显著升高。机体处于分解代谢大于合成代谢的状态，造成物质代谢的负平衡。

（二）糖代谢增强

应激时，糖代谢变化的主要表现为高血糖，甚至出现糖尿。应激时的高血糖和糖尿是由于儿茶酚胺、胰高血糖素、生长激素（growth hormone，GH）、GC等促进糖原分解和糖原异生以及胰岛素的相对不足所致。因此，称为应激性高血糖或应激性糖尿。

（三）脂肪代谢增强

应激时由于肾上腺素、去甲肾上腺素、胰高血糖素等脂解激素增多，脂肪的动员和分解加强，血中游离脂肪酸和酮体有不同程度的增加。同时组织对脂肪酸的利用增加。

（四）蛋白质代谢增强

应激时肾上腺皮质激素分泌增加，胰岛素分泌减少，使蛋白质分解加强，尿氮排出量增加，出现负氮平衡。

上述代谢变化可以为机体应付"紧急情况"提供足够的能量。但如持续时间过长，则患者可因消耗过多而致消瘦和体重减轻。

六、应激时机体各系统的功能变化

（一）心血管系统功能变化

应激时，在交感-肾上腺髓质系统的调控下，儿茶酚胺分泌增多，心血管系统的基本变化有心率加快、心肌收缩力加强、心排血量增加。机体不同部位出现不同程度的收缩，使血液重新分布，心、脑、骨骼肌血管扩张，外周血管总阻力增高，这对于维持重要脏器及应激反应相关器官的血液供应是非常有利的。

若应激负荷过强或应激持续时间过长，也会对心血管系统产生不利影响，如心率加快使心肌耗氧量增多、持续血管收缩使血压升高、血液重新分布导致皮肤、腹腔脏器缺血缺氧引起酸中毒等，均能导致心血管细胞损伤，甚至凋亡、坏死，引起多种应激性损伤和疾病的发生。

（二）消化系统功能变化

慢性应激时，消化功能的典型表现为食欲降低，严重时甚至可诱发神经性厌食症，可能与交感-肾上腺髓质系统兴奋引起CRH的分泌增加有关。但应激时也有部分人会出现进食的增加并成为某些肥胖症的诱因，可能与内啡肽和单胺类递质在下丘脑的水平升高有关。

（三）中枢神经系统功能变化

边缘系统的皮质、杏仁体、海马、下丘脑、脑干蓝斑等结构在应激时可出现神经传导速度加快、神经递质分泌增加和一系列神经内分泌及相应功能的变化，这有利于活化交感-肾上腺髓质系统和HPA轴及相应靶器官，提高机体对紧急情况的应对能力。

劣性应激往往导致神经系统的兴奋过度而致其功能障碍或紊乱。如内分泌失调、代谢紊乱、睡眠障碍、疲劳综合征等一系列中枢神经功能障碍性疾病。

（四）免疫系统功能变化

应激时的神经内分泌变化对免疫系统具有重要影响。神经内分泌变化对免疫系统有重要的调控作用，免疫系统对神经内分泌系统也有反向调节作用。但持续强烈的应激反应常可引起免疫系统功能减弱或受抑制，造成免疫性疾病，表现为自身免疫病和免疫抑制。

（五）血液系统功能变化

急性应激时凝血功能和纤溶活性增强；全血和血浆黏度提高，红细胞沉降率增快；髓系和巨核细胞系增生等。血液系统的功能变化有利于机体抗感染、抗损伤、减少失血，提高应激适应能力；但同时由于血液黏度增高促进血栓、DIC发生。

慢性应激时，特别是各种慢性疾病状态下，患者常出现类似于缺铁性贫血的低色素性贫血，血清铁降低。

（六）泌尿系统功能变化

应激时泌尿功能变化的主要表现为尿少、尿比重升高。防御意义在于减少水、钠排出，有利于维持有效循环血量。但长期肾缺血则可引起功能性肾衰竭，导致内环境的紊乱；如果不及时抢救，则可引起急性肾小管缺血性坏死，发展为器质性肾衰竭。

（七）应激性疾病

1. 应激性高血压　应激导致高血压的机制主要有：

（1）交感-肾上腺髓质系统兴奋：心输出量增加，大部分外周小血管的持续收缩，加大外周血管阻力。

（2）HPA 轴活化：血液重新分布使肾血管收缩，肾血液灌注量减少，激活肾素-血管紧张素-醛固酮系统，导致体内钠水潴留，血管内血液容量增加。

（3）高水平糖皮质激素：血管平滑肌对儿茶酚胺和血管加压素的作用敏感性增加。

（4）血管紧张素发挥强烈的血管收缩作用。

（5）高血压易感性基因的活化。

2. 应激性溃疡　当患者在大面积烧伤、严重创伤、休克、败血症、脑血管意外等应激状态下，所出现的胃、十二指肠黏膜的急性损伤，称为应激性溃疡（stress ulcer），主要表现为胃及十二指肠黏膜的糜烂、溃疡、出血。其发生机制主要有：

（1）黏膜缺血：由于交感-肾上腺髓质系统的强烈兴奋，儿茶酚胺分泌增多，胃肠血管收缩，血液灌注量显著减少，其黏膜的缺血程度常与病变程度正相关，是应激性溃疡形成的最基本条件。黏膜缺血使上皮细胞能量不足，一方面可造成胃黏膜上皮细胞的变性和坏死；另一方面产生碳酸氢盐和黏液减少，使由黏膜上皮细胞间的紧密连接和覆盖于黏膜表面的碳酸氢盐-黏液层所组成的胃黏膜屏障遭到破坏，胃腔内的 H^+ 就顺浓度差进入黏膜；黏膜血流量减少又不能将侵入黏膜的 H^+ 及时运走，使过多的 H^+ 在黏膜内积聚而造成损伤。

（2）黏膜屏障功能低下：黏膜缺血使上皮细胞能量不足，产生碳酸氢盐和黏液减少，胃黏膜屏障遭到破坏，胃腔内的 H^+ 就顺浓度差进入黏膜，造成黏膜损伤。同时胃腔内 H^+ 浓度增高，黏膜病变加重。

（3）其他因素：高浓度的 GC 抑制黏膜上皮细胞的修复能力，破坏黏膜屏障；应激时可能出现的代谢性酸中毒，使血流对黏膜内 H^+ 的缓冲能力降低；胆汁逆流加重黏膜的屏障功能，使黏膜通透性升高，H^+ 反向逆流入黏膜增多；缺血-再灌注时，大量氧自由基生成，也可引起黏膜自由基损伤，这些均可促进应激性溃疡的发生。

测 试 题

一、名词解释

1. 应激　　2. 应激原　　3. 全身适应综合征　　4. 热休克蛋白　　5. 分子伴侣
6. 急性期反应蛋白　　7. 应激性溃疡

二、选择题

【A 型题】

1. 应激是机体在受到各种刺激时所出现的

A. 非特异性全身反应

B. 代偿性反应
C. 特异性全身反应
D. 损害性反应
E. 防御性反应
2. 各种不同的应激原所引起的应激是
   A. 几乎相同的特异性全身反应
   B. 各不相同的非特异性全身反应
   C. 决定于应激原的特异性反应
   D. 完全相同的特异性全身反应
   E. 几乎相同的非特异性全身反应
3. 下面有关全身适应综合征的描述哪项是错误的
   A. 全身适应综合征可表现为一个动态的连续过程，并可最终导致内环境紊乱和疾病
   B. 警觉期以糖皮质激素增多为主
   C. 抵抗期有防御贮备能力的消耗
   D. 衰竭期机体的内环境明显失调
   E. 只有少数比较严重的应激反应才进入衰竭期
4. 全身适应综合征抵抗期时机体起主要作用的激素是
   A. 胰岛素
   B. 胰高血糖素
   C. 垂体加压素
   D. 醛固酮
   E. 糖皮质激素
5. 下列哪一项为全身适应综合征警觉期的特点
   A. 免疫反应减弱
   B. 糖皮质激素起主要作用
   C. 持续时间长
   D. 儿茶酚胺和糖皮质激素分泌均增多，机体处于最佳动员状态
   E. 糖皮质激素受体数量和亲和力下降
6. 应激时交感-肾上腺髓质系统兴奋所产生的防御性反应不包括
   A. 心率增快，心肌收缩力增强
   B. 支气管扩张加强通气
   C. 促进糖原分解使血糖升高

D. 血液重分布
E. 提高免疫功能
7. 应激反应中对免疫起抑制作用的最重要的激素是
   A. 生长激素
   B. 肾上腺素
   C. 糖皮质激素
   D. 去甲肾上腺素
   E. β-内啡肽
8. 应激时糖皮质激素不具有下列哪一种作用
   A. 促进蛋白质分解
   B. 促进脂肪分解
   C. 稳定溶酶体膜
   D. 降低血糖
   E. 维持心血管对儿茶酚胺的敏感性
9. 关于热休克蛋白（HSP）的错误说法是
   A. HSP 亦称应激蛋白
   B. HSP 的生成普遍存在于整个生物界
   C. HSP 首先在果蝇中发现
   D. HSP 在进化过程中的保守性很小
   E. HSP 可提高细胞的应激能力
10. 被人形象地称为"分子伴侣"的物质是
    A. 急性期蛋白
    B. CRH
    C. 热休克蛋白
    D. 糖皮质激素
    E. 肾上腺素
11. 下列哪种蛋白质的检测常用来作为炎症和疾病活动性的指标
    A. 白蛋白
    B. 铜蓝蛋白
    C. 结合珠蛋白
    D. 热休克蛋白
    E. C-反应蛋白
12. 下列哪一种说法是错误的
    A. 机体对大多数应激原的感受都包含有认知因素
    B. 昏迷患者对应激原都会出现应激

反应

C. 蓝斑投射区 NE 水平升高,机体出现紧张,专注程度也升高

D. HPA 轴的适度兴奋有助于维持良好的认知、学习能力和良好情绪

E. HPA 轴兴奋过度或不足都可致 CNS 的功能障碍,出现抑郁,厌食,甚至自杀倾向

13. 应激时心血管系统易出现下列哪项变化
   A. 心排血量增加,血压升高
   B. 心率减慢,心肌收缩力减弱
   C. 总外周阻力降低
   D. 冠状动脉血流量减少
   E. 心室颤动的阈值升高

14. 应激时消化系统的改变主要表现为
   A. 胃肠血管舒张,血流量增加
   B. 胃肠黏膜糜烂、溃疡、出血
   C. 胃黏液蛋白分泌增加
   D. 胃肠运动减弱
   E. 胃酸分泌减少

15. 应激时泌尿系统的主要变化有
   A. 尿量增多,尿比重降低
   B. 水钠排泄增多
   C. 血尿,蛋白尿
   D. 肾小管泌 H^+ 功能明显降低
   E. 肾小球滤过率降低

16. 应激性溃疡形成的最基本条件是
   A. 胆汁反流
   B. 碱中毒
   C. 胃黏膜缺血
   D. 胃腔内 H^+ 向黏膜内的反向弥散
   E. 酸中毒

17. 应激时不属于机体代谢变化的是
   A. 糖异生增加
   B. 脂肪动员增加
   C. 肌肉分解加强
   D. 呈负氮平衡
   E. 糖原合成增加

18. 情绪心理应激所致原发性高血压的机制中不包括
   A. 交感-肾上腺髓质系统的兴奋
   B. HPA 激活
   C. GC 的作用
   D. 血液黏滞度增高
   E. 遗传易感性的激活

19. 参加应激反应的关键性器官是
   A. 甲状腺
   B. 肾上腺
   C. 前列腺
   D. 心脏
   E. 肺

20. 应激时分泌减少的激素是
   A. 儿茶酚胺
   B. 胰高血糖素
   C. 胰岛素
   D. 抗利尿激素
   E. 醛固酮

21. 急性期反应蛋白的主要来源是
   A. 巨噬细胞
   B. 内皮细胞
   C. 肝细胞
   D. 成纤维细胞
   E. 中性粒细胞

22. 延迟性心因性反应的重要表现有
   A. 反复重现创伤性体验
   B. 抑郁、焦虑、烦躁等情感障碍
   C. 社会适应不良
   D. 学习及工作能力下降
   E. 痉挛发作

【B 型题】

A. 儿茶酚胺
B. 胰高血糖素
C. ACTH
D. 糖皮质激素
E. 胰岛素

1. 应激时体内分泌增加最多的激素是
2. 应激时体内分泌减少的激素是
3. 对抗劣性应激最重要的激素是

A. C反应蛋白
B. 纤维连接蛋白
C. 白蛋白
D. 血浆铜蓝蛋白
E. α_1-抗糜蛋白酶

4. 可抑制蛋白酶的急性期蛋白是
5. 能够清除氧自由基的是
6. 能够激活补体经典途径的是

A. 儿茶酚胺
B. 糖皮质激素
C. 生长激素
D. 胰高血糖素
E. 胰岛素

7. 全身适应综合征警觉期起主要作用的是
8. 应激时大量分泌，可引起免疫功能抑制的是
9. 应激时大量分泌，可引起组织缺血的是

三、填空题

1. 应激原可粗略地分为_____、_____和_____三类。
2. 构成机体激励机制的应激叫_____性应激，造成机体发生病理性损伤的应激称为_____性应激。
3. 应激反应的特点有_____、_____和_____三个方面。
4. 全身适应综合征分为_____、_____和_____三个阶段。
5. 应激反应的主要神经内分泌改变是_____和_____。
6. _____是中枢神经系统对应激最敏感的部位
7. 应激时糖皮质激素分泌增多的生理作用在于_____、_____和_____三方面。
8. 应激时机体物质代谢总体变化表现为：分解代谢_____，合成代谢_____。

四、问答题

1. 试述全身适应综合征的概念和分期。
2. 试分析应激反应对机体的利弊影响。
3. 应激时，交感-肾上腺髓质系统持续兴奋对机体有哪些不利影响？
4. 应激时下丘脑-垂体-肾上腺皮质（HPA）轴兴奋的基本效应有哪些？
5. 什么是热休克蛋白？热休克蛋白在应激反应中的作用是什么？
6. 什么是急性期反应？急性期蛋白有什么作用？
7. 试述应激性溃疡的发生机制。
8. 试述应激引起高血压的机制。

参考答案

一、名词解释

1. 应激是指机体在受到各种内、外环境因素及社会、心理因素刺激时所出现的一系列全身性非特异性适应性反应，也称为应激反应。
2. 能引起应激反应的各种内、外环境因素及社会、心理因素称为应激原。
3. 全身适应综合征是指劣性应激原持续作用于机体所引起的一个动态的连续反应过程，

最终导致内环境紊乱和疾病。GAS可分为警觉期、抵抗期和衰竭期。

4. HSP是细胞在在热应激（或其他应激）时新合成或乢成增加的一组蛋白质，属于非分泌型蛋白质，主要在细胞内发挥功能，能够稳定细胞结构、维持细胞生理功能，从而提高细胞对应激原的耐受性。

5. HSP的基本功能为帮助蛋白质的折叠、移位、维持和降解，因此，HSP被称为"分子伴侣"或"分子伴娘"。

6. 在急性损伤、急性感染或组织损伤时血浆中浓度迅速升高的某些蛋白质称为急性期反应蛋白，属分泌型蛋白质。

7. 当患者在大面积烧伤、严重创伤、休克、败血症、脑血管意外等应激状态下，所出现的胃、十二指肠黏膜的急性损伤，称为应激性溃疡，主要表现为胃及十二指肠黏膜的糜烂、溃疡、出血。

二、选择题

A 型题

1. A   2. E   3. B   4. E   5. D   6. E   7. C   8. D   9. D
10. C 11. E 12. B 13. A 14. B 15. E 16. C 17. E 18. D
19. B 20. C 21. C 22. B

B 型题

1. A   2. E   3. D   4. E   5. D   6. A   7. A   8. B   9. A

三、填空题

1. 外环境因素　机体的内在因素　心理　社会环境因素
2. 生理性应激或良性应激　病理性应激或劣性应激
3. 广泛性　非特异性　诱导性
4. 警觉期　抵抗期　衰竭期
5. 蓝斑-去甲肾上腺素能神经元/交感-肾上腺髓质系统兴奋　下丘脑-垂体-肾上腺皮质轴兴奋
6. 蓝斑
7. 提高物质代谢　增强心血管功能　减轻组织细胞损伤
8. 增强　减弱

四、问答题

1. GAS是对应激反应所导致各种各样的机体损害和疾病的总称。可分为警觉期、抵抗期、衰竭期三期。

（1）警觉期：是机体保护防御机制的快速动员期，以交感-肾上腺髓质系统的兴奋为主，并伴有肾上腺皮质激素的分泌增多。

（2）抵抗期：表现为以肾上腺皮质激素分泌增多为主的适应反应，对特定应激原的抵抗程度增强，但同时机体的防御贮备能力消耗，对其他应激原的抵抗力下降。

（3）衰竭期：表现为肾上腺皮质激素持续升高，但糖皮质激素受体的数量和亲和力下降，机体的抵抗能力耗竭，应激反应的负效应陆续出现。

2. 在机体遇到有害因素时发生应激反应，可提高机体的准备状态，有利于机体进行战斗或逃避，有利于在变动环境中维持机体的自稳态，增强机体的适应能力。但应激原作用过强或持续时间过长，可导致机体发生疾病，甚至死亡。

3. 不利作用：①局部组织器官缺血：腹腔内脏器官，特别是肾和胃肠道缺血，可导致组织器官功能障碍。肾血管收缩导致肾小球滤过率降低，表现为尿比重升高、尿钠降低、少尿。胃肠黏膜缺血造成黏膜糜烂、溃疡、出血。②心血管应激性损伤：心率增快，心肌耗氧量增加，导致心肌缺血、缺氧，引起心肌损伤。严重者可诱发心室纤颤，甚至出现心源性猝死。此外，外周小血管的长期收缩还可引起血压升高。③能量物质大量消耗：应激时分解代谢增强、器官耗能增加，机体能量物质如蛋白质的过量消耗，出现负氮平衡。④血液凝固性增强：儿茶酚胺可使血小板数目增多及黏附聚集性增强，也可使白细胞数及纤维蛋白原浓度升高，从而增加血液黏滞度，促进血栓形成。⑤脂质过氧化反应增强：血浆中增多的儿茶酚胺大部分被氧化，生成氧自由基使膜脂质过氧化增强，导致膜的正常结构被破坏和间接抑制膜蛋白功能，从而引起细胞损伤和功能代谢障碍。

4. （1）中枢效应：HPA 轴兴奋释放的中枢介质为 CRH 和 ACTH，特别是 CRH，它可能是应激时最核心的神经内分泌反应。CRH 的功能：①刺激 ACTH 的分泌进而增加 GC 的分泌；②调控应激时的情绪行为反应；③促进内啡肽的释放。

（2）外周效应：糖皮质激素（GC）的分泌增多是应激的一个最重要的反应，对机体抵抗有害刺激起着极为重要的作用；但慢性应激时 GC 的持续增加也对机体产生不利影响。有利影响：①提高物质代谢；②增强心血管功能；③减轻组织细胞损伤。不利影响：①免疫力下降；②促进细胞凋亡；③抑制内分泌系统；④生长发育迟缓；⑤行为改变：如抑郁症、异食癖及自杀倾向等；⑥物质代谢异常：可出现高血脂、高血糖等变化，也可引起蛋白质大量分解，导致负氮平衡。

5. 热休克蛋白是热应激（或其他应激）时细胞新合成或合成增加的一组蛋白质，它们主要在细胞内发挥功能，属非分泌型蛋白质。基本功能：①分子伴侣作用：HSP 帮助蛋白质的折叠、移位、维持和降解；②细胞保护作用：生成超氧化物歧化酶（SOD）等因素有关，从而使细胞自我保护，并维持其生物学特性；抑制高浓度活性氧（ROS）及细胞因子，保护组织细胞免受炎症损伤；参与抗原加工、提呈，增强细胞对 TNF 和自然杀伤细胞攻击的耐受性，参与抗感染与肿瘤免疫；调控细胞增殖与凋亡：参与生物体生长、发育与分化过程中的细胞增殖。

6. 应激时由于感染、炎症或组织损伤等原因可使血浆中某些蛋白质浓度迅速升高，这些蛋白质被称为急性期反应蛋白，属分泌型蛋白质。其生物学功能为：①抑制蛋白酶：当创伤、感染等应激原作用于机体，体内蛋白分解酶增多，导致组织的过度损伤。急性期反应蛋白中的蛋白酶抑制剂在血浆中含量迅速增加，抑制蛋白分解酶的作用，保护组织；②抗感染、抗损伤：C反应蛋白、血清淀粉样蛋白 A、补体等在感染、组织损伤时含量迅速升高，可迅速、非特异性地清除异物和坏死组织的作用；③结合、运输功能：铜蓝蛋白、结合珠蛋白、血红素结合蛋白等可与相应物质结合，避免过多的游离 Cu^{2+}、血红素等对机体的危害，并可调节在体内的代谢和生理功能；④清除自由基：铜蓝蛋白的增加可加强 SOD 的活性，促进自由基清除。

7. ①黏膜缺血：由于交感-肾上腺髓质系统的强烈兴奋，儿茶酚胺分泌增多，胃肠血管收缩，血液灌注量显著减少，这是应激性溃疡形成的最基本条件。黏膜缺血使上皮细胞能量不足，一方面造成胃黏膜上皮细胞变性和坏死；另一方面产生碳酸氢盐和黏液减少，使胃黏膜屏障遭到破坏，胃腔内的 H^+ 顺浓度差进入黏膜；缺血的胃黏膜不能将侵入的 H^+ 及时运走，使过多的 H^+ 在黏膜内积聚而造成损伤。

②胃腔内 H^+ 向黏膜内的反向弥散：胃腔内 H^+ 浓度升高是应激性溃疡形成的必要条件。黏膜内 pH 的下降程度主要取决于胃腔内 H^+ 向黏膜反向弥散的量与黏膜血流量之比。在创伤、休克等应激状态下，胃黏膜血流量减少，即使反向弥散至黏膜内的 H^+ 量不多，也将使黏膜内 pH 明显下降，从而造成细胞损害。

③其他因素：高浓度的 GC 抑制黏膜上皮细胞的修复能力，破坏黏膜屏障；应激时可能出现的代谢性酸中毒，使血流对黏膜内 H^+ 的缓冲能力降低；胆汁逆流在胃黏膜缺血的情况下可损害黏膜的屏障功能，使黏膜通透性升高，H^+ 反向逆流入黏膜增多；缺血-再灌注时，大量氧自由基生成，也可引起黏膜自由基损伤，这些均可促进应激性溃疡的发生。

8. 应激导致高血压的机制主要有：①交感-肾上腺髓质系统兴奋：心输出量增加，大部分外周小血管的持续收缩，加大外周血管阻力；② HPA 轴活化：血液重新分布使肾血管收缩，肾血液灌注量减少，激活肾素-血管紧张素-醛固酮系统，导致体内钠水潴留，血管内血液容量增加；③高水平糖皮质激素：血管平滑肌对儿茶酚胺和血管加压素的作用敏感性增加；④血管紧张素强烈的血管收缩作用；⑤高血压易感性基因的活化。

（龙儒桃）

第九章 休 克

重点难点解析

一、休克的概念

休克是各种致病因子作用于机体引起的急性循环障碍,导致全身组织微循环血液灌流严重不足,以致细胞损伤、各重要生命功能代谢发生严重障碍的全身性病理过程。

二、休克的病因、分类及特点(表9-1)

表9-1 休克的原因和分类

病因	发病环节	休克类型
失血	血容量减少	失血性休克
烧伤	血浆减少、感染	烧伤性休克
创伤	失血、疼痛	创伤性休克
感染	病原微生物损伤	感染性休克
过敏	血管扩张、通透性增加	过敏性休克
剧烈疼痛,神经损伤	交感缩血管功能降低	神经源性休克
心泵功能障碍	心输出量下降	心源性休克

三、不同类型休克的特点

(一)低排高阻型休克 又称低动力型休克,临床上大部分休克为此型休克。常见于失血和失液性休克、心源性休克、创伤性休克和大多数感染性休克。血流动力学特点是:心输出量降低,外周血管阻力升高。由于皮肤血管收缩,血流减少,皮肤温度降低,所以又称为"冷休克"。

(二)高排低阻型休克 又称为高动力型休克,常见于过敏性休克、神经源性休克和部分感染性休克。血流动力学特点:心输出量高,外周血管阻力下降。由于皮肤血管扩张,血流量增多,皮肤温度升高,又称为"暖休克"(表9-2)。

(三)低排低阻型休克 常见于各种休克的晚期,是休克失代偿的表现。血流动力学特点:心输出量低和外周阻力都降低,血压下降。

表 9-2　冷、暖休克的区别

	冷休克	暖休克
血压	降低	降低
循环血量	减少	正常
中心静脉压	偏低	正常或稍高
外周血管阻力	升高	降低
皮肤颜色	苍白	潮红
皮肤温度	湿冷	温暖
发病机制	小、微动脉收缩，微循环缺血	动静脉吻合支开放，毛细血管灌流减少

四、微循环前、后阻力血管的特点（表 9-3）

表 9-3　微循环前、后阻力血管的特点

	前阻力血管	后阻力血管
对儿茶酚胺的敏感性	非常敏感	敏感
对酸中毒的耐受性	无耐受性	有耐受性

五、休克各期微循环的特点（表 9-4）

表 9-4　休克各期微循环变化的特点

	血管变化	血流变化
休克早期	微血管收缩，大量毛细血管网关闭 前阻力大于后阻力 动静脉吻合支开放	少灌少流，灌小于流 微循环缺血
休克期	前阻力血管扩张、前阻力小于后阻力 毛细血管开放数量增多	灌而少流，灌大于流 血液淤滞，血流缓慢
休克晚期	微血管麻痹扩张 有微血栓形成、出血等	微灌微流，甚至少灌少流 血流极慢，呈"淤泥状"

六、休克早期微循环的变化机制（图 9-1）

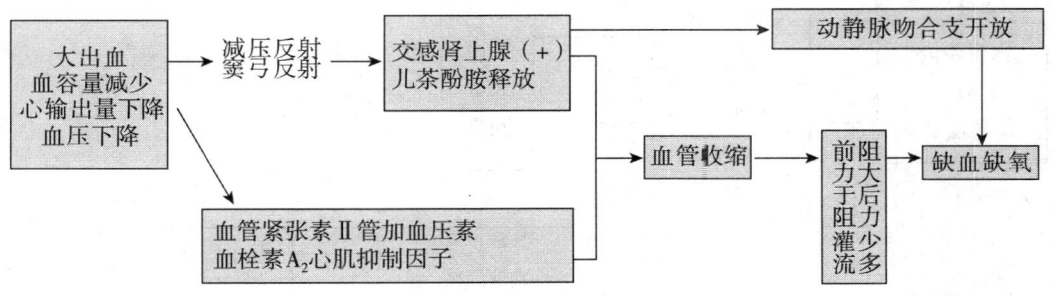

图 9-1　休克早期微循环的变化机制

七、休克早期微循环变化的病理生理意义

（一）血容量增加　组织液回流加速（自身输液）

（二）心输出量增加　回心血量增加（自身输血）
　　　　　　　　　　心肌收缩增强
　　　　　　　　　　心率加速

（三）维持动脉血压　心输出量增加
　　　　　　　　　　外周阻力增加

（四）血流重新分布

八、休克期微循环变化的机制（图9-2）

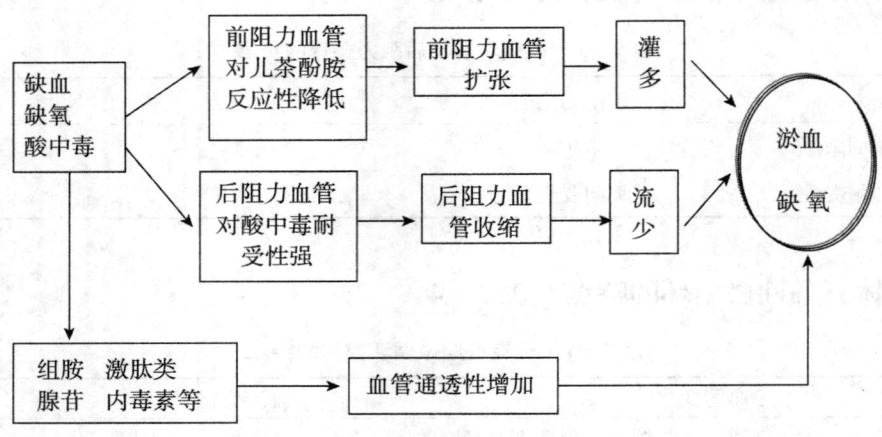

图9-2　休克期微循环变化的机制

九、微循环淤血的后果（图9-3）

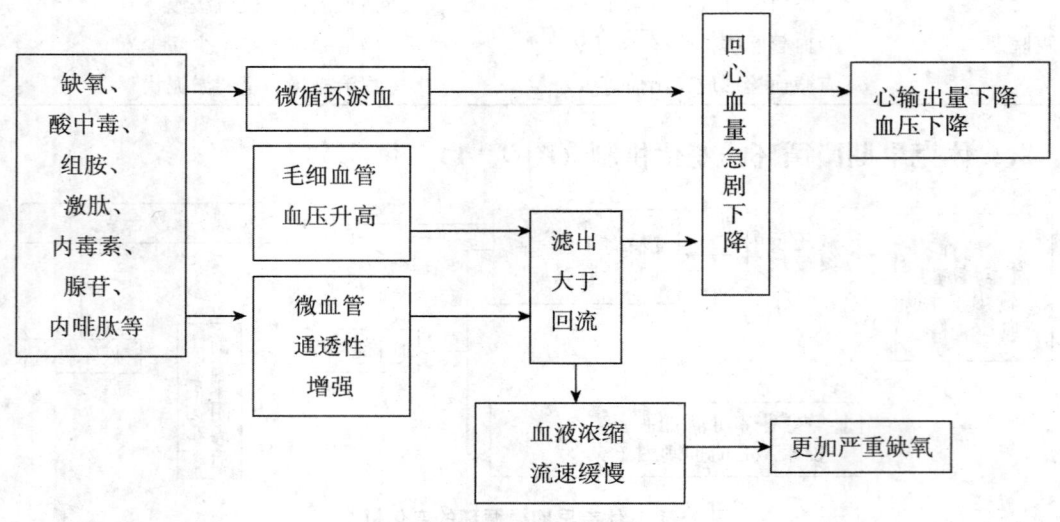

图9-3　微循环淤血的后果

十九、微循环晚期变化的机制（图9-4）

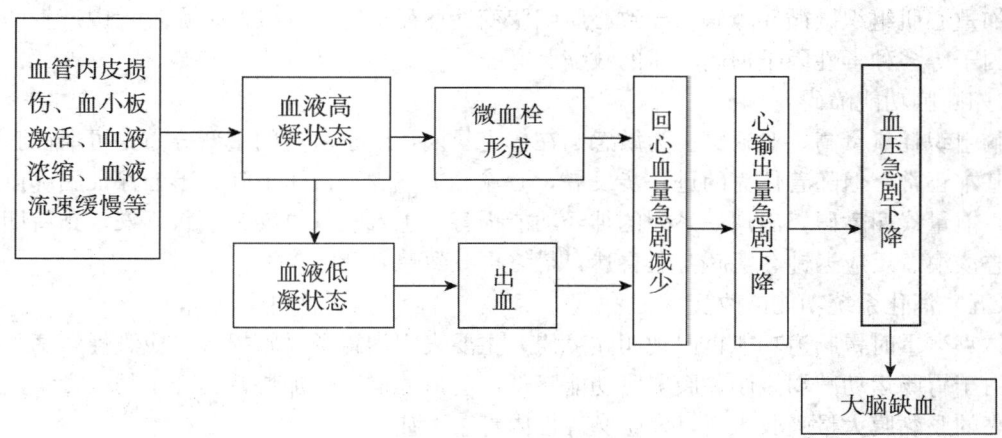

图9-4 微循环晚期变化的机制

十一、休克晚期微循环变化的病理生理意义

1. 微血栓的形成、大量凝血因子的消耗及继发性纤溶系统亢进，患者容易发生出血致血容量减少，使微循环障碍进一步加重，回心血量明显减少。

2. 在凝血和纤溶过程形成的纤维蛋白降解产物和某些补体，可抑制单核巨噬细胞功能，增加血管的通透性，使休克进一步恶化。

3. 无复流现象的出现，炎症细胞的大量活化和炎症介质的泛滥，引起机体失控的自我持续放大和自我破坏的全身炎症反应综合征，导致细胞受损甚至死亡，使各个重要器官同时或相继发生功能障碍，使休克进入难治阶段，导致死亡。

十二、休克时重要器官的功能变化

（一）肾功能的改变

休克时肾更易受到损伤，休克早期由于交感-肾上腺髓质系统兴奋，导致肾血管收缩，肾血流量减少，肾小球滤过率下降，发生功能性肾衰竭，但如果持续缺血、缺氧将造成肾小管坏死，则发生器质性肾衰竭，除严重少尿外，还可有明显的氮质血症、高钾血症和酸中毒等，导致休克进一步恶化。

（二）肺呼吸功能的改变

休克晚期，在患者尿量、血液、脉搏平稳后，常发生急性呼吸衰竭，表现为低氧血症和进行性的呼吸困难，称为急性呼吸窘迫综合征（acute respiratory distress syndrome，ARDS）。发生原因主要是由于休克时出现肺-毛细血管膜急性损伤，肺毛细血管通透性增强，引起肺水肿和肺出血，另外还伴有局部肺不张、血栓形成以及肺泡内透明膜形成等病理变化，主要引起肺换气障碍，发生Ⅰ型呼吸衰竭。

（三）心功能障碍

休克继发性心功能降低的机制可能与下列因素有关：①动脉血压降低和交感-肾上腺髓质系统兴奋引起心率加快，导致心室舒张期缩短，使冠状动脉血流量减少，心肌供血不足；

②心率加快和心肌收缩力增强,使心肌耗氧量增加,加重心肌缺氧;③休克时可伴发酸中毒及继发的高钾血症通过影响心肌兴奋-收缩耦联过程使心肌收缩力减弱;④心肌内微血栓的形成加重心肌组织微循环障碍,导致心肌细胞变性坏死;⑤内毒素及休克过程中产生的心肌抑制因子等多种毒性因子抑制心肌的收缩。

(四)脑功能障碍

脑组织耗氧量高,对缺氧极为敏感。在休克早期,由于血流的重新分布,可保证脑血流量的基本正常。但随着休克的进一步发展,心输出量减少和血压下降,不能保证脑部血液的供应,能量代谢障碍,出现一系列的神经功能损害。患者表现早期为烦躁不安,到后期发展为神志淡漠、反应迟钝、嗜睡甚至昏迷,最终可导致患者死亡。

(五)消化系统功能的改变

休克严重时胃肠道功能也出现明显障碍,主要表现为胃肠黏膜损害,应激性溃疡和肠缺血。由于胃肠运动减弱,肠黏膜屏障功能降低,肠道菌群繁殖加快,其产生的内毒素经通透性增高的肠黏膜大量吸收入血,发生肠源性内毒素血症。

(六)多器官功能障碍

在严重创伤、大手术、休克、感染或复苏后,短时间内出现2个或2个以上的器官、系统功能障碍,称为多器官功能障碍综合征(multiple organ dysfunction syndrome,MODS)。MODS多在上述病因作用下经治疗病情平稳后发生,轻者发生器官功能障碍,重者出现器官、系统功能衰竭,称为休克难治的致死的重要原因。

十三、休克防治的病理生理基础

(一)补充血容量

各种原因引起的休克均不同程度存在着血容量绝对或相对不足,除心源性休克外,补充血容量是提高心输出量和改善微循环的根本措施。也要适当选用血管活性药物,提高治疗效果。补液按照"需多少,补多少"的原则进行,补液量要大于失液量。补液过程中也要动态观察静脉充盈程度、尿量、血压和脉搏等指标,有条件时可监测肺动脉楔压和中心静脉压,以指导输液。

(二)纠正酸中毒

休克中的缺血缺氧导致代谢性酸中毒,可加重微循环障碍,抑制心肌收缩力,诱发高钾血症等,并且直接影响血管活性药物的疗效,因此必须及时纠正酸中毒。

(三)血管活性药物的应用

在充分扩容和纠正酸中毒的情况下,可适当使用血管活性药物改善微循环的功能。血管活性药物包括缩血管药和扩血管药,临床应根据休克类型及发展阶段来选择使用。一般过敏性休克和神经源性休克首选缩血管药物。治疗高排低阻型休克的最佳选择也是缩血管药物。对于低排高阻型休克或心源性休克多使用扩血管药物。

测 试 题

一、名词解释

1. 休克　　2. 血管源性休克　　3. 感染性休克　　4. 多器官功能障碍综合征
5. 自身输血　　6. 急性呼吸窘迫综合征　　7. 代偿性抗炎反应综合征

二、选择题

【A 型题】

1. 休克缺血缺氧期下列哪项病理生理改变是错误的
   A. 微静脉平滑肌收缩
   B. 微动脉平滑肌收缩
   C. 大量毛细血管关闭
   D. 毛细血管内流体静压升高
   E. 毛细血管内血液灌流量减少

2. 休克发病学的主要环节是
   A. 外周血管扩张
   B. 心输出量减少
   C. 器官血液灌流量减少
   D. 外周血管收缩
   E. 血容量减少

3. 难治性休克发生的最主要原因是
   A. 酸碱平衡紊乱
   B. DIC
   C. 心功能不全
   D. 严重的肾衰竭
   E. 肺水肿

4. 下列哪项不是微循环淤血期的表现
   A. 表情淡漠
   B. 血压降低
   C. 脉压增大
   D. 皮肤发绀
   E. 无尿

5. 休克的补液原则应为
   A. 如血压正常不必补液
   B. 需多少、补多少
   C. 丢多少、补多少
   D. 宁少勿多
   E. 宁多勿少

6. 休克Ⅰ期微循环变化哪项是错误的
   A. 毛细血管前括约肌收缩
   B. 动-静脉吻合支收缩
   C. 微动脉收缩
   D. 后微动脉收缩
   E. 微静脉收缩

7. 下列哪项原因不会出现低血容量性休克
   A. 失血
   B. 烧伤
   C. 感染
   D. 挤压伤
   E. 脱水

8. 高排低阻型休克常见于
   A. 心源性休克
   B. 创伤性休克
   C. 失血性休克
   D. 感染性休克
   E. 烧伤性休克

9. 休克的临床表现中叙述不正确的是
   A. 血压均下降
   B. 脉搏细速
   C. 神情淡漠
   D. 面色苍白或发绀
   E. 少尿或无尿

10. 休克Ⅰ期组织微循环灌流的特点是
    A. 少灌多流，灌少于流
    B. 少灌少流，灌少于流
    C. 多灌少流，灌多于流
    D. 多灌多流，灌少于流
    E. 少灌少流，灌多于流

11. 休克Ⅱ期组织微循环的灌流特点是
    A. 少灌少流，灌少于流
    B. 少灌多流，灌少于流
    C. 多灌少流，灌多于流
    D. 多灌多流，灌少于流
    E. 多灌多流，灌少于流

12. 休克时最常出现的酸碱平衡紊乱是
    A. 代谢性碱中毒
    B. 呼吸性酸中毒
    C. AG 正常型代谢性酸中毒
    D. AG 升高型代谢性酸中毒
    E. 混合性酸中毒

13. 快速失血量超过机体总血量的多少可引起休克

A. 30%
B. 20%
C. 35%
D. 10%
E. 50%

14. 休克Ⅰ期的心脏、脑组织灌流量的情况是
    A. 心脏、脑组织灌流量明显增加
    B. 心脏、脑组织灌流量明显减少
    C. 心灌流增加，脑灌流无明显改变
    D. 脑灌流增加，心灌流无明显改变
    E. 心脏、脑组织灌流量先减少后增加

15. 高排低阻型休克血流动力学变化的主要指标是
    A. 血压下降
    B. 小血管扩张，心脏指数升高
    C. 心脏射血分数降低
    D. 小血管收缩，心脏指数降低
    E. 中心静脉压和肺动脉楔压降低

16. 失血性休克早期时最易受损的组织是
    A. 心
    B. 脑
    C. 肾和皮肤
    D. 肺
    E. 肝

17. 休克时体内下列哪一种物质扩血管作用最强
    A. PGI_2
    B. 组胺
    C. 缓激肽
    D. 腺苷
    E. 前列腺素

18. 下列缩血管物质中作用最强的是
    A. 肾上腺素
    B. 去甲肾上腺素
    C. 血栓素 A_2
    D. 血管紧张素Ⅱ
    E. 血管加压素

19. 休克时钠泵转运失灵的机制是
    A. 磷酸化酶活性加强
    B. 己糖激酶活性加强
    C. 无氧酵解显著增强，乳酸生成增多
    D. 有氧氧化减弱，ATP 生成显著减少
    E. 糖原分解加强而耗竭

20. 微循环学说认为各型休克的"最后共同通路"是
    A. 交感神经兴奋
    B. 微循环缺血
    C. 血压下降
    D. 微循环淤血
    E. 组织缺氧

21. 休克患者监测补液的最佳指标是
    A. 尿量
    B. 中心静脉压
    C. 血压
    D. 脉压
    E. 肺动脉楔入压

22. 休克初期患者的神志一般表现为
    A. 意识不清
    B. 半昏迷
    C. 意识淡漠
    D. 意识清醒
    E. 昏睡

23. 下列哪种物质能引起冠状动脉扩张
    A. 去甲肾上腺素
    B. 血栓素 A_2
    C. 血管紧张素
    D. 肾上腺素
    E. 抗利尿激素

24. 休克期"无复流"现象主要是由于
    A. 微静脉收缩
    B. 白细胞贴壁、黏附和并发 DIC
    C. 红细胞聚集
    D. 血小板黏附、聚集
    E. 血流变慢

25. 休克Ⅰ期机体出现的代偿反应不正确的叙述是
    A. 微静脉、小静脉收缩
    B. "自身输血"
    C. 局部代谢产物增多

D. 血液重分布
　　E. "自身输液"
26. 休克与DIC的关系，错误的叙述是
　　A. 互为因果
　　B. 两者之间可形成恶性循环
　　C. 休克是DIC的主要临床表现之一
　　D. DIC是休克的必经时期
　　E. 严重败血症休克、创伤性休克易诱发DIC
27. 病理状态下发生全身炎症反应综合征（SIRS）的主要原因是
　　A. 肠道屏障功能下降
　　B. 体液免疫功能降低
　　C. 免疫功能降低
　　D. 血脑屏障功能下降
　　E. 胃黏膜屏障功能下降
28. 急性呼吸窘迫综合征（ARDS）的"共同发病环节"是
　　A. 急性低氧血症
　　B. 急性肺水肿
　　C. 急性呼吸膜损伤
　　D. 肺泡内透明膜形成
　　E. 急性肺不张

【B型题】
　A. 感染性休克
　B. 心源性休克
　C. 低血容量性休克
　D. 过敏性休克
　E. 神经源性休克
1. 心肌梗死
2. 产后大出血
3. 细菌性痢疾导致的休克
4. 高位脊髓损伤
5. 注射青霉素后导致的休克

　A. 扩张血管，增强心肌收缩力
　B. 收缩血管，增强心肌收缩力
　C. 收缩血管，抑制心肌收缩力
　D. 扩张血管，抑制血小板聚集
　E. 收缩血管，促进血小板聚集
6. 血管紧张素Ⅱ可
7. TXA$_2$可
8. 去甲肾上腺素可

　A. 毛细血管内压降低，组织液回流增多
　B. 毛细血管内压升高，组织液升成增多
　C. 毛细血管扩张，血流缓慢，形成微血栓
　D. 血管内外液体交换平衡
　E. 毛细血管扩张，血流加快
9. 休克早期
10. 休克期
11. 休克晚期

　A. 低血容量性休克
　B. 暖休克
　C. 心源性休克
　D. 过敏性休克
　E. 神经源性休克
12. 中心静脉压低，心输出量低，外周阻力升高见于
13. 中心静脉压高，心输出量低，外周阻力升高或降低见于
14. 中心静脉压高，心输出量高，外周阻力降低见于

三、填空题

1. 休克的最主要特征是_____，以致组织细胞发生继发性损伤，致使_____机能代谢发生严重障碍。
2. 当失血、烧伤或创伤造成_____或因剧烈呕吐、腹泻引起_____时，易导致_____性休克的发生。
3. _____系统兴奋、_____释放增多及微循环_____减少是多种因素导致休克发生的共同基础。

4. 休克早期，微循环小血管收缩，毛细血管_____阻力增加显著，使大量毛细血管网关闭，致使微循环灌流处于_____、_____的状态。

5. 休克早期，动脉血压变化不明显是因为机体通过代偿反应使_____增多、_____增加和_____升高所致。

6. 休克早期，通过_____和_____作用能够缓解机体血容量的绝对不足。

7. 休克早期，_____增多使腹腔内脏、皮肤、肾等部位_____急剧减少，而对_____血流量影响不明显。

8. 休克期，微动脉_____，微静脉_____，致使微循环灌流处于_____的状态。

9. 休克期，持续的缺血缺氧可引起_____酸中毒，降低_____和_____对儿茶酚胺的反应性，致使毛细血管前阻力_____后阻力，大量毛细血管开放。

10. 休克晚期，微循环小血管丧失对_____的反应性，致使微循环处于_____的状态。

11. 根据微循环变化的特征，休克早期、休克期和休克晚期又分别称为_____期、_____期和_____期。

12. 心肌抑制因子的主要生成部位是_____，其主要作用是_____、_____和_____。

13. 在休克过程中所生成的体液因子中，_____和_____能增强心肌收缩力，而_____则抑制心肌收缩力。

14. 休克早期_____是最易受损伤的器官之一，因缺血首先引起_____衰竭，当严重缺血致_____坏死时，可导致_____衰竭。

四、问答题

1. 简述休克Ⅰ期（缺血缺氧期）微循环的变化特点及其发生机制。
2. 试述休克Ⅱ期（淤血性缺氧期）微循环的变化特点及其发生机制。
3. 简述休克缺血缺氧期微循环改变特点及其代偿意义。
4. 在休克Ⅰ期和Ⅱ期血压有何变化？其发生机制是什么？
5. 在休克Ⅲ期微循环变化有哪些特点？对机体造成哪些影响？
6. 简述休克时心功能有何改变？其发生机制如何？
7. 试述休克Ⅲ期发生DIC的机制。
8. 试述休克时发生休克细胞的损伤变化。
9. 试述休克肺的发生机制。
10. 为什么说休克与DIC之间存在因果关系？
11. 高动力型休克与低动力型休克在血流动力学上存在哪些相同和不同点？其发生机制如何？
12. 分析肠道革兰阴性杆菌感染导致的感染性休克患者发生DIC的机制。
13. 患者，男，23岁，遇车祸造成脾破裂，失血约1600ml，出现脉搏加快，皮肤苍白、出冷汗、血压略升、脉压减小和尿量减少，患者发生何种病理生理改变？试解释其发生机制。

参考答案

一、名词解释

1. 休克是指多种原因引起的微循环障碍，使全身组织血液灌流量严重不足，以致细胞损伤、各重要生命器官机能代谢发生严重障碍的全身性病理过程。

2. 血管源性休克是由于小血管舒张，血管床面积扩大导致血液分布异常，大量血液淤滞在舒张的小血管内，使有效循环血量减少引起的休克。

3. 感染性休克是指病原微生物严重感染后引起的休克，包括败血症休克和内毒素性休克。

4. 多器官功能障碍综合征是在严重创伤、大手术、休克、感染或复苏后，短时间内出现2个或2个以上的重要器官、系统功能障碍。

5. 自身输血是指在休克早期，由于大量缩血管物质释放，使容量血管收缩，回心血量增加以及动-静脉吻合支开放、静脉回流增加、提高回心血量的代偿措施。

6. 急性呼吸窘迫综合征是指在感染、休克及创伤等疾病过程中，特别是在休克恢复期出现的以呼吸窘迫和进行性缺氧为特征的急性呼吸衰竭综合征。

7. 代偿性抗炎反应综合征是指感染或创伤时机体产生可引起免疫功能降低和对感染易感性增加的内源性抗炎反应。

二、选择题

A型题

1. D	2. C	3. B	4. C	5. B	6. B	7. C	8. D	9. A
10. B	11. C	12. D	13. B	14. C	15. B	16. C	17. E	18. C
19. D	20. D	21. E	22. C	23. D	24. C	25. D	26. C	27. A
28. C								

B型题

| 1. B | 2. C | 3. A | 4. E | 5. D | 6. E | 7. B | 8. C | 9. A |
| 10. B | 11. C | 12. A | 13. C | 14. B | | | | |

三、填空题

1. 组织微循环血液灌流量锐减　各重要生命器官

2. 明显失血　大量失液　低血容量

3. 交感-肾上腺髓质　儿茶酚胺　有效血液灌流量

4. 前　少灌少流　灌少于流

5. 回心血量　心输出量　外周阻力

6. 自身输血　自身输液

7. 儿茶酚胺　血液灌流量　心脑

8. 舒张　收缩　多灌少流

9. 代谢性　微动脉　毛细血管前括约肌　小于

10. 血管活性物质　不灌不流
11. 微循环缺血　微循环淤血　微循环衰竭
12. 缺血胰腺　抑制心肌收缩力　收缩内脏小血管　抑制网状内皮系统的吞噬功能
13. 儿茶酚胺　组胺　血小板活化因子
14. 肾　功能性急性肾　肾小管　器质性急性肾

四、问答题

1. 休克早期微循环小血管收缩，毛细血管前括约肌尤为显著，使大量毛细血管网关闭，微循环处于少灌少流、灌少于流的状态；同时，动-静脉吻合支开放，组织缺血缺氧。

机制：上述变化与交感-肾上腺髓质系统强烈兴奋、儿茶酚胺释放，有较密集的交感缩血管纤维α受体占优势的腹腔内脏、皮肤、骨骼肌及肾血管收缩有关，其中微动脉、毛细血管前括约肌对儿茶酚胺比微静脉更为敏感，致使微循环血液灌流量急剧减少，组织处于严重的缺血缺氧状态；同时兴奋β受体，引起动-静脉吻合支开放，动脉血由微动脉不经毛细血管直接进入微静脉，进一步加重组织的缺血缺氧。

2. 休克Ⅱ期微动脉、毛细血管前括约肌松弛，微静脉持续收缩、痉挛。致使毛细血管前阻力小于后阻力，毛细血管开放数目增多，微循环处于多灌少流、灌多于流的状态。此时血流缓慢，血液淤滞在微循环中。

机制：

（1）酸中毒：缺血缺氧导致酸中毒发生，微动脉和毛细血管前括约肌对儿茶酚胺反应性降低，使微血管舒张。

（2）局部舒血管代谢产物增多：缺氧、酸中毒刺激肥大细胞释放组胺，ATP分解产物腺苷堆积，激肽类生成增加，使毛细血管扩张。细胞解体释放K^+增多，ATP敏感的K^+通道开放，而Ca^{2+}内流减少，微血管舒张。

（3）血液流变学的改变：血液流速明显降低，RBC聚集；组胺使血管壁通透性增加，血浆外渗，血液黏稠度增高，白细胞滚动、贴壁，通过黏附分子黏附于内皮细胞。黏附激活的白细胞释放氧自由基和溶酶体酶导致血管内皮损伤。后者扩张微动脉、毛细血管前括约肌，使血浆外渗。

（4）内毒素：细菌产生的LPS等激活巨噬细胞，促进CO生成增多，引起血管平滑肌扩张，导致持续性低血压。

3. 微循环变化答案同1题。

代偿意义：

（1）有利于维持动脉血压：机体通过自身输血和自身输液作用增加回心血量，缓解血容量的绝对不足；同时心输出量增加、外周总阻力升高，通过调节，使休克早期患者的动脉血压无明显变化。

（2）血液重新分布有利于心、脑血液供应，腹腔内脏、皮肤及肾等器官血管收缩，血流量减少，而心、脑血管不发生收缩，血流量基本正常，加之此时动脉血压变化不明显，有利于优先保证重要生命器官心、脑的血液供应。

4. 休克Ⅰ期：血压略低或正常，脉压减小。

发生机制：交感神经兴奋，微动脉、后微动脉、毛细血管括约肌收缩比微静脉对儿茶酚胺更敏感，导致毛细血管前阻力比后阻力更大，毛细血管内流体静压下降，促使组织液入血管,起到自身输液作用;肌性微静脉和小静脉收缩,肝脾储血库收缩,能迅速、短暂增加回心血量,起到自身输血作用,增加有效循环血量进行代偿,只要病因作用不过于严重,可以使血压维持基本正常,有时甚至稍高于正常。

休克Ⅱ期:血压呈进行性下降。

发生机制:自身输血、自身输液停止,微循环血管床大量开放,血管通透性增强,血液浓缩,回心血量和心输出量减少,从而导致循环血量减少,血压进行性下降。

5. 微循环特点:休克晚期微动脉、毛细血管前括约肌与微静脉麻痹,对血管活性物质失去反应性,微血管进一步扩张,血液浓缩、黏滞度增高,血液淤滞,处于不灌不流状态,即使大量输血、补液,有时血压回升也不能恢复毛细血管血流(无"复流"现象)。

对机体的影响:

(1) 微血管反应性显著下降:微血管扩张,微循环障碍,血流停止,组织得不到足够的氧气和营养物质。

(2) DIC 发生:凝血因子大量消耗,纤溶亢进,引起继发性出血,进一步减少回心血量。

(3) 多器官衰竭:休克晚期由于微循环淤血不断加重和 DIC 发生,使全身微循环灌流不足,在短时间内出现两个或两个以上的重要器官功能障碍、衰竭。

(4) 器官栓塞、梗死。

6. 休克早期由于机体的代偿调节,心功能可无明显变化,但到晚期时,心肌因长时间缺血缺氧,而发生心力衰竭。

发生机制:

(1) 动脉血压下降,冠状动脉灌流量减少,同时心脏代偿性地心率加快,舒张期缩短,冠状动脉血流量更少。

(2) 酸中毒、高血钾等影响心肌收缩力。

(3) 心肌内 DIC 的形成,使心肌受损。

(4) 休克晚期并发感染或肠道吸收的内毒素对心肌造成直接的抑制作用。

(5) 心肌抑制因子的产生,可抑制心肌的收缩。

7. 机制如下:①缺氧、酸中毒进一步加重,微循环中血流更加缓慢,血小板和红细胞易于聚集。②血管内皮受损,使内皮细胞下的胶原暴露,启动内源性凝血系统。③严重创伤时组织因子的大量释放、入血,启动外源性凝血系统。④异型输血引起溶血,诱发 DIC 发生。⑤病原微生物和内毒素等,可通过单核-巨噬细胞分泌促炎细胞因子,激活凝血系统引起 DIC。

8. ①细胞膜变化:细胞膜是休克时最早发生损伤的部位。缺氧、ATP 减少、高钾、酸中毒及溶酶体酶的释放、自由基引起的脂质过氧化都会造成细胞膜的损伤出现离子泵功能障碍,水、Na^+ 和 Ca^{2+} 内流,细胞内水肿。②线粒体变化:线粒体早期 ATP 合成减少,细胞能量供给不足,后期发生肿胀,嵴消失,最后崩解,呼吸链与氧化-磷酸化障碍,能量合成减少。③溶酶体变化:休克、缺血、缺氧引起溶酶体酶释放,引起细胞自溶,消化基底膜,激活激肽系统,形成心肌抑制因子等。还可引起肥大细胞脱颗粒,释放组胺、增加毛细血管通透性。

9. 发生机制:

(1) 肺微循环障碍:①交感神经兴奋和血管活性物质引起肺小血管收缩,使肺循环淤血和阻力增加；②各种原因引起的肺微血栓形成和栓塞。

（2）毛细血管-肺泡膜受损，通透性增高：许多血管活性物质和炎症介质，都可使毛细血管壁通透性升高。大量蛋白质滤出进入肺泡腔，形成透明膜。

（3）肺泡表面活性物质减少，使肺泡表面张力增加，引起肺不张。

10. DIC可引起休克，休克又可引起DIC，二者存在互为因果关系。

当DIC发生时，微循环内大量微血栓形成，使心肌受损，回心血量和血容量减少，补体和组胺等的释放使血管扩张，外周阻力降低，通透性增加，机体有效循环血量不能维持，造成心脏输出量降低，休克发生。同时，休克晚期，血流速度变慢，血黏度增高，持续的缺血缺氧和酸中毒，使血管内皮细胞损伤，激活内源性凝血系统；内毒素的作用或组织因子入血使外源性凝血系统被激活，严重的微循环障碍、血液的高凝状态都使休克容易发生DIC。

11.（1）两类休克的异同：两型休克血压均下降，但高动力型休克的心输出量增加、外周阻力降低，而低动力型休克的心输出量减少、外周阻力增加。

（2）两类休克的发生机制：

①高动力型休克机制：扩血管物质释放，外周血管阻力小，回心血量增多，心功能在败血症早期尚无障碍。②低动力型休克机制：心功能障碍，缩血管物质占优势，外周血管阻力大，常见于败血症休克晚期。

12. 肠道感染使其屏障和免疫功能降低，细菌和内毒素容易入血，诱发DIC。

（1）细菌及其释放的内毒素损伤血管内皮细胞，暴露胶原，启动内源性凝血系统，促凝作用增强。

（2）内毒素使白细胞合成释放组织因子，组织因子释放入血，启动外源性凝血系统。

（3）内毒素激活血小板，促进凝血酶生成。

13. 患者出现了失血性休克，失血量超过总量的30%，根据临床表现可知患者处于休克Ⅰ期。

发生机制：①由于大失血引起交感-肾上腺髓质系统兴奋，释放大量儿茶酚胺，皮肤血管收缩、色苍白。②由于静脉收缩，回心血量增加，再加上因毛细血管内静水压降低而引起组织间液的回流增加，以及肾素-血管紧张素-醛固酮系统的激活，又可使钠水潴留，使回心血量增加，心输出量增加。③小动脉和微动脉收缩，使机体总外周阻力增高，动脉压维持在正常范围，甚至略高于正常，而且脉压减少。④由于肾缺血，肾小球滤过率下降，肾素-血管紧张素-醛固酮系统激活，肾回吸收水钠增多，故尿少。

第十章 糖尿病

重点难点解析

一、糖尿病的概念

糖尿病（diabetes mellitus）是一组由遗传与环境因素相互作用而引起的以血糖升高为特征的临床综合征。因胰岛素分泌相对或绝对不足以及靶细胞对胰岛素的敏感性降低，引起糖、蛋白质和脂肪等一系列代谢紊乱。

正常空腹血浆葡萄糖（FPG）水平为 3.9~6.1 mmol/L（800~1100 mg/L），超过 6.1 mmol/L（1100 mg/L）时称为高血糖，而低于 3.9 mmol/L（800 mg/L）时称为低血糖。

二、糖尿病的分类

根据1997年美国糖尿病学会和世界卫生组织（WHO）制定的糖尿病分类标准，依据病因将糖尿病分为1型糖尿病、2型糖尿病、妊娠期糖尿病及特殊类型糖尿病四种类型。

三、1型糖尿病与2型糖尿病的区别（表10-1）

表10-1 1型与2型糖尿病的区别

	1型糖尿病	2型糖尿病
发病年龄	通常<30岁	通常>40岁
酮症	常见	罕见
体重	很少肥胖	肥胖（80%）
发病率	0.2%~0.3%	5%
遗传学（HLA关联）	有	无
血循环胰岛细胞抗体	有	无
与其他自身免疫病相关性	偶有	无
胰岛素治疗	必须	通常不必
并发症	常见	常见
胰岛素分泌	严重不足	中度缺乏
胰岛素抵抗	偶有	常见

四、1型糖尿病的病因与发病机制

目前有数个学说来解释1型糖尿病的发生机制，较为公认的是1型糖尿病是由T淋巴细胞介导的自身免疫性疾病，即遗传易感个体在一定环境因素的触发下引起胰岛β细胞的自身免疫性破坏。自身抗体主要有胰岛细胞自身抗体、胰岛素自身抗体和谷氨酸脱羧酶抗体。胰岛 β 细胞受到自身免疫攻击而选择性地被破坏，胰岛 β 细胞功能受损，胰岛素分泌绝对或相对不足。

五、2 型糖尿病的病因与发病机制

2 型糖尿病的发生主要与遗传、胰岛素分泌缺陷和胰岛素抵抗有关，其危险因素包括老龄化、肥胖、高血压、血脂紊乱等。β 细胞功能障碍导致胰岛素分泌异常被认为是 2 型糖尿病发生发展的关键环节之一。β 细胞功能障碍包括有功能的 β 细胞数目减少、β 细胞功能异常或两者兼有。引起 2 型糖尿病的另一关键环节是胰岛素抵抗，即外周组织尤其是肌肉和脂肪组织对葡萄糖的利用障碍。β 细胞功能障碍和胰岛素抵抗最终导致血糖浓度增高，从而引起 2 型糖尿病。

六、糖尿病代谢紊乱症候群

糖尿病的代谢紊乱主要是由于胰岛素作用绝对或相对不足所致，不仅引起糖代谢异常，而且造成脂肪和蛋白质代谢的紊乱。临床上往往出现典型的"三多一少"症状，即多饮、多食、多尿和体重减轻（图 10-1）。

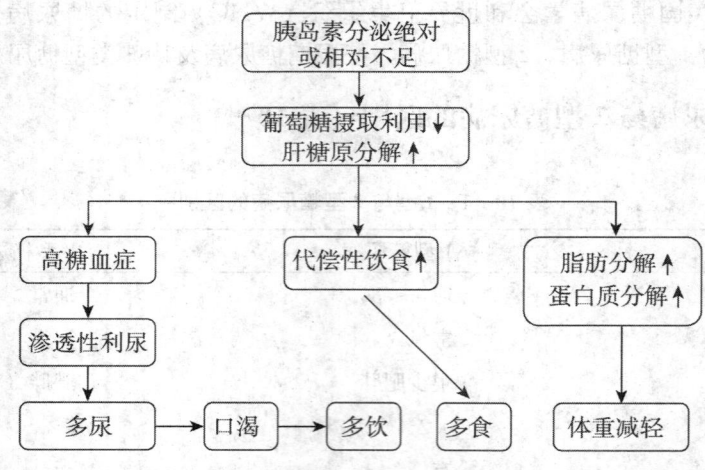

图 10-1　糖尿病代谢紊乱症候群的发病机制

七、糖尿病酮症酸中毒

糖尿病酮症酸中毒（diabetic ketoacidosis）是糖尿病急性代谢紊乱的一种类型。胰岛素极度缺乏时，糖尿病代谢紊乱加重，脂肪动员和分解加速，脂肪酸在肝 β 氧化产生大量酮体即乙酰乙酸、β-羟丁酸和丙酮。当酮体生成量剧增，超过肝外组织的氧化利用能力时，血酮体升高称为酮血症，尿酮体排出增多称为酮尿，临床上统称为酮症（图 10-2）。

八、高渗性非酮症糖尿病昏迷

高渗性非酮症糖尿病昏迷（hyperosmotic nonketotic diabetic coma）是糖尿病急性代谢紊乱的另一类型，多见于 2 型糖尿病患者。高渗性非酮症糖尿病昏迷发生的可能机制是胰岛

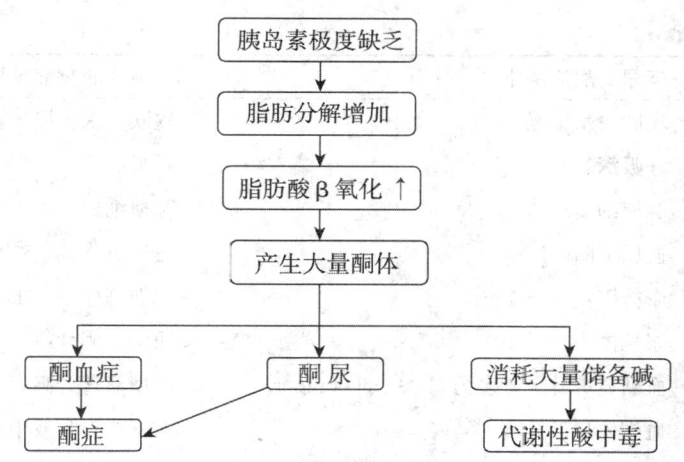

图 10-2 糖尿病酮症酸中毒的发病机制

素的轻度缺乏，抑制骨骼肌、脂肪和肝对葡萄糖的利用，因此血糖极度升高，出现渗透性利尿，导致严重脱水（图 10-3）。

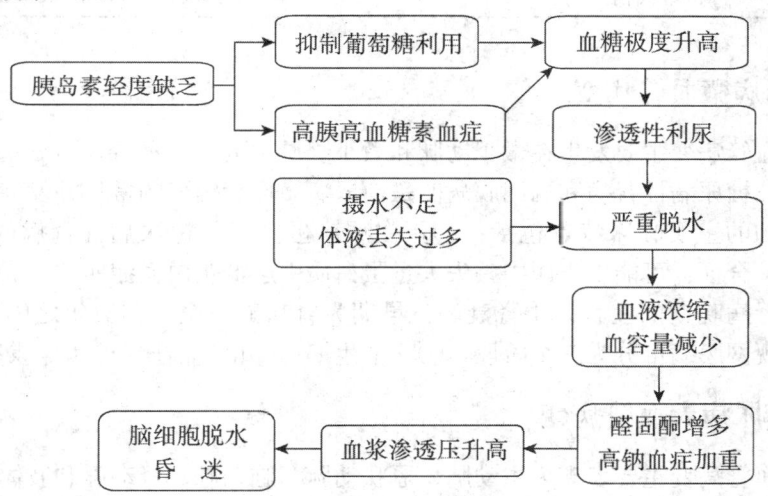

图 10-3 高渗性非酮症糖尿病昏迷的发病机制

九、糖尿病酮症酸中毒与高渗性非酮症糖尿病昏迷的比较（表 10-2）

表 10-2 糖尿病酮症酸中毒与高渗性非酮症糖尿病昏迷的区别

	糖尿病酮症酸中毒	高渗性非酮症糖尿病昏迷
病史	多发于青少年	多发于老年人
	多有糖尿病史	常无糖尿病史
	常有感染、胰岛素治疗中断史	常有感染、呕吐、腹泻等病史
发病	较快（数小时~4 天）	较慢（1 天~2 周）
症状	厌食、恶心、呕吐、口渴、多尿、昏睡、昏迷等	多尿、多饮、嗜睡、幻觉、震颤、抽搐、昏迷等

续表

	糖尿病酮症酸中毒	高渗性非酮症糖尿病昏迷
体征	皮肤失水干燥	皮肤失水干燥
	呼吸深、快	呼吸加快
	脉搏细速	脉搏细速
	血压下降	血压下降
化验	尿糖阳性＋＋＋＋	尿糖阳性＋＋＋
	尿酮体＋～＋＋＋	尿酮体阴性或＋
	血糖显著升高，多为3000～6000mg/L	血糖显著升高，一般>6000mg/L
	血酮体显著升高	血酮体正常或稍升高
	血钠降低或正常	血钠正常或升高
	pH降低	pH正常或降低
	血浆碳酸氢钠浓度降低	血浆碳酸氢钠浓度正常或降低
血浆胶体渗透压	正常或稍升高	显著升高，常>350mmol/L

十、糖尿病微血管病变

糖尿病微血管病变主要发生在微小动脉和微小静脉之间，管径在100 μm 以下的毛细血管及微血管网。糖尿病性肾病和视网膜病变是糖尿病微血管病变的常见并发症。糖尿病性肾病发生过程中的的主要临床特点包括：①蛋白尿：蛋白尿是糖尿病性肾病的第一个标志；②水肿和肾病综合征：可能由于尿中丢失大量蛋白质引起低蛋白血症所致；③高血压：高血压是糖尿病性肾病晚期的症状；④肾衰竭：早期为肾功能不全，在数年之内可发展到肾衰竭。糖尿病性视网膜病可分为三个阶段：①非增生期；②增生前期；③增生期。

十一、糖尿病大血管病变

糖尿病大血管病变主要表现为主动脉、冠状动脉、脑动脉、肾动脉和肢体动脉的粥样硬化，是糖尿病患者死亡的主要原因，其发生原因包括：①动脉粥样硬化的已知危险因素如高血压和高脂血症在糖尿病尤其是2型糖尿病时的发生率明显提高；②2型糖尿病高胰岛素血症和1型糖尿病所接受的外源性胰岛素，可刺激血管平滑肌细胞增殖、改变血管紧张度并促进泡沫细胞的形成；③糖尿病时凝血因子增加，血小板聚集性增强，血液处于高凝状态；④糖化蛋白在血管壁沉积。

十二、糖尿病性神经病变

糖尿病性神经病变包括周围神经病变和自主神经病变，主要与微血管病变及山梨醇旁路代谢增强有关。如病变发生在周围神经，临床上常表现为各种疼痛、感觉异常或感觉过敏、肌张力降低以至肌萎缩和瘫痪。如病变发生在自主神经，则可影响胃肠道、心血管、泌尿系统和性器官的功能。

十三、对其他器官、系统的影响

（一）眼部病变

糖尿病除引起视网膜病变外，还可造成黄斑病、白内障、青光眼、屈光改变、虹膜睫状体病变等。糖尿病时白内障的发生主要有两个机制：①血葡萄糖水平升高引起晶状体蛋白的糖化作用；②山梨醇旁路代谢增强使山梨醇蓄积，导致晶状体渗透压升高，使其肿胀、浑浊，最终导致晶状体纤维化。糖尿病白内障形成后可导致视力下降，甚至致盲。

（二）糖尿病足

糖尿病患者因末梢神经病变、下肢动脉供血不足及细菌感染等多种因素，引起足部疼痛、皮肤深溃疡、肢端坏疽等病变，统称为糖尿病足。

（三）感染

糖尿病患者常发生皮肤化脓性感染如疖、痈等，可反复发生。糖尿病患者容易发生感染的原因包括：①血管病变导致循环障碍，使炎症反应及损伤修复所需的血液细胞和其他物质的运输受阻；②神经病变导致感觉缺陷，使患者忽视微小创伤和感染；③高血糖可使中性粒细胞和其他免疫细胞的功能受损，因此机体抵抗力降低。

测 试 题

一、名词解释

1. 糖尿病 2. 高血糖 3. 低血糖 4. 酮症 5. 胰岛素抵抗
6. 胰岛素抵抗综合征 7. 葡萄糖抵抗 8. 糖尿病足

二、选择题

【A 型题】

1. 糖尿病是一组病因不明的内分泌代谢病，其共同的主要标志是
   A. 多饮、多尿、多食
   B. 乏力
   C. 消瘦
   D. 高血糖
   E. 尿糖阳性

2. 1 型糖尿病与 2 型糖尿病最主要的区别在于
   A. 症状轻重不同
   B. 发生酮症酸中毒的倾向不同
   C. 对胰岛素的敏感性不同
   D. 胰岛素的基础水平与释放曲线不同
   E. 血糖稳定性不同

3. 单卵双生中一人在 40 岁以前出现糖尿病，另一人也发生糖尿病，其中多数情况为
   A. 2 型糖尿病
   B. 1 型糖尿病
   C. 继发性糖尿病
   D. 糖耐量异常
   E. 妊娠期糖尿病

4. 血中直接调节胰岛素分泌而且经常起调节作用的重要因素是
   A. 游离脂肪酸
   B. 血糖浓度
   C. 肾上腺素
   D. 胃肠道激素
   E. 血酮体浓度

5. 胰岛素主要调节的是
   A. 蛋白质代谢
   B. 糖代谢
   C. 脂肪代谢

D. 水与电解质代谢
　　E. 维生素代谢
6. 糖尿病代谢紊乱的关键环节是
　　A. 肝对葡萄糖的摄取减少
　　B. 骨骼肌对葡萄糖的氧化利用减少
　　C. 脂肪分解增加
　　D. 反向调节激素增多
　　E. 胰岛素生物效应减弱
7. 糖尿病性血管病变中最具有特征性的是
　　A. 合并高血压
　　B. 常伴冠状动脉粥样硬化
　　C. 微血管病变
　　D. 周围动脉硬化-下肢坏疽
　　E. 脑血管病变
8. 引起1型糖尿病患者死亡的主要原因是
　　A. 冠心病
　　B. 脑血管病
　　C. 肾小球硬化症
　　D. 酮症酸中毒
　　E. 感染性休克
9. 糖尿病患者眼底病变最易引起失明的是
　　A. 微血管瘤
　　B. 新生血管破裂
　　C. 硬性渗出物
　　D. 软性渗出物
　　E. 视网膜出血
10. 下列不属于1型糖尿病特点的是
　　A. 体重增加
　　B. 多饮
　　C. 多尿
　　D. 疲乏
　　E. 多食
11. 有关2型糖尿病，下列描述正确的是
　　A. 30岁前发病者往往症状严重
　　B. 中老年患者多见，从不发生酮症
　　C. 常以血管等组织的慢性进行性病变为首发表现

　　D. 胰岛功能正常
　　E. 不需使用胰岛素治疗
12. 不属于高渗性非酮症糖尿病昏迷的临床表现是
　　A. 血糖极度升高，出现渗透性利尿
　　B. 神经精神异常
　　C. 尿糖阳性
　　D. 严重脱水伴循环衰竭体征
　　E. 血酮体升高
13. 糖尿病特殊的微血管病变是指
　　A. 微血管内微血栓形成
　　B. 微血管内皮细胞受损
　　C. 微血管周围炎性细胞浸润
　　D. 糖化蛋白沉淀使微血管基底膜增厚
　　E. 微血管壁钙化
14. 关于糖化蛋白的描述正确的是
　　A. 糖化血红蛋白含量受每天血糖变化的影响
　　B. 糖化血红蛋白反映取血前2～3周血糖变化
　　C. 是诊断糖尿病的重要指标
　　D. 糖化白蛋白的半衰期为120天
　　E. 可补充空腹血糖只反映瞬时血糖变化的不足
15. 下列与糖尿病血管病变无关的是
　　A. 糖尿病肾病
　　B. 糖尿病视网膜病
　　C. 糖尿病性神经病变
　　D. 糖尿病白内障
　　E. 糖尿病性心肌病
16. 2型糖尿病患者最主要的死因是
　　A. 酮症酸中毒
　　B. 高渗性非酮症糖尿病昏迷
　　C. 严重感染
　　D. 心脑血管病变
　　E. 糖尿病肾病
17. 下列为糖尿病所特有的是
　　A. 周围神经炎
　　B. 低血糖昏迷

C. 视网膜微血管病变
D. 老年严重白内障
E. 高渗性非酮症糖尿病昏迷

18. 女性，45岁，肥胖多年，口渴5个月，尿糖（＋），空腹血糖7.9mmol/L，饭后2小时血糖12.1mmol/L。该患者最可能的诊断是

A. 1型糖尿病
B. 肾性糖尿
C. 食后糖尿
D. 2型糖尿病
E. 类固醇性糖尿病

19. 男性，26岁，明显的"三多一少"症状10年，经胰岛素治疗，症状时轻时重，有明显的低血糖症状，近2个月眼睑及下肢水肿，乏力，腰痛，BP160/100mmHg，尿蛋白（＋＋），颗粒管型少许，尿糖（＋＋）。该患者最可能的诊断是

A. 糖尿病性肾病
B. 肾动脉硬化
C. 肾盂肾炎
D. 肾小球肾炎
E. 急性肾衰竭

20. 男性，20岁，1型糖尿病，两天来出现恶心，面潮红，呼吸深快，渐发生神志模糊以至昏迷，该患者最可能的诊断是

A. 乳酸酸中毒
B. 尿毒症酸中毒
C. 呼吸性酸中毒
D. 糖尿病酮症酸中毒
E. 糖尿病高渗昏迷

【B型题】

A. 妊娠期糖尿病
B. 特殊类型糖尿病
C. 1型糖尿病
D. 2型糖尿病
E. 胰腺炎后糖尿病

1. 反向调节激素增加引起的血糖升高属于
2. 属于遗传易感的自身免疫性疾病者为
3. 胰岛素分泌与作用均有缺陷可引起

A. 尿糖（－），酮体（－）
B. 尿糖（＋），酮体（＋）
C. 尿糖（＋＋＋），酮体强阳性
D. 尿糖（－），酮体（＋）
E. 尿糖（＋＋＋），酮体（－）

4. 糖尿病酮症酸中毒时
5. 高渗性非酮症糖尿病昏迷时

A. 糖化血红蛋白
B. 尿蛋白
C. 空腹胰岛素测定
D. 空腹血糖
E. 呼气有烂苹果味

6. 判断糖尿病控制程度的较好指标是
7. 若诊断临床糖尿病，应选择的检查是
8. 糖尿病酮症酸中毒的特征性表现为

A. 正常血糖
B. 正常肾糖阈
C. 高血糖
D. 低血糖
E. 糖尿病

9. 血浆葡萄糖6.1 mmol/L 为
10. 血浆葡萄糖在3.9～6.1 mmol/L 之间为
11. 血浆葡萄糖3.9mmol/L 为

三、填空题

1. 胰岛素是_____分泌的降糖激素，胰高血糖素是_____分泌的升高血糖的激素。
2. 升高血糖的反向调节激素包括_____、_____、_____及_____。

3. 糖尿病患者除糖代谢外，还有_____和_____代谢紊乱。
4. 根据病因将糖尿病分为_____、_____、_____和_____四类。
5. 与 1 型糖尿病有关的自身抗体主要有_____、_____和_____。
6. 糖尿病典型的"三多一少"症状是指_____、_____、_____和_____。
7. 糖尿病并发的急性代谢紊乱包括_____和_____。
8. 糖尿病微血管病变的主要并发症包括_____和_____。
9. 糖尿病微血管病变最常见的部位是_____和_____。
10. 糖尿病视网膜病变可分为_____、_____和_____三个阶段。

四、问答题

1. 简述胰岛素抵抗及其特征。哪些因素与胰岛素抵抗的发生有关？
2. 简述糖尿病代谢紊乱症候群及其产生机制。
3. 简述糖尿病酮症酸中毒发生的病理生理机制。
4. 试述高渗性非酮症糖尿病昏迷发生的可能机制。
5. 简述糖尿病性肾病的主要临床特点。

参考答案

一、名词解释

1. 糖尿病是一组由遗传与环境因素相互作用而引起的以血糖升高为特征的临床综合征。因胰岛素分泌相对或绝对不足以及靶细胞对胰岛素的敏感性降低，引起糖、蛋白质和脂肪等一系列代谢紊乱。

2. 空腹血浆葡萄糖超过 6.1 mmol/L（1100 mg/L）时称为高血糖。

3. 空腹血浆葡萄糖低于 3.9 mmol/L（800 mg/L）时称为低血糖。

4. 胰岛素极度缺乏时，糖尿病代谢紊乱加重，脂肪动员和分解加速，脂肪酸在肝氧化产生大量酮体即乙酰乙酸、β-羟丁酸和丙酮。当酮体生成量剧增，超过肝外组织的氧化利用能力时，血酮体升高称为酮血症，尿酮体排出增多称为酮尿，临床上统称为酮症。

5. 胰岛素抵抗是指靶细胞对胰岛素的生物学反应低于正常的现象。

6. 随着胰岛素抵抗的发展，除了高胰岛素血症和高血糖外，还将导致葡萄糖耐量降低、高血压、高甘油三酯血症和低高密度脂蛋白血症等，总称为胰岛素抵抗综合征，亦称代谢综合征。

7. 葡萄糖抵抗是指机体抑制肝产生葡萄糖的能力降低，伴有或不伴有外周组织摄取葡萄糖的效应降低。

8. 糖尿病患者因末梢神经病变、下肢动脉供血不足及细菌感染等多种因素，引起足部疼痛、皮肤深溃疡、肢端坏疽等病变，统称为糖尿病足。

二、选择题

A 型题

1. D 2. D 3. B 4. B 5. B 6. E 7. C 8. C 9. B
10. A 11. C 12. E 13. D 14. E 15. D 16. D 17. C 18. D
19. A 20. D

B 型题

1. B 2. C 3. D 4. C 5. E 6. A 7. D 8. E 9. C
10. A 11. D

三、填空题

1. 胰岛 β 细胞　胰岛 α 细胞
2. 胰高血糖素　肾上腺素　糖皮质激素　生长激素
3. 蛋白质　脂肪
4. 1 型糖尿病　2 型糖尿病　妊娠期糖尿病　特殊类型糖尿病
5. 胰岛细胞自身抗体　胰岛素自身抗体　谷氨酸脱羧酶抗体
6. 多饮　多食　多尿　体重减轻
7. 糖尿病酮症酸中毒　高渗性非酮症糖尿病昏迷
8. 糖尿病性肾病　糖尿病性视网膜病
9. 肾　视网膜
10. 非增生期　增生前期　增生期

四、问答题

1. 胰岛素抵抗是指靶细胞对胰岛素的生物学反应低于正常的现象。高胰岛素血症伴有正常血糖或高血糖是胰岛素抵抗的主要特征。与胰岛素抵抗发生有关的因素包括某些基因产物的缺陷、肥胖、血脂紊乱和高血压。

2. 糖尿病代谢紊乱症候群表现为典型的"三多一少"症状，即多饮、多食、多尿和体重减轻。糖尿病的代谢紊乱主要是由于胰岛素生物活性或效应绝对或相对不足所致。当胰岛素分泌绝对或相对不足使其生物学效应降低时，肝、肌肉和脂肪组织摄取和利用葡萄糖减少，肝糖原分解增加，导致高血糖症的发生。血糖升高后通过渗透性利尿作用引起多尿，继而出现口渴而大量饮水。患者体内葡萄糖不能利用，因而脂肪分解增多，蛋白质合成减少，分解加速，导致负氮平衡，逐渐消瘦，机体疲乏无力，体重减轻。为补偿损失的糖分，维持机体的活动，患者常出现多食的表现。

3. 胰岛素极度缺乏时，糖尿病代谢紊乱加重，脂肪动员和分解加速，脂肪酸在肝经 β 氧化产生大量酮体即乙酰乙酸、β-羟丁酸和丙酮。当酮体生成量剧增，超过肝外组织的氧化利用能力时，血酮体升高称为酮血症，尿酮体排出增多称为酮尿，临床上统称为酮症。乙酰乙酸和 β-羟丁酸均为较强的有机酸，大量消耗体内储备碱，导致代谢性酸中毒。

4. 胰岛素的轻度缺乏一方面抑制骨骼肌、脂肪和肝对葡萄糖的利用，另一方面导致高胰高血糖素血症，增加肝葡萄糖的输出，因此使血糖极度升高，出现渗透性利尿。此时若患者因各种原因不能摄入足量水或体液丢失过多，将会导致严重脱水，血液浓缩，血容量减少。血容量减少引起继发性醛固酮增多，加重高血钠，使血浆渗透压进一步增高，导致脑细胞脱水。患者缺乏酮症可能与体内尚有一定量的胰岛素可抑制脂肪分解有关。

5. 糖尿病性肾病发生过程中的主要临床特点包括：①蛋白尿：蛋白尿是糖尿病性肾病的第一个标志；②水肿和肾病综合征：可能由于尿中丢失大量蛋白质引起低蛋白血症所致；③高血压：高血压是糖尿病性肾病晚期的症状；④肾衰竭：早期为肾功能不全，在数年之内可发展到肾衰竭。

（徐 海）

第十一章 高血压

重点难点解析

一、高血压的概念及分类

多种原因导致血压调控障碍，使体循环动脉血压持续升高的病理过程称为高血压。世界卫生组织/国际高血压联盟（WHO/ISH）规定的判定高血压的标准为：收缩压≥140mmHg和（或）舒张压≥90mmHg。根据病因通常将高血压分为原发性高血压和继发性高血压。原发性高血压是指发病机制尚未明了，以血压升高为主要表现的一种疾病；继发性高血压是指患者罹患某些明确的疾病所伴有的血压升高。

二、原发性高血压的发病机制

原发性高血压是遗传性疾病，遗传性缺陷发挥主要作用，在长期的环境因素（应激、肥胖、高盐饮食、过量饮酒）的影响下，导致血压调节功能紊乱而引起高血压。

（一）肾排钠能力降低

盐敏感性原发性高血压的基本发病环节是肾排钠的遗传性缺陷。这种缺陷表现为肾小管上皮细胞侧膜 Na^+-K^+-ATP 酶活性增强，导致近曲小管对钠重吸收增加，引起钠潴留。当小动脉和微动脉内 Na^+ 增多时，Na^+-Ca^{2+} 交换受抑制，细胞内 Ca^{2+} 浓度增高，使血管对某些缩血管物质反应性增强，使血管外周阻力增大，血压升高。

（二）胰岛素抵抗

胰岛素抵抗是指外周组织对胰岛素的反应性下降，引起继发的血浆胰岛素水平升高。高胰岛素血症引起血压升高的机制如图11-1。

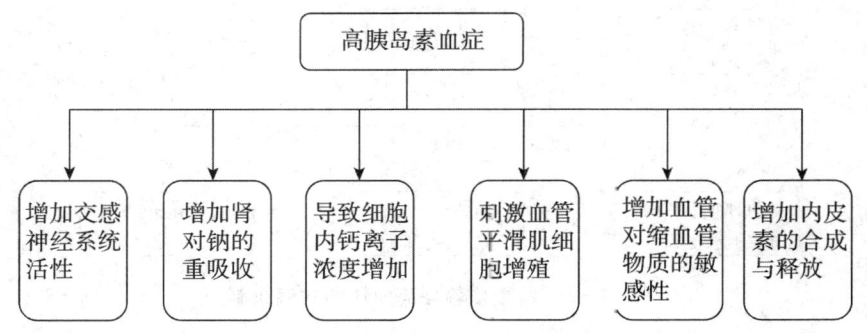

图11-1 高胰岛素血症引起血压升高的机制

（三）肾素-血管紧张素系统激活

肾素-血管紧张素系统激活使血管紧张素Ⅱ增多，其对心血管系统的主要作用有：①收缩血管，使外周阻力增大；②对心脏有正性变力作用；③刺激醛固酮释放，使远端肾小管重吸收钠、水增加。

（四）血管内皮功能紊乱

血管内皮细胞通过分泌收缩血管因子和舒张血管因子来调节血管平滑肌张力，其中最主要的是内皮素（endothelin，ET）和一氧化氮（NO）。内皮素可直接收缩血管和促进血管平滑肌细胞增殖。一氧化氮扩散入血管平滑肌细胞，通过 cGMP 增多，使胞质内 Ca^{2+} 降低而引起平滑肌舒张。正常情况下，血管内皮细胞释放的内皮素和一氧化氮处于动态平衡，一氧化氮作用略占优势，对循环系统起到保护作用。原发性高血压时，由于血管内皮受损，内皮素与一氧化氮分泌失衡，内皮素作用占优势，导致血管收缩，使血压升高。

（五）血管重塑

血管重塑是指血管对管腔内压力、流量的变化及血管壁损伤的结构适应性改变。高血压时血管重塑主要表现为血管平滑肌细胞肥大、增生及细胞外基质增多。高血压时发生血管重塑与血流动力学的改变，并与神经-体液因素有关。

三、肾性高血压的发病机制

肾性高血压是由原发性肾实质或肾血管病变引起的高血压，按发生机制分为容量依赖型高血压和肾素依赖型高血压。容量依赖型高血压与钠水潴留有关（图 11-2）；而肾素依赖型高血压与肾素-血管紧张素系统激活有关（图 11-3）。

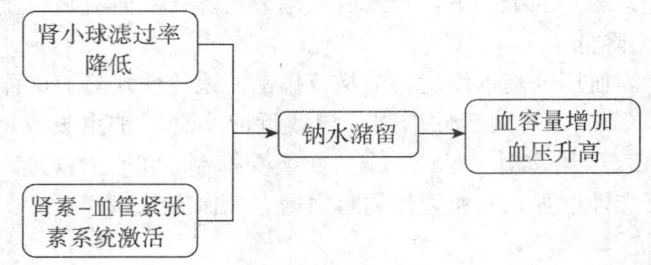

图 11-2 容量依赖型高血压的发病机制

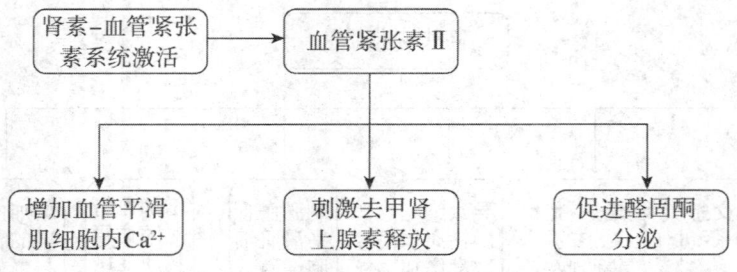

图 11-3 肾素依赖型高血压的发病机制

四、嗜铬细胞瘤引起血压升高的机制

嗜铬细胞瘤是由肾上腺髓质细胞和交感神经节细胞形成的肿瘤，可产生大量的去甲肾上腺素和肾上腺素，引起以血压升高为主要表现的临床综合征。血压增高期测定尿中肾上腺素、去甲肾上腺素或其代谢产物 3-甲基-4 羟苦杏仁酸，如显著增高，提示嗜铬细胞瘤。

五、原发性醛固酮增多症引起血压升高的机制（图11-4）

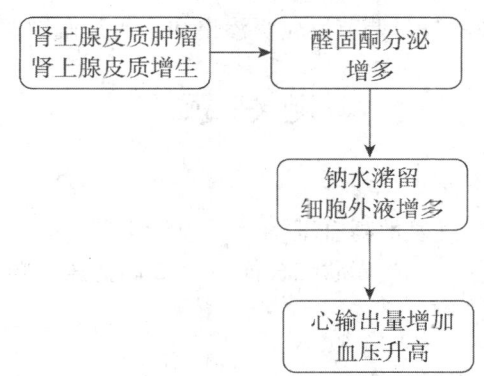

图11-4　原发性醛固酮增多症引起血压升高的机制

六、库欣综合征（皮质醇增多症）引起血压升高的机制

库欣综合征是各种原因引起皮质醇过多的疾病，可由服用大量糖皮质类固醇药物、促肾上腺皮质激素分泌过量和肾上腺皮质肿瘤所引起。皮质醇过多通过钠水潴留、激活肾素-血管紧张素系统和增高血管反应性而引起血压升高。

七、高血压对大脑的影响

大脑是最容易受高血压影响的器官，主要表现形式是脑卒中，包括高血压性脑出血、高血压性脑梗死和高血压脑病。

高血压性脑出血主要由微动脉瘤破裂引起，微动脉瘤是由于长期的高血压使脑内小动脉发生玻璃样变和纤维素样坏死所致。高血压性脑梗死与脑血栓形成和脑栓塞有关，由于供应脑部血液的动脉短暂性或持续性闭塞，引起脑组织缺血、缺氧和软化。高血压脑病是由于急性脑部循环障碍引起脑水肿和颅内压增高而产生的一系列临床表现。

八、高血压对心脏的影响

在高血压发生过程中，心脏早期表现为代偿适应性改变如左心室肥厚，后期则为代偿失调性损伤如心力衰竭。长期的压力、容量负荷增加及血管紧张素Ⅱ和去甲肾上腺素的作用，使心肌细胞蛋白合成加速，导致心肌肥大。心肌肥厚导致心肌僵硬度增加，心室舒张顺应性下降，使心脏舒张功能发生障碍。心肌过度肥大，使毛细血管与肥大心肌纤维中心距离加大，心肌容易发生缺血缺氧，导致心肌收缩力降低。

九、高血压对肾的影响

原发性高血压引起的良性肾小动脉硬化包括动脉的透明样变和内膜增厚，最后导致肾小球和肾小管缺血，发生肾小球硬化。轻者出现夜尿增多和蛋白尿，尿渗透压及尿比重降低，直至出现肾衰竭和尿毒症。

十、高血压对视网膜的影响

高血压时视网膜血管出现不同程度的损害，如血管缩窄、渗出、出血和视乳头水肿。视网膜血管缩窄是对血压升高的自身调节反应；渗出和出血是血管壁损伤的结果。

测 试 题

一、名词解释

1. 原发性高血压　2. 继发性高血压　3. 血管重塑　4. 肾性高血压
5. 原发性醛固酮增多症　6. 库欣综合征　7. 高血压性脑梗死　8. 高血压脑病

二、选择题

【A 型题】

1. 世界卫生组织/国际高血压联盟（WHO/ISH）规定的判定高血压的标准为
   A. 收缩压≥125mmHg 和（或）舒张压≥80mmHg
   B. 收缩压≥130mmHg 和（或）舒张压≥80mmHg
   C. 收缩压≥135mmHg 和（或）舒张压≥85mmHg
   D. 收缩压≥140mmHg 和（或）舒张压≥85mmHg
   E. 收缩压≥140mmHg 和（或）舒张压≥90mmHg

2. 轻度高血压是指
   A. 收缩压（130～139mmHg），舒张压（85～89 mmHg）
   B. 收缩压（140～149mmHg），舒张压（90～99mmHg）
   C. 收缩压（140～159mmHg），舒张压（90～99mmHg）
   D. 收缩压（150～159mmHg），舒张压（100～109mmHg）
   E. 收缩压（160～169mmHg），舒张压（100～109mmHg）

3. 高血压Ⅲ期器官损伤不包括
   A. 左心衰竭
   B. 肾衰竭
   C. 肝功能衰竭
   D. 颅内出血
   E. 视网膜出血

4. 引起原发性高血压的环境因素不包括
   A. 应激
   B. 基因突变
   C. 肥胖
   D. 高盐饮食
   E. 过量饮酒

5. 胰岛素抵抗是指
   A. 胰岛细胞损伤
   B. 低胰岛素血症
   C. 血中存在胰岛素抑制剂
   D. 组织细胞对胰岛素敏感性降低
   E. 胰岛素释放障碍

6. 胰岛素抵抗引起血压升高的机制不包括
   A. 增加交感神经系统活性
   B. 增加肾对钠的重吸收
   C. 抑制血管平滑肌细胞的钙泵活性
   D. 刺激血管平滑肌细胞增殖
   E. 抑制内皮素释放

7. 血管紧张素Ⅱ不具备的作用是
   A. 收缩血管
   B. 刺激醛固酮分泌
   C. 增强心肌收缩力
   D. 促进肌浆网释放 Ca^{2+}
   E. 抑制血管平滑肌细胞的钙泵活性

8. 内皮素引起血压升高的机制不包括
    A. 收缩血管
    B. 增强心肌收缩力
    C. 促进血管平滑肌细胞增殖
    D. 钠水潴留
    E. 促进交感神经释放儿茶酚胺
9. 介导一氧化氮扩张血管的物质是
    A. cAMP
    B. cADP
    C. cGMP
    D. cGDP
    E. cTMP
10. 引起继发性高血压最常见的原因是
    A. 嗜铬细胞瘤
    B. 库欣综合征
    C. 原发性醛固酮增多症
    D. 肾疾病
    E. 甲状腺功能亢进
11. 嗜铬细胞瘤引起血压升高的主要物质是
    A. 血管紧张素Ⅱ
    B. 血栓素
    C. 加压素
    D. 神经肽
    E. 去甲肾上腺素和肾上腺素
12. 嗜铬细胞瘤主要位于
    A. 肾上腺髓质
    B. 肾上腺皮质
    C. 肝
    D. 肠
    E. 肺
13. 导致原发性醛固酮增多症的主要原因是
    A. 肾上腺髓质肿瘤
    B. 肾上腺皮质肿瘤
    C. 肾肿瘤
    D. 肺癌
    E. 肝癌
14. 高血压对靶器官损害程度的影响因素不包括
    A. 血压水平
    B. 高血压类型
    C. 病程和年龄
    D. 是否合并危险因素
    E. 器官血管分布的密度
15. 引起高血压性脑出血的主要原因是
    A. 脑血管通透性增高
    B. 凝血因子合成减少
    C. 凝血因子消耗增多
    D. 微动脉瘤破裂
    E. 纤溶功能亢进
16. 引起高血压脑病的主要原因是
    A. 微动脉瘤破裂
    B. 脑血栓形成
    C. 脑梗死
    D. 脑组织耗氧增加
    E. 脑水肿和颅内压增高
17. 高血压脑病的发生机制为
    A. 脑部小动脉痉挛
    B. 脑血栓形成
    C. 微动脉瘤破裂
    D. 脑梗死
    E. 脑血管破裂
18. 不属于高血压致左心室肥厚的因素是
    A. 血管紧张素Ⅱ
    B. 压力负荷增高
    C. 容量负荷增高
    D. 心钠素
    E. 去甲肾上腺素
19. 高血压引起的肾病理损伤主要表现为
    A. 肾小管坏死
    B. 肾小球肾炎
    C. 肾盂肾炎
    D. 恶性肾小动脉硬化症
    E. 良性肾小动脉硬化症
20. 与高血压肾损害发病机制无关的因素是
    A. 内皮细胞损伤

B. 毒性物质
C. 血管紧张素
D. 微血管内凝血
E. 红细胞破坏

21. 患者，男，29 岁。因阵发性头晕、头痛伴心悸、出汗急诊入院。入院时面色苍白、大汗，自述头痛剧烈。查体：血压 220/130 mmHg，脉搏 118 次/分。行 CT 增强扫描示右侧肾上腺见 4.0 cm×5.4cm 大小占位病变。该患者最可能发生的疾病是
A. 皮质醇增多症
B. 原发性醛固酮增多症
C. 嗜铬细胞瘤
D. 先天性肾上腺皮质增生
E. 肾动脉狭窄

22. 患者，男，48 岁，因"发现血压高 3 年，乏力半年"来就诊。入院时测血压 150/100 mmHg，血钾 2.5 mmol/L，CT 示左侧肾上腺有 1.9cm×1.4cm×2.0cm 占位病变。该患者最可能发生的疾病是
A. 皮质醇增多症
B. 原发性醛固酮增多症
C. 嗜铬细胞瘤
D. 主动脉狭窄
E. 甲状腺功能亢进

【B 型题】
A. 刺激肾小管上皮细胞 Na^+，K^+-ATP 酶活性
B. 增加交感神经系统活性
C. 刺激醛固酮的合成和分泌
D. 激活平滑肌细胞中鸟苷酸环化酶
E. 利尿利钠

1. 内皮素可
2. 血管紧张素Ⅱ可
3. 一氧化氮可

A. 激活肾素-血管紧张素系统
B. 分泌去甲肾上腺素和肾上腺素
C. 增多醛固酮分泌
D. 增高血管反应性
E. 血管扩张

4. 库欣综合征可
5. 原发性醛固酮增多症可
6. 嗜铬细胞瘤可

A. 高血压性脑出血
B. 高血压性脑梗死
C. 高血压脑病
D. 高血压性左心室肥厚
E. 高血压性视网膜病变

7. 肾素-血管紧张素系统激活可引起
8. 脑血栓形成可引起
9. 微动脉瘤破裂可引起
10. 脑水肿和颅内压增高可引起

三、填空题

1. 世界卫生组织/国际高血压联盟（WHO/ISH）规定的判定高血压的标准为：收缩压_____和（或）舒张压_____。
2. 根据病因通常将高血压分为_____和_____。
3. 影响高血压病发生的环境因素包括_____、_____、_____、_____和_____。
4. 一氧化氮可激活平滑肌细胞中_____，使_____大量产生，降低细胞内游离_____水平，导致血管舒张。
5. 肾性高血压按病因分为_____高血压和_____高血压。
6. 嗜铬细胞瘤多位于_____，通过分泌过量的_____和_____引起血压升高。

7. 原发性醛固酮增多症是指由肾上腺皮质_____及肾上腺皮质_____所致醛固酮分泌增多。

8. 原发性醛固酮增多症最主要的临床表现是长期血压升高伴顽固性_____。

9. 库欣综合征是各种原因引起_____过多的疾病。

10. 高血压性脑出血主要由_____所致。

11. 高血压脑病是急性脑部循环障碍引起_____和_____增高而产生的一系列临床表现。

12. 高血压使心脏的结构和功能发生改变。早期表现为_____，最终发生_____。

13. 原发性高血压引起的肾病理损伤主要表现为_____。

四、问答题

1. 简述高胰岛素血症引起高血压的机制。
2. 高血压时血管结构发生哪些变化？试述其发生机制。
3. 肾疾病为何导致血压升高？
4. 试述高血压时脑损伤的发生机制。

参考答案

一、名词解释

1. 原发性高血压是指病因尚不明确而以血压升高为主要表现的一种独立疾病，又称高血压病。

2. 继发性高血压是指患者罹患某些明确的疾病，血压升高只是已知疾病的一个症状，又称症状性高血压。

3. 血管重塑是指血管对管腔内压力、流量的变化及血管壁损伤的结构适应性改变，主要表现为血管平滑肌细胞肥大、增生及细胞外基质增多。

4. 肾性高血压是指原发性肾实质或肾血管病变作为原因所导致的高血压。

5. 原发性醛固酮增多症是指由肾上腺皮质肿瘤及肾上腺皮质增生所致醛固酮分泌增多。

6. 库欣综合征是各种原因引起皮质醇过多的疾病。

7. 高血压性脑梗死是指高血压患者发生动脉粥样硬化，导致供应脑部的动脉短暂性或持续性闭塞，引起脑组织缺血、缺氧和软化。

8. 高血压脑病是指在高血压病程中发生急性脑部循环障碍，引起脑水肿和颅内压增高而产生的一系列临床表现。

二、选择题

A型题

1. E　2. C　3. C　4. B　5. D　6. E　7. E　8. B　9. C
10. D　11. E　12. A　13. B　14. E　15. D　16. E　17. A　18. D
19. E　20. B　21. C　22. B

B 型题

1. B   2. C   3. D   4. D   5. C   6. B   7. D   8. B   9. A
10. C

三、填空题

1. ≥140mmHg   ≥90mmHg
2. 原发性高血压   继发性高血压
3. 应激   肥胖   高盐饮食   过量饮酒   吸烟
4. 鸟苷酸环化酶   环磷酸鸟苷（cGMP） Ca^{2+}
5. 肾实质性   肾血管性
6. 肾上腺髓质   去甲肾上腺素   肾上腺素
7. 肿瘤   增生
8. 低血钾
9. 皮质醇
10. 微动脉瘤破裂
11. 脑水肿   颅内压
12. 左心室肥厚   心力衰竭
13. 良性肾小动脉硬化症

四、问答题

1. 高胰岛素血症引起高血压的机制包括：①增加交感神经系统活性。长期的高胰岛素血症可增加交感神经系统活性，促使儿茶酚胺释放，增加心输出量及收缩血管，导致血压升高。②增加肾对钠的重吸收。高胰岛素血症直接刺激肾小管上皮细胞 Na^+-K^+-ATP 酶活性，加强钠的重吸收。③影响细胞膜的阳离子转运。高胰岛素血症可降低血管平滑肌细胞的钙泵活性，导致细胞内钙离子浓度增加，增加小动脉平滑肌对血管加压物质的反应。④刺激血管平滑肌细胞增殖。胰岛素是强效的生长因子，可直接及间接通过多种生长因子（如类胰岛素生长因子Ⅰ）刺激血管平滑肌细胞迁移和增殖，引起动脉壁内膜和中层增厚。⑤增加血管对缩血管物质的敏感性。病理性高胰岛素浓度环境中，血管对缩血管物质如去甲肾上腺素、内皮素的敏感性增加。⑥增加内皮素的合成与释放。胰岛素在体内外可促使人和大鼠内皮素-1的合成与释放，内皮素为强效收缩血管物质。

2. 高血压时血管结构改变可表现为血管平滑肌细胞肥大、增生及细胞外基质增多，导致血管壁中层增厚、内径缩小，血流阻力和血管反应性增加，即发生血管重塑的现象。高血压时血管重塑的发生与血流动力学改变和神经-体液因素有关。血管壁张力增加可直接诱导平滑肌细胞肌球蛋白基因表达增加，促使其核糖核酸和蛋白质增加，细胞肥大；并使促分裂因子产生，诱导平滑肌细胞增殖。血管紧张素Ⅱ可刺激成纤维细胞、血管平滑肌细胞的 DNA 和蛋白质合成增加。转化生长因子-β可直接刺激细胞外基质的合成，并减少其降解，导致细胞外基质聚集。

3. 肾实质或肾血管病变可引起高血压，与钠水潴留和肾素-血管紧张素系统激活有关。当肾实质发生损伤时，肾小球滤过率降低，导致钠水滤过减少，引起钠水潴留。严重的钠水潴留可使血管平滑肌细胞内钠、水含量增加，血管壁增厚，使血管阻力增加，同时血管对儿茶酚胺的反应性增强，增加升压反应。肾血管病变导致肾缺血，激活肾素-血管紧张素系统，血管紧张素Ⅱ通过收缩血管、增加去甲肾上腺素的释放和刺激醛固酮分泌，使血压升高。

4. 大脑是最容易受高血压影响的器官，当血压增高时，脑灌注压升高，反射引起脑血管平滑肌收缩，使阻力增加，致使脑血流量升高，从而进行脑血流的自主调节。长期的高血压可使脑内小动脉硬化，引起小动脉壁缺氧，发生玻璃样变和纤维素样坏死，形成微动脉瘤，微动脉瘤破裂可导致高血压性脑出血。血压升高导致脑部动脉内膜损伤，胆固醇沉积于内膜下层，形成动脉粥样硬化斑块，在斑块上有血小板及纤维素沉着，形成血栓。由于血栓或动脉粥样硬化斑块脱落，栓塞远端动脉如大脑中动脉的分支，引起高血压性脑梗死。当血压急剧升高时可造成脑部小动脉持续性痉挛，导致缺血和毛细血管通透性增高，血浆成分外渗，引起脑水肿和颅内压增高，导致高血压脑病发生。

（徐　海）

第十二章 心功能不全

重点难点解析

一、心功能不全的概念

心功能不全是指在各种致病因素作用下，心脏的收缩和（或）舒张功能障碍，使心输出量绝对或相对减少，即泵血功能降低，以至不能满足组织代谢需求的病理生理过程或综合征。它包括从心泵功能虽已下降但尚未出现症状和体征的完全代偿阶段，直至失代偿期出现明显临床表现的整个过程。心力衰竭是指心功能不全的失代偿阶段，两者在本质上是相同的（图12-1）。

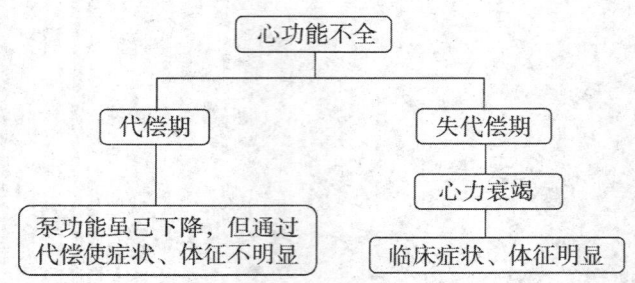

图 12-1 心功能不全与心力衰竭的阶段性差异

二、心功能不全的病因

心功能不全的基本病因可归纳为心肌损害引起的心肌收缩性降低、心脏负荷过度及心室充盈障碍三个方面（图12-2）。

三、心功能不全的诱因

凡能使心肌耗氧量增加和（或）供氧（供血）减少的因素皆可成为心力衰竭的诱因。绝大多数心力衰竭都是在基本病因的基础上通过诱因的作用而发生的。常见的诱因见图12-3。

四、心力衰竭的分类

如表12-1所示，心力衰竭可按不同标准，从多个角度进行分类：

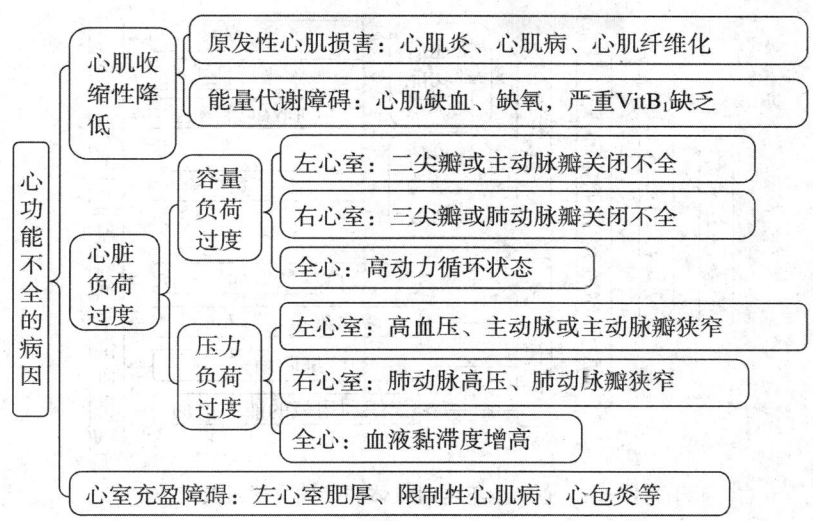

图 12-2 心功能不全的病因

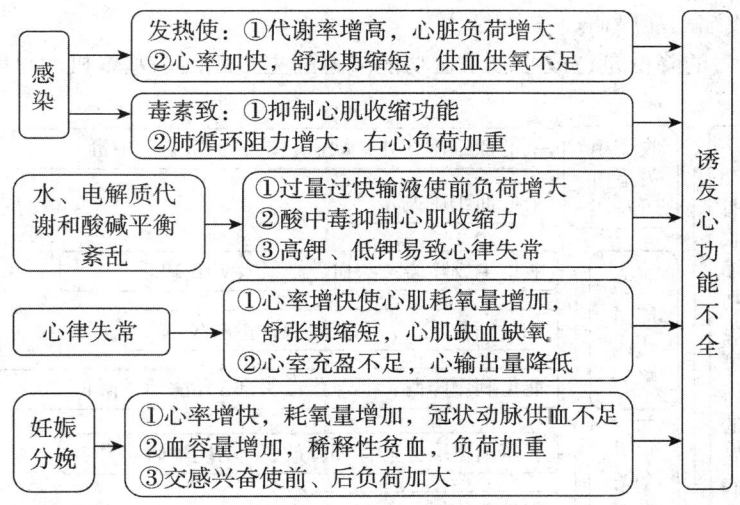

图 12-3 心功能不全的诱因

表 12-1 心力衰竭的分类

发生部位	受损功能	心输出量高低	发生速度	病情轻重
左心衰竭	收缩性	低输出量性	急性	轻度
右心衰竭	舒张性	高输出量性	慢性	中度
全心衰竭				重度

五、心功能不全时机体的代偿

心功能不全时，在神经-体液机制的调节下，机体可动员心脏本身和心脏以外的多种代偿机制进行代偿（图 12-4）。

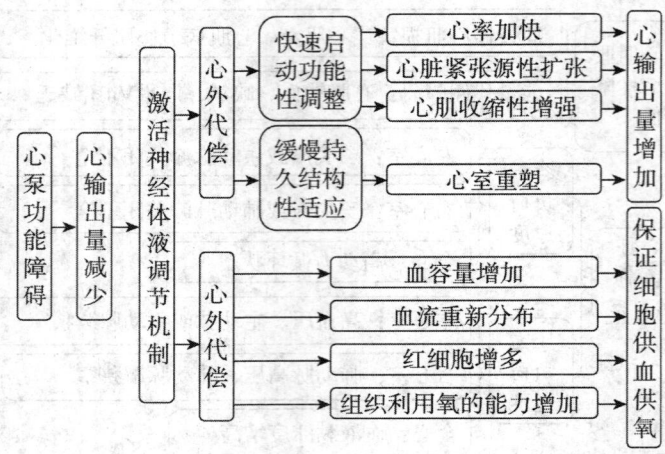

图 12-4 心功能不全时机体的代偿方式及其意义

六、心力衰竭的发病机制

(一) 心肌收缩功能障碍

心肌收缩能力的降低是造成心脏泵血功能减退的主要原因，基本机制见图 12-5。

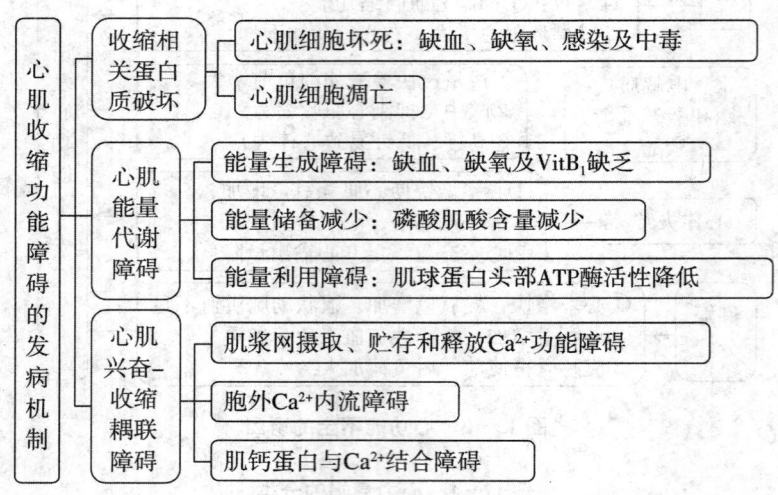

图 12-5 心肌收缩功能障碍的机制

(二) 心肌舒张功能障碍

心脏舒张功能正常是保证心室有足够血液充盈的基本因素。心肌舒张功能障碍的发生机制可能与下列因素有关，见图 12-6。

(三) 心脏各部分舒缩活动不协调

正常心输出量的维持，除主要与心肌正常的舒缩功能有关外，还需要心房和心室、左右心室之间以及心室本身各区域舒缩活动的高度协调。由心脏各部位舒缩活动不协调引起的心力衰竭主要见于各种严重的心律失常。

临床上心力衰竭的发生发展，往往是多种机制共同作用的结果，不同原因所致的心力衰

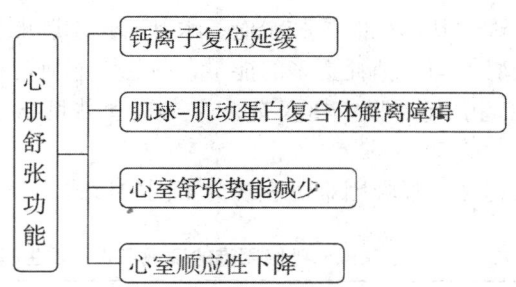

图 12-6 心肌舒张功能障碍的机制

竭以及心力衰竭发展的不同阶段,参与作用的基本机制也有所不同。

七、心功能不全时因心输出量降低引发的功能与代谢变化

心功能不全最具特征性的血流动力学变化是泵血功能降低导致心输出量绝对或相对减少,而当心肌损伤继续加重或心脏负荷突然增加时,心功能储备消耗殆尽,心输出量明显下降,机体出现一系列外周血液灌注不足的症状与体征(图 12-7)。

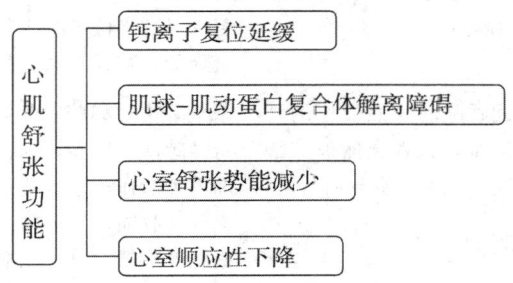

图 12-7 心输出量降低引发的主要功能和代谢变化

八、静脉淤血综合征

左心衰竭引起肺淤血,严重时可导致肺水肿,患者最明显的症状是呼吸困难;右心衰竭及全心衰竭可引起体循环淤血,主要表现有静脉系统过度充盈、静脉压升高、内脏充血和水肿等(图 12-8)。

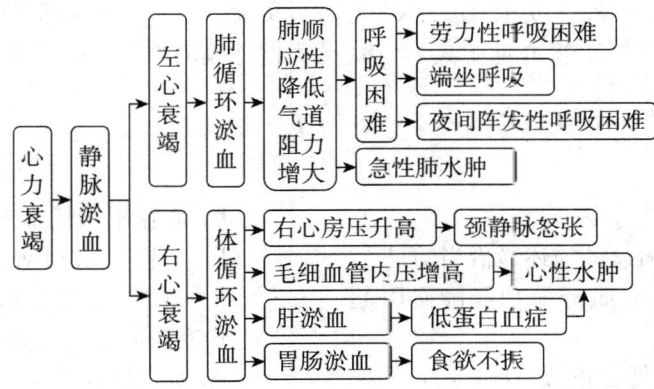

图 12-8 心力衰竭时静脉淤血临床表现的病理生理学基础

左心衰竭导致呼吸困难的基本机制是肺淤血、水肿时：①肺顺应性降低，要吸入同样量的空气，就必须增加呼吸肌做功，消耗更多的能量，故患者感到呼吸费力；②肺毛细血管压增高和间质水肿，反射性地引起呼吸中枢兴奋；③支气管黏膜充血、肿胀，使气道阻力增加，患者感到呼吸费力。

根据心力衰竭的进展程度，呼吸困难可表现为不同的形式（表12-2）。

表12-2 左心衰竭时呼吸困难的表现形式及发生机制

类型	特点	发生机制
劳力性呼吸困难	呼吸困难仅于体力活动时出现	体力活动时因：①四肢血流量增加，回心血量增多，肺淤血加重；②心率加快，舒张期缩短，左心室充盈减少，肺循环淤血加重；③机体需氧量增加，但衰竭的左心室不能相应地提高心输出量，因此机体缺氧进一步加重，刺激呼吸中枢，使呼吸加快加深
端坐呼吸	静息时出现的呼吸困难，平卧时加重，患者被迫采取端坐位或半卧位	①端坐位时下肢血液回流减少，肺淤血减轻；②膈肌下移，胸腔容积增大，肺活量增加，通气改善；③端坐位可减少下肢水肿液的吸收，使血容量降低，减轻肺淤血
夜间阵发性呼吸困难	夜间睡眠时突然发作的呼吸困难，患者突然被惊醒坐起、咳嗽、喘气后缓解	①平卧位时胸腔容积减小不利于通气，同时下半身静脉回流增多，水肿液吸收入血液循环也增多，加重肺淤血；②入睡后迷走神经兴奋性升高，使支气管收缩，气道阻力增大；③入睡后神经反射敏感性降低，只有当肺淤血程度较为严重，动脉血氧分压降低到一定程度时，方能刺激呼吸中枢，使患者感到呼吸困难而惊醒

测 试 题

一、名词解释

1. 心功能不全　　2. 心力衰竭　　3. 心脏后负荷　　4. 心脏前负荷　　5. 心室重塑
6. 离心性肥大　　7. 向心性肥大　　8. 劳力性呼吸困难　　9. 夜间阵发性呼吸困难
10. 端坐呼吸

二、选择题

【A型题】

1. 对心力衰竭概念的描述最恰当的是
   A. 由原发性心肌舒缩功能障碍引起的泵衰竭
   B. 心脏指数低于正常
   C. 心脏每搏输出量降低
   D. 心输出量低于正常
   E. 心输出量绝对或相对减少，难以满足全身组织代谢需要

2. 伴有左心室压力负荷增加的疾病是
   A. 肺动脉高压
   B. 高血压病

C. 甲状腺功能亢进
D. 室间隔缺损
E. 心肌炎

3. 引起左心室容量负荷增加的疾病是
   A. 主动脉瓣关闭不全
   B. 肥厚性心肌病
   C. 心肌炎
   D. 高血压病
   E. 心肌梗死

4. 关于心脏后负荷的叙述不正确的是
   A. 高血压可导致左心室后负荷增加
   B. 决定心肌收缩的初长度
   C. 肺动脉高压可导致右心室后负荷增加
   D. 指心脏收缩时所遇到的负荷
   E. 又称压力负荷

5. 高输出量性心力衰竭患者的血流动力学特点是
   A. 心输出量比心力衰竭前增加
   B. 心输出量比心力衰竭前有所降低，但可高于平均正常水平
   C. 心输出量比心力衰竭前有所降低，可低于平均正常水平
   D. 心输出量比心力衰竭前有所增加，但低于平均正常水平
   E. 心输出量比心力衰竭前有所增加，可稍高于平均正常水平

6. 不易引起高输出量性心力衰竭的病因是
   A. 动静脉瘘
   B. $VitB_1$ 缺乏
   C. 贫血
   D. 甲状腺功能亢进
   E. 二尖瓣狭窄

7. 不增加心脏耗氧量的变化是
   A. 心率加快
   B. 收缩性加强
   C. 回心血量增加
   D. 周围血管阻力下降
   E. 左心室射血阻抗增加

8. 心力衰竭时启动心率加快代偿反应的机制是
   A. 颈动脉窦压力感受器传入冲动减少
   B. 主动脉弓压力感受器传入冲动增多
   C. 心脏迷走神经紧张性增高
   D. 心房压力下降
   E. 心室压力升高

9. 严重贫血引起心力衰竭的主要机制是
   A. 心肌能量生成障碍
   B. 心肌能量利用障碍
   C. 兴奋-收缩耦联障碍
   D. 心肌收缩蛋白破坏
   E. 心肌能量储存障碍

10. 心力衰竭时血容量增加的代偿反应所产生的负面影响是
    A. 水钠排出增加
    B. 心输出量减少
    C. 心脏前负荷增加
    D. 心脏后负荷减少
    E. 心室充盈不足

11. 急性心力衰竭时不易出现的代偿方式是
    A. 血液重新分布
    B. 交感神经兴奋
    C. 心脏紧张源性扩张
    D. 心肌肥大
    E. 心率加快

12. 心力衰竭时血液灌注量减少最明显的器官是
    A. 肝
    B. 骨骼肌
    C. 肾
    D. 皮肤
    E. 心脏

13. 左心衰竭患者新近出现右心衰竭，会表现为
    A. 肺淤血加重、体循环淤血减轻
    B. 肺淤血、水肿减轻
    C. 肺淤血、体循环淤血均减轻
    D. 肺淤血、体循环淤血均加重

E. 肺淤血、水肿加重
14. 关于心力衰竭时心率加快的说法不正确的是
   A. 增加心输出量
   B. 与交感神经兴奋有关
   C. 心率越快代偿效果越好
   D. 心率加快是最容易和最迅速被动员的一种代偿方式
   E. 无论急性或慢性心力衰竭心率都加快
15. 肥大心肌发生舒张功能障碍的机制是
   A. 肌球蛋白减少
   B. 肌动蛋白减少
   C. 兴奋-收缩耦联障碍
   D. 心室顺应性降低
   E. 线粒体数量减少
16. 关于心肌肥大的叙述不正确的是
   A. 心肌肥大的代偿功能也有一定限度
   B. 向心性肥大和离心性肥大都有重要的代偿意义
   C. 心肌肥大是一种较为经济和持久的代偿方式
   D. 单位重量的肥大心肌收缩力增加
   E. 心肌肥大主要是指心肌细胞体积增大，重量增加
17. 最容易引起离心性肥大的疾病是
   A. 二尖瓣狭窄
   B. 主动脉瓣关闭不全
   C. 肺动脉高压
   D. 主动脉瓣狭窄
   E. 高血压病
18. 破坏心脏舒缩活动协调性最常见的原因是
   A. 各种类型的心律失常
   B. 水肿
   C. 收缩性减弱
   D. 甲状腺功能减退
   E. 心肌细胞凋亡
19. 肥大心肌细胞表面积相对减少的主要危害是
   A. 影响细胞供氧
   B. 影响细胞吸收营养物质
   C. 影响细胞转运离子的能力
   D. 影响肌浆网钙转运
   E. 影响细胞内线粒体数量
20. 酸中毒诱发心力衰竭的机制主要是
   A. H^+ 与 Ca^{2+} 竞争肌钙蛋白
   B. 毛细血管括约肌痉挛
   C. 高血钾促进心肌 Ca^{2+} 内流
   D. H^+ 使血流阻力增加
   E. 使心肌细胞不能产生动作电位
21. 左心功能不全引起呼吸困难的主要机制是
   A. 支气管平滑肌敏感性增高
   B. 体循环淤血，回心血量减少
   C. 肺淤血、肺水肿
   D. 低血压
   E. 心肌缺血缺氧
22. 关于中心静脉压的叙述不正确的是
   A. 指右心房和腔静脉的压力
   B. 可以反映右心室舒张末期压力
   C. 可用来监控输液的速度和总量
   D. 左心室射血功能降低时此值降低
   E. 右心室不能将回心血量充分排出时此值增高
23. 心功能降低最早表现为
   A. 动脉血压降低
   B. 心力储备降低
   C. 射血分数降低
   D. 心脏指数降低
   E. 心输出量降低
24. 左心衰竭最常引起的酸碱平衡紊乱是
   A. 代谢性酸中毒
   B. 代谢性碱中毒合并呼吸性酸中毒
   C. 呼吸性碱中毒
   D. 呼吸性酸中毒
   E. 代谢性碱中毒
25. 不属于肥大心肌由代偿转为失代偿

的原因是
 A. 肌球蛋白 ATP 酶活性降低
 B. 心肌细胞体积增大
 C. 心肌细胞膜表面积相对减少
 D. 冠状动脉微循环障碍
 E. 心肌内去甲肾上腺素含量减少
26. 不可能在右心衰竭患者出现的表现是
 A. 食欲不振，恶心呕吐
 B. 下肢水肿
 C. 少尿
 D. 肝大
 E. 心性哮喘

【B型题】
 A. 冠心病
 B. 肺动脉高压
 C. 心肌炎
 D. VitB$_1$ 缺乏
 E. 慢性肺炎
1. 右心衰竭常见于
2. 左心衰竭常见于
3. 全心衰竭常见于
4. 高输出量性心力衰竭常见于

 A. 心肌结构破坏
 B. 心肌细胞不平衡生长
 C. 心肌能量生成障碍
 D. 心肌能量利用障碍
 E. 心肌兴奋-收缩耦联障碍
5. 严重贫血导致心力衰竭的主要机制是
6. VitB$_1$ 缺乏导致心力衰竭的主要机制是
7. 大面积心肌梗死导致心力衰竭的主要机制是
8. 肥大心肌发生衰竭的病理生理基础是
9. 心肌内去甲肾上腺素减少加重心力衰竭的主要机制是

 A. 心肌细胞坏死
 B. 肌节呈并联性增生
 C. 肌节呈串联性增生
 D. 心脏肌源性扩张
 E. 心脏紧张源性扩张
10. 阿霉素中毒时
11. 向心性心肌肥大的最基本特征是
12. 离心性心肌肥大的最基本特征是
13. 心肌拉长不伴有收缩力增强时

三、填空题

1. 心脏承受的负荷有两种，即_____和_____。
2. 左心衰竭时出现呼吸困难的病理生理学基础是_____和_____。
3. 心功能不全时，心输出量减少，致使舒张末期容积_____，心肌肌节初长度_____，通过_____可使心肌收缩力加强。
4. 心率加快是心功能不全时的一种重要代偿形式，但当心率大于 180 次/分时由于心脏舒张期_____使心肌耗氧量_____，心脏充盈量_____，甚至因每搏输出量_____而失去代偿意义。
5. 急性心力衰竭时由于心输出量的急剧减少，使动脉血压_____；慢性心力衰竭时机体可通过压力感受器反射性地使外周小动脉_____和心率_____，以及通过血容量_____等代偿方式使动脉血压维持于正常水平。
6. 二尖瓣关闭不全时，左心室_____负荷增加，使心肌肌节_____增生，导致_____性心肌肥大。
7. 高血压可引起左心室_____负荷增加，使心肌肌节_____增生，最终导致_____性心肌肥大。
8. 心功能不全时心脏本身的代偿方式包括_____、_____、_____

和_____。

9. 心力衰竭时，心脏泵功能降低引起心输出量减少，导致动脉系统血液充盈_____，静脉系统血液_____。

10. 心力衰竭时，体循环淤血和血流速度减慢可引起_____缺氧，肺淤血和水肿又可引起_____缺氧。

四、问答题

1. 心功能不全时，心率加快和心肌肥大各有什么代偿意义？其各自优缺点有哪些？
2. 心肌肥大分几种类型，各有什么特点？
3. 心肌能量代谢障碍在心力衰竭发生中起什么作用？
4. 心力衰竭时动脉压和静脉压有何变化？为什么？
5. 酸中毒引起心肌兴奋-收缩耦联障碍的机制是什么？
6. 左心衰竭时最早出现的症状是什么？其发生机制有哪些？
7. 左心衰竭患者出现端坐呼吸的机制是什么？
8. 左心衰竭患者为什么会出现夜间阵发性呼吸困难？

参考答案

一、名词解释

1. 在各种致病因素作用下，心脏的收缩和（或）舒张功能障碍，使心输出量绝对或相对减少，以至不能满足组织代谢需求的病理生理过程或综合征称为心功能不全，它包括从心泵功能虽已下降但尚未出现症状和体征的完全代偿阶段，直至失代偿期出现明显临床表现的整个过程。

2. 心力衰竭是指由于心脏舒缩功能障碍，以致心输出量绝对或相对减少，不能满足机体代谢需要的失代偿阶段。

3. 心脏后负荷又称压力负荷，指心脏收缩时所承受的前阻力负荷。

4. 心脏前负荷又称容量负荷，指心脏收缩前所承受的负荷，相当于心室舒张末期容量。

5. 心室重塑是指心室在长期容量和压力负荷增加时，通过改变心室的结构、代谢和功能而发生的慢性代偿适应性反应。

6. 离心性肥大是指心脏在长期过度的容量负荷作用下，舒张期室壁张力持续增加，导致心肌肌节串联性增生，心肌纤维长度增加，心腔扩大。

7. 向心性肥大是指心脏在长期过度的压力负荷作用下，收缩期室壁张力持续增长，导致心肌肌节并联性增生，心肌纤维增粗，室壁增厚。

8. 劳力性呼吸困难是指伴随着体力活动而出现的呼吸困难，休息后消失。

9. 夜间阵发性呼吸困难是指患者入睡后常感气闷而惊醒，并立即坐起喘气和咳嗽。

10. 端坐呼吸是指患者在安静情况下也感到呼吸困难，平卧位时尤为明显，故需采取端坐位或半卧位以减轻呼吸困难的程度。

二、选择题

A 型题

1. E　　2. B　　3. A　　4. B　　5. B　　6. E　　7. D　　8. A　　9. A
10. C　　11. D　　12. C　　13. B　　14. C　　15. D　　16. D　　17. B　　18. A
19. C　　20. A　　21. C　　22. D　　23. B　　24. A　　25. B　　26. E

B 型题

1. B　　2. A　　3. C　　4. D　　5. C　　6. C　　7. A　　8. B　　9. E
10. A　　11. B　　12. C　　13. D

三、填空题

1. 容量负荷（前负荷）　压力负荷（后负荷）
2. 肺淤血　肺水肿
3. 增加　增大　紧张源性扩张
4. 缩短　增大　不足　减少
5. 下降　收缩　加快　增加
6. 前　串联性　离心
7. 后　并联性　向心
8. 心率加快　紧张源性扩张　心肌收缩性增加　心肌肥大
9. 不足　淤滞
10. 循环性　乏氧性

四、问答题

1. 心率加快和心肌肥大是心功能不全时心脏本身的两种重要代偿形式。

（1）心率加快的代偿意义是：一定范围内的心率增快不仅可以提高心输出量，而且可提高舒张压，有利于冠状动脉的血液灌注。优点：心率加快为心功能损伤后最容易被动员起来的一种代偿活动，这种代偿出现得最早且见效迅速，贯穿心力衰竭发生、发展的全过程。缺点：当心率过快时（如超过180次/分），由于心肌耗氧量过大和心肌舒张期缩短使心脏充盈不足，冠状动脉流量减少，甚至因每分输出量减少而失去代偿意义。

（2）心肌肥大的代偿意义：由于肥大心肌细胞体积增大，即直径增宽、长度增加而导致心脏重量增加。虽然单位重量肥大心肌的收缩力减弱，但由于整个心脏的重量增加，所以心脏总的收缩力增强。优点：心肌肥大是心脏长期负荷过度时逐渐发展起来的一种慢性代偿机制。向心性肥大和离心性肥大都可以使心输出量和心脏做功增加，心肌在相当长的时间内处于功能稳定状态，不发生心力衰竭。缺点：由于肥大心肌具有不平衡生长的特点，过度肥大则由代偿转向衰竭。

2. 心肌肥大包括向心性肥大和离心性肥大两种。向心性肥大的特点是心肌在长期压力负荷作用下，收缩期室壁张力持续增加而导致心肌肌节并联性增生，心肌纤维增粗，室壁增厚；离心性心肌肥大的特点是心脏在长期容量负荷作用下，舒张期室壁张力增加而导致心肌肌节串联性增生，心肌纤维长度增加，心腔明显扩大。

3. 心脏能量代谢障碍是导致心力衰竭的重要机制之一，主要包括能量生成障碍、能量储存障碍和能量利用障碍。①能量生成障碍指心肌供血（供氧）不足或有氧氧化过程发生障碍，使心肌细胞能量生成不足而导致心脏泵功能减弱。如冠状动脉硬化狭窄、休克、严重贫血等引起的缺氧。另外，维生素 B_1 缺乏时，由于生物氧化过程发生障碍，可引起心肌能量生成不足。②能量储存障碍是指肥大心肌中储能的磷酸肌酸含量减少。③能量利用障碍指心力衰竭时，心肌细胞的肌球蛋白 ATP 酶活性降低，致使心肌收缩时对 ATP 的水解作用减弱，能量利用发生障碍，心肌收缩性因而减弱。

4. 心力衰竭时动脉血压的变化可因心力衰竭发生的缓急有所不同，急性心力衰竭时由于心输出量急剧减少，动脉血压下降，甚至发生心源性休克。慢性心力衰竭时，机体可通过外周小动脉收缩和心率增快，以及血容量增多等代偿活动使动脉血压基本维持于正常水平。心力衰竭时静脉压升高，这是由于钠水潴留使血容量增加，心室舒张末期容量和压力升高以致静脉血回流受阻而发生静脉淤血。左心衰竭可引起肺淤血和肺静脉压升高，导致肺水肿；右心衰竭可引起体循环静脉淤血和静脉压升高，导致全身性水肿。

5. 酸中毒引起心肌兴奋-收缩耦联障碍的机制：①H^+ 因降低 β 受体对去甲肾上腺素的敏感性而使 Ca^{2+} 内流受阻；酸中毒可引起高钾血症，K^+ 与 Ca^{2+} 在心肌细胞膜上有竞争结合作用，可阻止 Ca^{2+} 内流，导致收缩期胞质 Ca^{2+} 浓度降低。②H^+ 与肌钙蛋白的亲和力比 Ca^{2+} 大，H^+ 与 Ca^{2+} 竞争性地和肌钙蛋白结合，心肌兴奋-收缩耦联因此受阻。③H^+ 浓度增高使 Ca^{2+} 和肌浆网亲和力增大，导致去极化时肌浆网对 Ca^{2+} 的释放减少，同时 ATP 生成不足可使肌浆网钙泵转运 Ca^{2+} 能力下降，使心肌收缩性降低。

6. 左心衰竭时最早出现的症状是呼吸困难，其病理生理基础是左心衰竭引起的肺淤血和肺水肿。其机制是肺淤血、肺水肿时。①肺通气和换气功能障碍，使机体缺氧和动脉血氧分压降低，反射性兴奋呼吸中枢，使呼吸加深加快，造成气急。②肺顺应性降低，肺不易扩张，因而要吸入同量空气，就必须要加大胸廓运动的幅度，使患者感到呼吸费力。③肺毛细血管压增高和间质水肿，反射性地引起呼吸中枢兴奋。④支气管黏膜充血、肿胀，使气道阻力增加，患者感到呼吸费力。

7. 端坐呼吸指患者在安静情况下也感到呼吸困难，平卧位时尤为明显，故须被迫采取端坐位或半坐位以减轻呼吸困难的程度。其机制是：端坐位时，①下肢血液回流减少，减轻肺水肿和肺淤血。②膈肌下移使胸腔容积变大，肺容易扩张。③下肢水肿液吸收入血减少，使血容量降低，减轻肺淤血。

8. 夜间阵发性呼吸困难患者入睡后常感气闷而惊醒，并立即坐起喘气和咳嗽。其机制是：①平卧位时下半身静脉回流增多，而且下肢水肿液回流入血增多，加重肺淤血，肺水肿。②入睡后迷走神经兴奋性升高，使支气管收缩，气道阻力增大。③熟睡时神经反射敏感性降低，只有当肺淤血比较严重时，动脉血氧分压降低到一定程度后，才能刺激呼吸中枢，引起突然发作的呼吸困难。

（董雅洁）

第十三章 呼吸功能不全

重点难点解析

一、呼吸功能不全的概念与分类

呼吸功能不全是指由于外呼吸功能的严重障碍导致动脉血氧分压（PaO_2）低于正常范围，伴有或不伴有动脉二氧化碳分压（$PaCO_2$）升高的病理过程。呼吸衰竭指严重的呼吸功能不全，其诊断标准为：当 PaO_2 低于 60mmHg［平均正常值 100mmHg］，伴有或不伴有 $PaCO_2$ 高于 50mmHg［平均正常值 40mmHg］。根据 $PaCO_2$ 是否升高，可将呼吸衰竭分为低氧血症（Ⅰ型）和低氧血症伴高碳酸血症型（Ⅱ型）。根据发病机制的不同，可分为通气性和换气性呼吸衰竭。根据原发病变部位不同可分为中枢性和外周性呼吸衰竭。根据发病缓急分为急性和慢性呼吸衰竭。

二、呼吸功能不全的原因与机制

维持正常的呼吸功能需要健全的肺通气与肺换气功能，需要肺泡通气量与血流量之间的正常比例。以上任何环节发生障碍，都可导致呼吸功能不全。

（一）肺通气功能障碍

肺通气指肺泡气与外界气体交换的过程。肺泡通气量是指能够直接进行气体交换的有效通气量。肺通气功能障碍可分为限制性通气不足与阻塞性通气不足（表 13-1）。肺泡在吸气时扩张受限造成肺泡通气量不足称为限制性通气不足。由于气道狭窄或阻塞所致的通气障碍称为阻塞性通气不足。

引起限制性通气不足的主要原因包括呼吸肌功能障碍、胸廓顺应性降低及肺顺应性降低。其中肺顺应性由肺组织本身的弹性结构和肺泡表面张力所决定。肺泡表面张力有使肺泡回缩的作用。肺泡表面活性物质是由肺泡Ⅱ型上皮细胞分泌的一种脂蛋白混合物，其主要作用是：①降低肺泡表面张力；②保证大、小肺泡的稳定性。

根据阻塞或狭窄的部位可分为中央气道阻塞与外周气道阻塞。使气道阻力增大的主要因素是：①与肺泡相连的气道数目减少。如肿瘤或结核等病变引起肺组织破坏，导致气道数目减少；②气道半径变小。在正常情况下，呼气时胸廓和肺的弹性回缩以及呼吸肌的作用，使胸腔内压和肺泡内压增加，产生由肺泡到口腔的压力梯度。胸腔内压增大也可作用于支气管和细支气管壁。当支气管和细支气管管腔外压力大于管腔内压力时，则细支气管受压变窄。当有阻塞性肺疾患时，由于发生小呼吸道狭窄或不完全阻塞而使呼气时气道阻力明显升高。为克服升高的气道阻力，患者用力呼气，从而又使支气管和细支气管腔外压力进一步变大，细支气管受压后进一步变窄，甚至发生气道萎陷。

表 13-1　肺通气功能障碍的原因

分类	表现	常见病因
限制性通气不足	呼吸肌功能障碍	①中枢神经受损；②周围神经受损；③呼吸肌本身收缩功能障碍
	胸廓顺应性降低	胸廓骨骼病变或胸膜病变
	肺顺应性降低	①表面活性物质合成不足或减少：肺炎，肺血栓；早产婴儿Ⅱ型肺泡上皮细胞发育不完全；②表面活性物质过度消耗：休克、创伤、脓毒血症初期发生过度通气，长期给高浓度氧
阻塞性通气不足	上呼吸道阻塞	支气管异物、肿瘤压迫气道、白喉、喉头水肿等
	小呼吸道阻塞	支气管哮喘，急性和慢性支气管炎

（二）肺换气功能障碍

肺换气是肺泡气与肺毛细血管内血液之间的气体交换过程，是指氧和二氧化碳在气体分压差的作用下通过肺泡-毛细血管膜（简称肺泡膜）弥散的过程。肺泡膜由肺泡表面液层、肺泡上皮细胞、上皮基底膜、间质成分、毛细血管基底膜、内皮细胞组成，正常厚约 $0.6\mu m$。正常成人肺泡总面积为 $80m^2$，静息时参与换气的面积为 $35\sim40m^2$，当肺泡面积减少到正常的 1/2 时，静息状态下气体交换将出现显著障碍。正常静息时，血液流经肺泡毛细血管的时间约为 0.7s，只需 0.25s 血液氧分压就可升至肺泡气氧分压水平。

1. 弥散障碍的原因　弥散障碍通常由肺泡膜增厚、肺泡膜面积减少或弥散时间缩短引起（表 13-2）。

表 13-2　肺弥散障碍的原因

原因	常见病因
肺泡膜厚度增加	矽肺、弥漫性间质纤维化、间质性肺炎、胶原性疾病、间质性肺水肿以及在肺泡壁表面形成透明膜
肺泡膜面积减少	肺叶切除、肺实变、肺不张、肺气肿、肺水肿、肺泡透明膜形成、肺纤维化、肺泡毛细血管扩张等
弥散时间缩短	体力负荷增加使心输出量增加和肺血流加快

2. 弥散障碍时血气变化的特点　气体通过肺泡膜的弥散速度与该气体的跨肺泡膜压及该气体在肺泡膜的溶解度成正比。在相同的跨肺泡膜压下 CO_2 的弥散速度约为 O_2 的 20 倍。在发生弥散障碍时，血液中的 CO_2 能够很快地弥散入肺泡，肺泡气-动脉血 CO_2 分压差不升高，而只表现为 PaO_2 降低。如果存在因 PaO_2 下降引起的代偿性肺总通气量增多，$PaCO_2$ 有可能低于正常值。所以在单纯性弥散障碍时，患者较常出现低氧血症（Ⅰ）型呼吸功能不全。

（三）通气-血流比值失调

成人在静息状态下，每分钟肺泡通气量（VA）约为 4L，每分钟肺泡毛细血管血液灌流量（Q）是 5L，两者的比率（VA/Q）为 0.8。通气和血流量的适当比例是保证流经肺的血液获得足够的氧和充分排出 CO_2 的必要条件。

1. 部分肺泡通气不足　VA/Q 比值降低是指静脉血流经通气不足的肺泡时，血中的气体不能进行充分的气体交换就掺入到动脉血，称为功能性分流或静脉血掺杂。

VA/Q 比值降低时，流经部分肺泡的血液不能充分氧合，血液中的 CO_2 也不能充分排出，造成这部分血液氧分压下降和二氧化碳分压增高。机体此时代偿性地使正常肺泡的通气量增多，VA/Q 比值升高，流经正常肺泡的血液氧分压增高，二氧化碳分压降低。代偿的结果可使 $PaCO_2$ 不变，过度代偿可使 $PaCO_2$ 低于正常，代偿不足可使 $PaCO_2$ 高于正常，这三种情况取决于通气不足肺泡与正常肺泡的比例以及代偿的情况。但是，在以上三种情况下 PaO_2 都会有不同程度的降低。

生理条件下一部分静脉血经支气管静脉和极少的肺内 A-V 吻合支直接流入肺静脉，称为解剖分流，又称真性分流。真性分流增加时 PaO_2 降低。

2. 部分肺泡的血流量不足　部分肺泡血流量减少时，VA/Q 比值增高，流经这部分肺泡的血液二氧化碳分压下降，氧分压则轻微升高。流经这部分肺泡的通气量不能被有效利用，相当于生理死腔内气量，称为死腔样通气。由于这些肺泡的通气量并未相应增加，流经这里的血液 PaO_2 下降和 $PaCO_2$ 增高。它们在与来自血流量不足的肺泡的血液进入体动脉混合之后，$PaCO_2$ 可为正常、低于正常或高于正常。这三种情况取决于血流量不足的肺泡与正常肺泡的比例，以及代偿的情况。但是，在以上三种情况下 PaO_2 都会有不同程度的降低。

表 13-3 为通气-血流比值失调时流经患病肺泡部位的血液氧与二氧化碳分压的变化。由于健康肺泡的代偿可使 $PaCO_2$ 不变，低于正常，或高于正常，取决于病肺与健康肺泡的比例，以及代偿的情况。但是，在以上三种情况下 PaO_2 都会有不同程度的降低。

表 13-3　通气-血流比值失调时病肺 V_A/Q、血 O_2 分压及 CO_2 分压的变化

通气-血流比值失调的分类	功能障碍	V_A/Q	O_2 分压	CO_2 分压
功能性分流（亦称为静脉血掺杂）	部分肺泡通气不足	<0.8	↓↓	↑
死腔样通气	部分肺泡血流量不足	>0.8	↑	↓

三、急性呼吸窘迫综合征

急性呼吸窘迫综合征（ARDS）是指由心源性以外的多种致病因素所导致的以弥漫性肺泡-毛细血管膜损伤为特征的急性呼吸衰竭，患者肺组织可出现充血、水肿、出血、局限性肺不张、血栓形成以及肺泡内透明膜形成等病理变化，继而导致肺的通气功能障碍、严重的肺泡通气与血流比例失调和弥散障碍，临床表现为进行性呼吸困难和低氧血症，甚至因急性呼吸衰竭而导致死亡。ARDS 由直接肺损伤与间接肺损伤引起，直接肺损伤包括严重肺炎、吸入呕吐的胃内容物、吸入有害气体或烟雾、肺挫伤等；间接肺损伤包括菌血症、休克、严重创伤等。

在 ARDS，各种致病因素引起弥散性肺泡毛细血管膜损伤可致：①肺泡毛细血管膜通透性增高，大量富含蛋白质的水肿液进入肺泡内，造成肺水肿，损害肺泡与毛细血管之间的气体弥散；②肺内中性粒细胞和巨噬细胞聚集，释放炎症物质，引起的支气管堵塞和痉挛，造成阻塞性通气不足；③Ⅱ型肺泡细胞的受损使表面活性物质生成减少，肺的顺应性降低，形成肺不张；④肺内炎症介质引起肺血管收缩及微血栓，可引起死腔样通气。这些因素均可导致低氧血症及高碳酸血症（图 13-1）。

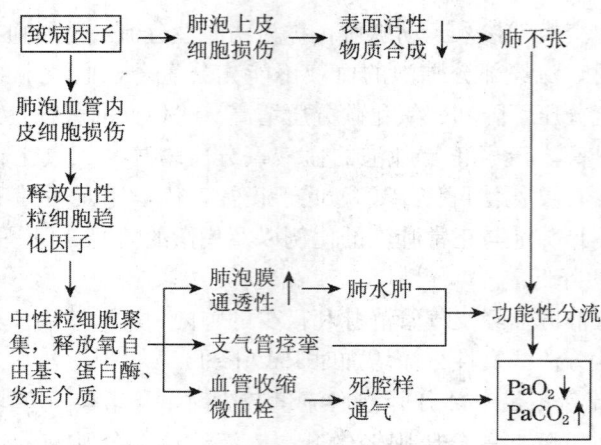

图 13-1 急性呼吸窘迫综合征的发生机制

四、呼吸功能不全对机体功能及代谢的影响

（一）对呼吸中枢的作用（图 13-2）

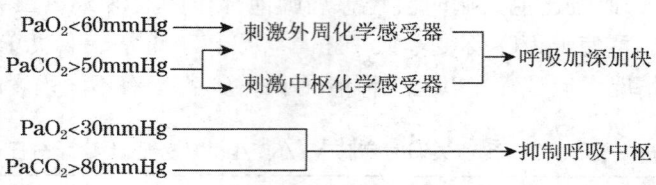

图 13-2　PaO_2 与 $PaCO_2$ 对呼吸的作用

（二）对心血管功能的作用

在急性低氧血症初期，血压升高、心跳加快和心输出量增加，这是由于缺氧反射性兴奋心血管运动中枢的结果。急性缺氧时，皮肤、内脏血管收缩，脑和冠状血管扩张，这一血液重新分布对保护重要生命器官是有利的。缺氧对心脏的直接作用是抑制心脏活动。缺氧可直接损害心肌，降低心肌舒缩功能。长期持续的缺氧还可引起肺源性心脏病，其发病机制有：①缺氧引起肺小动脉收缩，肺动脉压升高，增加右心室后负荷；②慢性缺氧使肺小动脉长期处于收缩状态，可引起肺血管壁平滑肌细胞和成纤维细胞肥大和增生，使血管重塑，形成持续的肺动脉高压；③慢性缺氧所致红细胞增多，使血液黏滞度增高，可增加肺血管阻力；④心肌缺氧可抑制心肌舒缩功能，二氧化碳潴留所致的酸中毒抑制心肌收缩功能（图 13-3）。

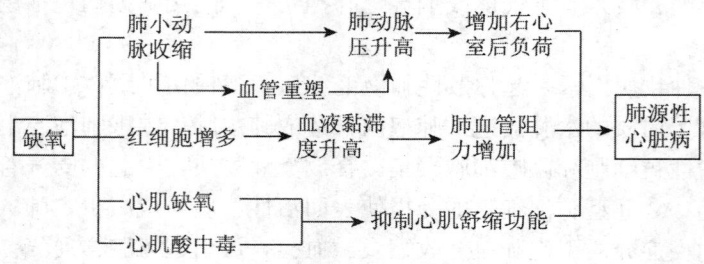

图 13-3　缺氧引起肺源性心脏病的发病机制

(三) 对中枢神经系统的作用

中枢神经系统对缺氧最敏感,当 PaO_2 降至 60mmHg 时,可出现智力和视力轻度减退。如 PaO_2 迅速降至 50mmHg 以下,会引起一系列神经精神症状,如头痛、定向与记忆障碍、精神错乱、嗜睡以至昏迷。当 PaO_2 低于 20mmHg 时,数分钟内即可造成神经细胞的不可逆损害。

血中二氧化碳浓度轻度升高可直接刺激呼吸中枢,引起呼吸加深加快。如 $PaCO_2$ 进一步升高,则刺激作用丧失而出现对呼吸的抑制作用。当 $PaCO_2$ 超过 80mmHg 时,患者可出现头痛、头晕、烦躁不安和精神错乱等表现;当 $PaCO_2$ 达到 120mmHg 时,患者几乎不可避免地发生昏迷。因血中二氧化碳浓度过高而引起的中枢神经系统抑制称为二氧化碳麻醉。

因呼吸功能不全引起的中枢神经系统功能障碍称为肺性脑病。肺性脑病的发病机制主要涉及:①缺氧和酸中毒使脑血管扩张、充血、颅内压增高。$PaCO_2$ 升高 10mmHg,可使脑血流量增加 50%;②缺氧和酸中毒使脑血管内皮细胞损伤,管壁通透性增高,出现脑间质水肿;③降低脑组织和脑脊液 pH(图 13-4)。

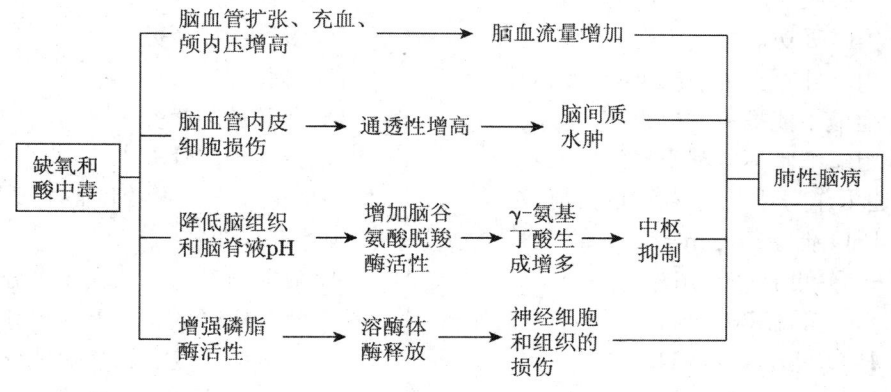

图 13-4 肺性脑病的发病机制

(四) 酸碱平衡改变

1. **呼吸性酸中毒** 主要见于通气障碍所致的呼吸功能不全,常见原因有药物、脑损伤或缺氧等致呼吸中枢抑制,支配呼吸肌的神经肌肉病变,胸廓或肺运动受限,肺病变(肺炎、肺水肿等)以及呼吸道阻塞。因大量二氧化碳潴留,导致原发性血浆碳酸过多。

2. **呼吸性碱中毒** 某些呼吸衰竭(如急性呼吸窘迫综合征引起的呼吸衰竭)患者,由于发生持续性通气过度,CO_2 排出过多,故在早、中期多为失代偿性呼吸性碱中毒。

3. **代谢性酸中毒或呼吸性酸中毒合并代谢性酸中毒** 由于缺氧严重,无氧酵解增强,酸性代谢产物增多,因而可引起代谢性酸中毒,或呼吸性酸中毒合并代谢性酸中毒。如患者合并有肾功能不全或休克、感染等,则可因肾排酸保碱功能障碍或体内固定酸产生增多而进一步加重代谢性酸中毒。此时血清钾浓度增高更为明显。

五、呼吸功能不全时给氧治疗的原则

呼吸功能不全时对患者生命威胁最大的因素是严重缺氧,纠正缺氧非常重要。对只有缺氧而无二氧化碳潴留的患者,可给予高浓度的氧气(一般浓度在 50% 以下)。而对有通气障碍致使二氧化碳潴留的患者,则不应给予高浓度氧,其原因是血中浓度过高的二氧化碳不再能兴奋呼吸中枢,反而对呼吸中枢产生抑制作用,因而主要靠缺氧反射性地兴奋呼吸中枢而调节呼吸。对这类患者的给氧原则上以持续低浓度低流量为宜。

测 试 题

一、名词解释

1. 肺换气　　2. 呼吸功能不全　　3. 呼吸衰竭　　4. 限制性通气不足
5. 阻塞性通气不足　　6. 功能性分流或静脉血掺杂　　7. 死腔样通气
8. 解剖分流或真性分流　　9. 二氧化碳麻醉　　10. 肺性脑病　　11. 肺源性心脏病

二、选择题

【A 型题】

1. 呼吸功能不全通常是
   A. 外呼吸功能严重障碍的后果
   B. 内呼吸功能严重障碍的后果
   C. 内、外呼吸功能严重障碍的后果
   D. 血液不能携氧的后果
   E. 组织细胞不能利用氧的后果

2. 下述可作为呼吸衰竭诊断标准的是
   A. PaO_2 低于 70mmHg
   B. PaO_2 低于 60mmHg
   C. PaO_2 低于 50mmHg
   D. PaO_2 低于 40mmHg
   E. PaO_2 低于 30mmHg

3. 出现严重胸膜病变时，患者可发生
   A. 弥散障碍
   B. 限制性通气不足
   C. 阻塞性通气不足
   D. 死腔气量增加
   E. 肺表面活性物质受破坏

4. 引起阻塞性通气不足的原因是
   A. 白喉
   B. 重症肌无力
   C. 肺泡水肿
   D. 麻醉过深
   E. 早产婴儿

5. 直接影响气道阻力的最主要因素是
   A. 气道内径
   B. 气道长度和形态
   C. 气流速度
   D. 气流类别（层流、湍流）
   E. 气体的密度

6. 阻塞性通气不足可见于
   A. 低钾血症
   B. 多发性神经炎
   C. 胸腔积液
   D. 化脓性脑膜炎
   E. 慢性支气管炎

7. 一般情况下，弥散障碍主要导致动脉血中
   A. 氧分压升高、二氧化碳分压升高
   B. 氧分压降低、二氧化碳分压升高
   C. 氧分压不变、二氧化碳分压不变
   D. 氧分压不变、二氧化碳分压升高
   E. 氧分压降低、二氧化碳分压不变

8. 死腔样通气是指
   A. 肺泡通气严重不均
   B. 部分肺泡通气/血流比升高
   C. 肺泡通气/血流比<0.01
   D. 各部分肺泡通气/血流比自上而下递减
   E. 肺动-静脉短路开放

9. 引起呼吸衰竭最常见的病因是
   A. 上呼吸道急性感染
   B. 炎症使中央气道狭窄、阻塞
   C. 过量麻醉药
   D. 肺栓塞
   E. 慢性阻塞性肺疾患

10. 表面活性物质减少时
    A. 肺泡表面张力不变，肺顺应性增加

B. 肺泡表面张力降低，肺顺应性不变

C. 肺泡表面张力增加，肺顺应性降低

D. 肺泡表面张力降低，肺顺应性增加

E. 肺泡表面张力不变，肺顺应性不变

11. 不易导致功能性分流发生的病变是
    A. 支气管哮喘
    B. 慢性支气管炎
    C. 阻塞性肺气肿
    D. 肺纤维化
    E. 肺动脉栓塞

12. 下列易导致肺换气功能障碍的病变是
    A. 弥散性间质纤维化
    B. 喉头水肿
    C. 支气管异物
    D. 吗啡中毒
    E. 肿瘤压迫气道

13. 急性缺氧可引起
    A. 肾小动脉扩张
    B. 皮肤血管扩张
    C. 脑血管扩张
    D. 肺小动脉扩张
    E. 骨骼肌动脉扩张

14. ARDS 的基本发病环节是
    A. 肺内 DIC 形成
    B. 急性肺淤血水肿
    C. 急性肺不张
    D. 弥漫性肺泡-毛细血管膜损伤
    E. 肺泡内透明膜形成

15. 不易在 ARDS 时出现的肺病理变化是
    A. 肺间质水肿和肺泡水肿
    B. 肺内微血栓形成
    C. 肺泡内透明膜形成
    D. 肺不张
    E. 大片肺组织坏死

16. 对只有缺氧而无二氧化碳潴留的患者，给氧治疗的原则是
    A. 给高浓度氧（浓度在 50% 以下）
    B. 间断性给低浓度低流量氧
    C. 给纯氧
    D. 给高压氧
    E. 持续给低浓度低流量氧

17. 反映总肺泡通气量变化的最佳指标是
    A. 肺活量
    B. 肺潮气量
    C. $PaCO_2$
    D. 氧含量
    E. PaO_2

18. Ⅱ型呼吸衰竭患者输氧的原则是
    A. 快速输入高浓度氧
    B. 间断给低浓度氧
    C. 高流量高浓度间断给氧
    D. 低流量低浓度持续给氧
    E. 输入高压氧

19. 二氧化碳麻醉时，$PaCO_2$ 通常超过
    A. 40mmHg
    B. 50mmHg
    C. 60mmHg
    D. 70mmHg
    E. 80mmHg

【B 型题】
A. 限制性通气不足
B. 阻塞性通气不足
C. 解剖分流增加
D. 肺泡-毛细血管膜损伤
E. 通气与血流比增加

1. 慢性支气管炎患者可出现
2. 支气管扩张时可出现
3. 肺栓塞可导致
4. ARDS 患者可出现
   A. 支气管血管扩张
   B. 肺血管扩张
   C. 呼吸性碱中毒

D. 部分肺泡通气/血流比例降低
E. 部分肺泡通气/血流比例增高
5. 真性分流可出现于
6. 功能性分流是指
7. 死腔样通气是指
8. 过度通气可导致
　　A. 肺血管收缩，脑血管扩张
　　B. 脑血管收缩，肺血管扩张
　　C. 肺血管壁平滑肌细胞和成纤维细胞肥大和增生
　　D. 肾动脉扩张
　　E. 冠状动脉收缩
9. 急性低氧血症时可引起
10. 慢性低氧血症时可引起

三、填空题

1. 根据引起呼吸衰竭的病变部位，分为_____性呼吸衰竭和_____性呼吸衰竭。
2. 根据有或无高碳酸血症，呼吸衰竭可分为_____型呼吸衰竭和_____型呼吸衰竭，其共同特点是有_____血症。
3. 肺通气功能障碍可分为_____和_____。
4. 正常成人肺泡通气与血流比例（VA/Q）约为_____，死腔样通气导致病肺肺泡 VA/Q _____，功能性分流则引起病肺 VA/Q _____。
5. 弥散障碍通常由_____、_____和_____引起。
6. 表面活性物质有_____、_____和_____的功能。
7. 急性呼吸窘迫综合征（ARDS）时出现的功能性分流是因为_____、_____和_____所引起。
8. 严重缺氧对呼吸中枢有直接的_____作用，$PaCO_2$ 升高对呼吸中枢有_____作用，但当 $PaCO_2$ 超过 80mmHg 时，反而_____呼吸中枢。
9. 呼吸衰竭常伴有肺动脉压_____，从而引起右心_____和_____，即肺源性心脏病。

四、问答题

1. 试述呼吸功能不全的概念及判断标准。
2. 简述表面活性物质的特性、生理功能以及与呼吸衰竭的关系。
3. 试述通气与血流比例失调表现的两种形式。
4. 简述 ARDS 的发生机制。
5. 试述呼吸衰竭发生肺源性心脏病的机制。
6. 试述呼吸衰竭时给氧治疗的原则

参考答案

一、名词解释

1. 肺换气是肺泡气与肺毛细血管内血液之间的气体交换过程，是指氧和二氧化碳在气体分压差的作用下通过肺泡-毛细血管膜弥散入血的过程。
2. 呼吸功能不全是指由于外呼吸功能的障碍导致动脉血氧分压低于正常范围，伴有或不伴有动脉血二氧化碳分压升高的病理过程。

3. 呼吸衰竭指由于外呼吸功能的障碍导致动脉血氧分压低于 60mmHg，伴有或不伴有二氧化碳分压高于 50mmHg，为严重的呼吸功能不全。

4. 肺泡在吸气时扩张受限造成肺泡通气量不足称为限制性通气不足。

5. 由于气道狭窄或阻塞所致的通气障碍称为阻塞性通气不足。

6. 当静脉血流经通气不足的肺泡时，血中的气体不能充分地与肺泡内的气体交换就掺入到动脉血，VA/Q 比值降低，称为功能性分流，亦称为静脉血掺杂。

7. 在部分肺泡血流量减少时，VA/Q 比值增高，流经这部分肺泡的相对正常的通气量不能被有效利用，相当于生理死腔内气量，称为死腔样通气。

8. 生理条件下一部分静脉血经支气管静脉和极少的肺内动静脉吻合支直接流入肺静脉（约等于 2%～3% 心输出量），称作解剖分流，也叫做真性分流。

9. 因血中二氧化碳浓度过高而引起的中枢神经系统抑制称为二氧化碳麻醉。

10. 因呼吸功能不全引起的中枢神经系统功能障碍称为肺性脑病。

11. 因呼吸系统疾病使肺血管阻力增加，肺动脉压升高和肺血管重构，引起右心室负荷过重导致右心衰竭称为肺源性心脏病。

二、选择题

A 型题

1. A 2. B 3. B 4. A 5. A 6. E 7. E 8. B 9. E
10. C 11. E 12. A 13. C 14. D 15. E 16. A 17. C 18. D
19. E

B 型题

1. B 2. C 3. E 4. D 5. A 6. D 7. B 8. C 9. A
10. C

三、填空题

1. 中枢　外周
2. 低氧血症（Ⅰ型）　低氧血症伴高碳酸血症（Ⅱ型）　低氧
3. 限制性通气不足　阻塞性通气不足
4. 0.8　增高　降低
5. 肺泡膜增厚　肺泡膜面积减少　弥散时间缩短
6. 降低肺泡表面张力　降低肺泡回缩力　提高肺顺应性
7. 肺水肿　肺不张　支气管痉挛
8. 抑制　兴奋　抑制
9. 升高　肥大　衰竭

四、问答题

1. 由于外呼吸功能的障碍导致动脉血氧分压（PaO_2）低于正常范围，伴有或不伴有动脉二氧化碳分压（$PaCO_2$）升高的病理过程为呼吸功能不全。当 PaO_2 低于 60mmHg，伴有或不伴有 $PaCO_2$ 高于 50mmHg，可诊断为呼吸衰竭。

2. 表面活性物质是由肺泡Ⅱ型上皮细胞分泌的，卵磷脂是其主要成分。表面活性物质的生理功能为降低肺泡表面张力及维持肺泡的稳定性。表面活性物质丧失则大片肺泡萎陷、融合，形成很多微型肺不张。表面活性物质缺乏是发生呼吸功能不全的一个重要原因。

3. 通气与血流比例失调主要有两种形式：①通气与血流比降低：肺萎陷、肺水肿等均引起病变部位肺泡通气不足，流经该部位的毛细血管血流并未减少，导致通气与血流比例小于0.8；②通气与血流比增高：如肺动脉收缩、肺动脉栓塞时，可以引起肺毛细血管灌流减少，而肺泡通气无变化，可使通气与血流比例大于0.8。

4. 急性呼吸窘迫综合征（ARDS）是指由心源性以外的多种致病因素所导致的以弥漫性肺泡-毛细血管膜损伤为特征的急性呼吸衰竭，其发病机制主要有：①肺泡毛细血管膜膜通透性增高，大量富含蛋白质的水肿液进入肺泡内，造成肺水肿，损害肺泡与毛细血管之间的气体弥散；②肺内中性粒细胞和巨噬细胞聚集，释放炎症物质，引起的支气管堵塞和痉挛，造成阻塞性通气不足；③Ⅱ型肺泡细胞的受损使表面活性物质生成减少，肺的顺应性降低，形成肺不张；④肺内炎症介质引起肺血管收缩及微血栓，可引起死腔样通气。这些因素均可导致患者出现进行性呼吸困难和低氧血症，甚至因急性呼吸衰竭而导致死亡。

5. 呼吸衰竭引起肺源性心脏病的机制是：①缺氧引起肺小动脉收缩，肺动脉压升高，增加右心室后负荷；②慢性缺氧使肺小动脉长期处于收缩状态，可引起肺血管壁平滑肌细胞和成纤维细胞肥大和增生，使血管硬化，形成持续的肺动脉高压；③慢性缺氧所致红细胞增多，使血液黏滞度增高，可增加肺血管阻力；④心肌缺氧可抑制心肌舒缩功能，二氧化碳潴留所致的酸中毒抑制心肌收缩功能。

6. 对只有缺氧而无二氧化碳潴留的患者，可给予高浓度的氧气（一般浓度在50%以下）。而对有通气障碍致使二氧化碳潴留的患者，则不应给予高浓度氧，其原因是血中浓度过高的二氧化碳不再能兴奋呼吸中枢，反而对呼吸中枢产生抑制作用，因而主要靠缺氧反射性地兴奋呼吸中枢而调节呼吸。对这类患者的给氧原则上以持续低浓度低流量为宜。

（刘改萍）

第十四章 黄 疸

重点难点解析

一、黄疸的概念

由血浆胆红素浓度增高引起的巩膜、皮肤、黏膜、大部分组织和内脏器官及某些体液和其他组织黄染的现象称为黄疸。血清胆红素正常为 $1.7\sim17.1\mu mol/L$（$1\sim10mg/L$），血清胆红素浓度增高称为高胆红素血症。当血清胆红素浓度超过 $34.4\mu mol/L$（$20mg/L$）时，肉眼即可看出组织黄染，称为显性黄疸。当血清胆红素浓度已超过正常但尚无肉眼可见的组织黄染，称为隐性黄疸。新生儿特别是早产儿出生后数日内由于血浆非酯型胆红素轻度升高引起的一时性黄疸称为新生儿生理性黄疸。新生儿因血清中非酯型胆红素极度升高（高于 $344\mu mol/L$ 即 $200mg/L$），大脑基底神经核被游离的非酯型胆红素黄染并引起相应临床表现的综合征称为核黄疸。

二、胆红素的正常代谢

正常人血中胆红素含量极少，基本为非酯型胆红素，胆红素定性试验为间接反应弱阳性，直接反应阴性。尿中尿胆原含量极少，无酯型胆红素，粪便中有粪胆原和粪胆素（图14-1）。

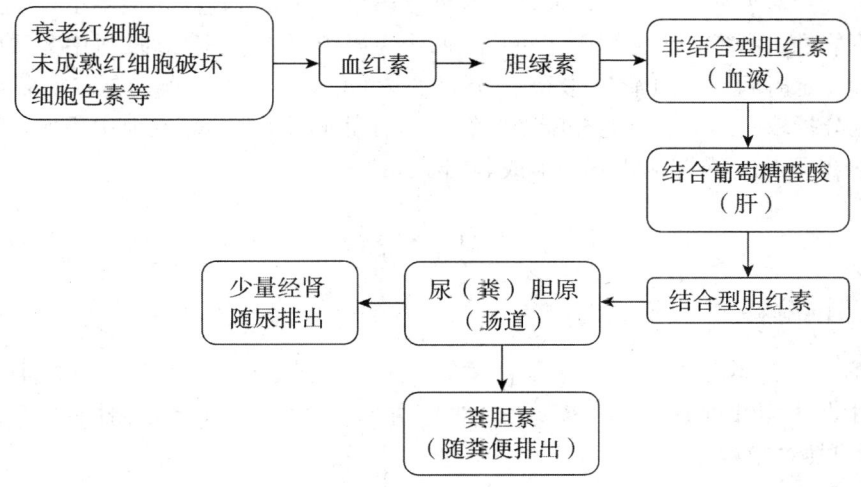

图14-1 胆红素的正常代谢

三、溶血性黄疸

溶血性黄疸时，大量红细胞破坏产生胆红素明显增多，但由于肝对胆红素的摄取、运载、酯化和排泄功能也相应代偿增强，使血中增多的非酯型胆红素得以及时清除，因而溶血性黄疸时，血清非酯型胆红素增多，但一般在 $51.3\sim68.4\mu mol/L$ 范围内，不会超过

153.9μmol/L。但大量溶血所致的贫血，缺氧及释放的毒性产物等也同时在一定程度上损害了肝功能。

由于肝摄取、运载的非酯型胆红素增多，酯化生成的酯型胆红素也增多，故血浆中酯型胆红素浓度亦增高。非酯型胆红素不能从肾排出，故尿中无胆红素。但严重的溶血患者尿中可出现胆红素。酯型胆红素可随胆汁排入肠腔，肠内尿胆原、尿胆素增多，粪色深。过多尿胆原经门脉入肝后，如超过肝的处理能力，则入血增多，经肾排出，使尿中尿胆原也增多。

四、肝细胞性黄疸

肝细胞受损时，由于排泄是许多细胞器参与的耗能过程，因此最容易发生障碍。此时未受损或受损较轻的肝细胞仍可生成酯型胆红素，故血清中主要是酯型胆红素增多。肝细胞性黄疸也可出现血中非酯型胆红素增高，这是因为：①酯型胆红素的排泄障碍可反馈性抑制BGT活性和肝对非酯型胆红素的摄取，导致非酯型胆红素在血中积聚；②肝细胞受损时，溶酶体释出的β-葡萄糖苷酸酶能将酯型胆红素水解为非酯型胆红素和葡萄糖醛酸，非酯型胆红素可反流入血。

肝细胞性黄疸时血清、粪、尿中胆色素特点：血中酯型、非酯型胆红素都增多（以酯型胆红素升高为主），酯型胆红素排泄障碍，入肠腔减少，肠腔内尿胆原、尿胆素产生减少，便颜色浅；由于肝功能障碍，肝从肠腔摄取并重新向肠腔排泄尿胆原减少，可使其入血增多而从尿中排出尿胆原增多。

五、肝外胆道梗阻性黄疸

肝外胆道梗阻是指肝外或肝门部大胆管因各种原因所致的机械性梗阻。梗阻性黄疸时，血清酯型胆红素显著增多，故血清胆红素定性试验呈直接阳性反应，尿中出现胆红素。由于胆汁完全不能进入肠道，大便呈陶土色；因肠内无尿胆原和尿胆素，故尿中无尿胆原。梗阻性黄疸持续一定时间后，血清中非酯型胆红素亦可增多，其原因可能是：①肝细胞功能受损，不能充分摄取、运载和结合非酯型胆红素，因而非酯型胆红素在血中积聚；②酯型胆红素经组织中β-葡萄糖苷酸酶水解而形成非酯型胆红素。

测 试 题

一、名词解释

1. 黄疸　　2. 隐性黄疸　　3. 显性黄疸　　4. 非结合胆红素　　5. 结合胆红素
6. 新生儿生理性黄疸　　7. 核黄疸　　8. 溶血性黄疸　　9. 梗阻性黄疸
10. 肝细胞性黄疸

二、选择题

【A 型题】

1. 正常时胆红素的主要来源是
    A. 肝细胞微粒体内的细胞色素 P450
    B. 肌红蛋白
    C. 衰老的红细胞
    D. 过氧化物酶
    E. 过氧化氢酶

2. 血中胆红素的主要运输形式是
    A. 胆红素-白蛋白
    B. 胆红素-Y 蛋白

C. 胆红素-葡萄糖酸醛酯
D. 胆红素-氨基酸
E. 胆素原
3. 肝细胞内最易与胆红素结合的载体蛋白是
   A. Y 蛋白
   B. Z 蛋白
   C. 球蛋白
   D. 白蛋白
   E. 纤维蛋白
4. 进行胆红素的酯化的肝细胞器是
   A. 粗面内质网
   B. 滑面内质网
   C. 线粒体
   D. 微粒体
   E. 溶酶体
5. 下列不符合正常胆红素代谢特点的是
   A. 血中为非酯型胆红素
   B. 胆红素定性试验直接反应阴性
   C. 尿中含尿胆原
   D. 尿中含胆红素
   E. 粪便含粪胆原
6. 下述哪种疾病不是引起溶血性黄疸的原因
   A. 异型输血
   B. 蚕豆病
   C. 地中海贫血综合征
   D. 胆道结石
   E. 遗传性球形细胞增多症
7. 溶血性黄疸的特点是
   A. 血中结合胆红素含量增高
   B. 血中胆素原明显减少
   C. 尿中胆红素增加
   D. 血中未结合胆红素浓度增高
   E. 粪便颜色变浅
8. 不符合溶血性黄疸特点的检查结果是
   A. 胆红素定性试验间接反应阳性
   B. 尿中尿胆原增多
   C. 粪中尿胆原增多
   D. 尿中无胆红素
   E. 血中结合胆红素增多
9. 核黄疸是指
   A. 脑细胞核黄染变性
   B. 细胞核黄染变性
   C. 大脑胶质细胞核黄染变性
   D. 大脑基底核黄染变性
   E. 大脑网状结构细胞核黄染变性
10. 可在肝细胞性黄疸患者出现的变化是
    A. 尿中无胆红素
    B. 肠道内尿胆原增多
    C. 胆红素定性试验呈双相反应阳性
    D. 粪中尿胆原增多
    E. 尿中尿胆原减少
11. 长期肝外胆道梗阻后，患者可出现的变化是
    A. 胆红素定性试验呈双相反应阳性
    B. 尿中无胆红素
    C. 血中尿胆原增多
    D. 粪中粪胆素增多
    E. 尿中尿胆原增多
12. 酯型胆红素性黄疸的共同发病机制是
    A. 胆红素生成过多
    B. 肝对胆红素摄取障碍
    C. 肝对胆红素的结合障碍
    D. 酯型胆红素的排泄减少而反流入血
    E. 胆红素在血液中运输障碍

【B 型题】
   A. 先天性肝细胞 BGT 缺乏
   B. 肝细胞内胆汁分泌功能障碍
   C. 非结合胆红素生成过多
   D. 肝对胆红素排泄障碍
   E. 先天性肝细胞内 Y 蛋白缺乏
1. 溶血性黄疸是由于
2. 肝细胞性黄疸是由于
3. 肝内胆汁淤积是由于
   A. 血清未结合胆红素增高，胆红素

定性试验呈直接反应阳性
B. 血清未结合胆红素增高，胆红素定性试验呈间接反应阳性
C. 血清结合胆红素增高，胆红素定性试验呈直接反应阳性
D. 血清结合胆红素增高，胆红素定性试验呈间接阳性反应
E. 血清结合和未结合胆红素均增高，胆红素定性试验呈双相反应阳性

4. 溶血性黄疸可见
5. 肝细胞性黄疸可见
6. 长期肝外胆道梗阻可见

A. 尿中无胆红素，尿中尿胆原增多，粪中尿胆原增高
B. 尿中无胆红素，尿中尿胆原减少，粪中尿胆原减少
C. 尿中有胆红素，尿中尿胆原增多，粪中尿胆原减少
D. 尿中有胆红素，尿中尿胆原减少，粪中尿胆原减少
E. 尿中有胆红素，尿中尿胆原增多，粪中尿胆原增多

7. 溶血性黄疸可出现
8. 肝细胞性黄疸可出现
9. 肝外胆道阻塞可出现
10. 新生儿生理性黄疸可出现

三、填空题

1. 正常人血清总胆红素的正常值为_____；当血清胆红素浓度超过_____时，肉眼即可看出组织黄染，称为_____；当血清胆红素已超过正常但尚无肉眼可见的组织黄染，称为_____。
2. 胆红素生成最主要的来源是_____。
3. 正常情况下，胆红素在血浆中以_____形式存在和运输。
4. 非结合型胆红素在血清胆红素定性试验中呈间接反应，故称为_____；结合型胆红素在血清胆红素定性试验中呈直接反应，故称为_____。
5. 黄疸可根据血清中增多的胆红素性质分为未结合胆红素即_____或_____性黄疸和结合胆红素即_____或_____性黄疸。
6. 根据发病学原因可将黄疸分为_____、_____和_____三类。
7. 溶血性黄疸患者血内未结合胆红素含量_____，胆红素定性试验呈_____，随尿和粪排出的尿胆原_____。
8. 新生儿血清内游离的未结合胆红素_____时，则可通过血脑屏障，使_____显著黄染，造成_____。
9. 肝细胞性黄疸患者血清胆红素定性试验呈_____，随粪排出的尿胆原_____；尿内尿胆原_____。
10. 溶血性黄疸患者尿内尿胆原_____；肝细胞性黄疸患者尿内尿胆原_____；肝外胆道梗阻患者尿内尿胆原_____。

四、问答题

1. 简述溶血性黄疸的发生机制。
2. 简析溶血性黄疸时胆红素的临床特点。
3. 试述肝细胞性黄疸胆红素代谢的特点。
4. 试述肝细胞性黄疸患者血清中胆红素增高的机制。
5. 简述梗阻性黄疸的发生机制。

6. 简析梗阻性黄疸的特点。

参考答案

一、名词解释

1. 由血浆胆红素浓度增高引起的巩膜、皮肤、黏膜、大部分组织和内脏器官及某些体液和其他组织黄染的现象称为黄疸。
2. 当血清胆红素浓度已超过正常但尚无肉眼可见的组织黄染时称为隐性黄疸。
3. 当血清胆红素浓度超过正常时，肉眼即可看出组织黄染，称为显性黄疸。
4. 含铁的卟啉化合物分解生成的胆红素未经肝处理与葡萄糖醛酸结合，称为非结合胆红素。
5. 在肝细胞内胆红素与葡萄糖醛酸结合生成葡萄糖醛酸胆红素酯，这种与葡萄糖醛酸结合的胆红素称为结合胆红素。
6. 健康新生儿在出生数日内由于血浆未结合胆红素轻度升高引起的一时性黄疸称为新生儿生理性黄疸。
7. 新生儿因高胆红素血症并发大脑基底神经核被游离的未结合胆红素黄染并引起相应临床表现的综合征称为核黄疸。
8. 由于红细胞破坏过多，使血清中的非酯型胆红素增多而引起的黄疸称为溶血性黄疸，也称为肝前性黄疸。
9. 各种原因造成胆道狭窄或阻塞，使酯型胆红素排出障碍而逆流入血引起的黄疸，称为梗阻性黄疸，也称为肝后性黄疸。
10. 由于肝细胞发生严重损伤而引起的黄疸称为肝细胞性黄疸。

二、选择题

A 型题
1. C 2. A 3. A 4. B 5. D 6. D 7. D 8. E 9. D
10. C 11. A 12. D

B 型题
1. C 2. D 3. B 4. B 5. E 6. E 7. A 8. C 9. D
10. A

三、填空题

1. 1.7~17.1μmol/L　34.4μmol/L　显性黄疸　隐性黄疸
2. 衰老红细胞（血红蛋白）
3. 胆红素-白蛋白
4. 间接胆红素　直接胆红素
5. 非酯性胆红素　间接反应性胆红素　酯型胆红素　直接反应性胆红素
6. 溶血性（肝前性）　肝细胞性（肝性）　梗阻性（肝后性）
7. 增多　间接反应阳性　增多

8. 增高　大脑基底神经核　胆红素脑病（核黄疸）
9. 双相反应阳性　减少　增多
10. 增多　增多　减少

四、问答题

1. 溶血性黄疸的发生机制是在多种致红细胞破坏的因素作用下，如免疫性因素（如异型输血）、生物性因素（如细菌性心内膜炎、病毒性肝炎）、物理性因素（如大面积烧伤）、化学性因素（如苯肼、铅）、遗传性因素（如遗传性红细胞增多症）等，有大量红细胞被破坏形成非酯型胆红素，当超过肝处理能力时即大量出现于血液中，引起黄疸。

2. 溶血性黄疸时胆红素的临床特点是：①红细胞破坏增加，血清中非酯型胆红素增多，胆红素定性试验呈间接反应阳性；②未结合胆红素不能经肾排出，因此尿中没有胆红素；③由于肝摄取、运载的非酯型胆红素增多，酯化生成的酯型胆红素也增多，随胆汁排入肠腔，肠内尿胆原、尿胆素增多，粪色深。过多尿胆原经门脉入肝后，如超过肝的处理能力，则入血增多，经肾排出，使尿中尿胆原也增多。

3. 肝细胞性黄疸患者血清结合和未结合胆红素均增高，所以胆红素定性实验呈双相反应阳性。结合胆红素能溶于水，可经肾排出，所以尿中出现胆红素。由于结合胆红素进入肠道减少，肠道内尿胆原、尿胆素的形成也因而减少，故粪色可能稍淡。由肠道重吸收的尿胆原也减少，但因肝细胞功能障碍，故摄取并重新向肠道排泄尿胆原的能力减弱，因而有较多的尿胆原通过肝而随尿排出，尿中尿胆原增多。

4. 肝细胞受损时，虽然对胆红素的摄取、酯化和排泄都可发生障碍，但其中排泄是一个限速步骤，因而最易发生障碍，故肝细胞性黄疸患者血清中主要是结合胆红素增多，其机制可能是：①由于肝细胞排泄功能障碍，结合胆红素在肝细胞中滞留并反流入血；②相邻肝细胞坏死引起毛细胆管破裂，胆汁成分从裂口反流入血；③毛细胆管通透性增高，胆汁成分可经肝细胞进入血液；④毛细胆管被炎性细胞阻塞，促进胆汁成分反流入血。肝细胞性黄疸患者血清未结合胆红素也可增多，其机制可能是：①结合胆红素的排泄障碍可反馈性抑制BGT活性和肝对非结合胆红素的摄取；②肝细胞受损时，溶酶体释出的β-葡萄糖醛酸酶能将胆红素水解为非结合胆红素，后者可反流入血。

5. 梗阻性黄疸的发生机制是由于胆道炎、结石、寄生虫或胆道受肿瘤压迫，使胆汁排入十二指肠受阻，胆汁淤积造成胆管扩张，当压力升高到一定程度时，引起小胆管和毛细胆管内压升高，最后发生破裂，酯型胆红素和其他胆酸盐可逆流进入血液中。

6. 梗阻性黄疸的胆红素变化特点是：①血清中酯型胆红素增多，定性试验呈直接反应阳性；②酯型胆红素是水溶性的，可随尿排出，尿中出现胆红素；③酯型胆红素排入肠内发生障碍，粪胆素原、尿胆素原都减少，粪便、小便颜色可变浅，尤其是粪便。尿中因有酯型胆红素可能颜色变化不太明显。梗阻黄疸持续一段时间后，血清中未结合胆红素亦可增多，其原因可能是：①肝细胞功能受一定影响，因而不能充分摄取、运载和酯化未结合胆红素；②结合胆红素被许多组织中的β-葡萄糖醛酸酶脱酯化而形成未结合胆红素。

（王秀丽）

第十五章　肝功能不全

重点难点解析

一、肝功能不全的概念

肝作为机体物质代谢的中心具有分泌排泄、合成、生物转化和屏障解毒等多种生理功能，肝实质细胞发生功能障碍时，首先发生分泌功能障碍（高胆红素血症）、然后出现合成功能障碍（低蛋白血症）以及解毒功能障碍（激素灭活障碍，血氨、芳香族氨基酸水平增高等）。

肝功能不全是指各种致肝损伤因素使肝细胞（包括肝实质细胞和库普弗细胞）发生严重损害，使其代谢、分泌、合成、解毒与免疫功能发生严重障碍，机体出现黄疸、出血、继发性感染、肾功能障碍、肝性脑病等一系列临床表现的综合征。肝功能衰竭一般是指肝功能不全的晚期阶段，临床主要表现为肝性脑病与肝肾综合征。

二、肝功能不全时主要的功能和代谢障碍

肝功能不全时可有多种物质代谢和功能障碍，主要表现为：

（一）物质代谢障碍

肝功能不全时物质代谢障碍有多种表现：①低血糖或糖耐量降低：大量肝细胞损伤使肝糖原合成、转化和储备减少，加之肝细胞对胰岛素的灭活减少，血中胰岛素含量升高易引起低血糖；②低白蛋白血症：肝细胞损伤使血浆白蛋白合成明显减少，出现低白蛋白血症，造成血浆胶体渗透压降低；③低胆固醇血症：受损肝细胞合成胆固醇减少，对血浆胆固醇酯化降低，血浆胆固醇酯浓度降低；④低钾血症：肝对醛固酮的灭活能力减弱，加之肝硬化伴有腹水时，可激活肾素-血管紧张素-醛固酮系统，引起醛固酮分泌增多，促进肾排钾；⑤低钠血症：有效循环血量减少引起的ADH分泌增多及肝对ADH的灭活能力减弱，导致水潴留；长期限盐饮食，钠摄入不足以及长期应用利尿剂、大量放腹水等导致钠丢失过多。

（二）分泌和排泄功能障碍

因肝对胆红素的摄取、结合和排泄障碍而出现高胆红素血症和黄疸。

（三）凝血与纤维蛋白溶解障碍

表现为出血与出血倾向，发生机制有：①凝血因子合成减少、消耗增多；②血中抗凝物质增多；③易发生原发性纤维蛋白溶解；④血小板量与功能异常。

（四）免疫功能障碍

表现为肠源性内毒素血症，发生机制有：①来自肠道的内毒素经侧支循环绕过肝库普弗细胞的解毒，直接进入体循环；②库普弗细胞功能受损，清除内毒素的能力减弱；③肠黏膜屏障功能受损，经肠道吸收的内毒素增多。

（五）生物转化功能障碍

主要为：①药物代谢障碍；②解毒功能障碍；③激素灭活障碍。

三、肝功能不全的分类

根据病因不同可将肝功能不全分为两类：①急性肝功能不全：常见于因重症病毒性肝炎、药物性肝炎、中毒性肝炎和妊娠期急性脂肪肝等引起的严重而广泛的肝细胞变性。该型起病急促、病情凶险，又称暴发性肝功能衰竭。②慢性肝功能不全：多见于各种原因引起的肝硬化和部分肝癌的晚期。病情进展缓慢，病程长，往往在某些诱因作用下病情突然加剧。其发病学基础为肝细胞广泛坏死和弥漫性结缔组织增生。

四、肝性脑病的概念、病因与诱因

肝性脑病是继发于严重肝疾患的神经精神综合征。

肝性脑病的致病原因是神经毒质，多为蛋白质代谢产物，如氨、硫醇类（蛋氨酸产物）、短链脂肪酸、苯乙醇胺、羟苯乙醇胺和5-羟色胺等。

肝性脑病的诱因主要有：①上消化道出血和不适当的蛋白质饮食，消化道出血是肝硬化患者发生脑病最常见的诱因；②电解质和酸碱平衡紊乱；③感染；④镇静剂、麻醉药物的使用不当；⑤肾衰竭。急性肝性脑病的诱因不明显，而慢性肝性脑病常在诱因作用下引发。

五、肝性脑病的发病机制

（一）氨中毒学说

1. 血氨增高的机制见图15-1。

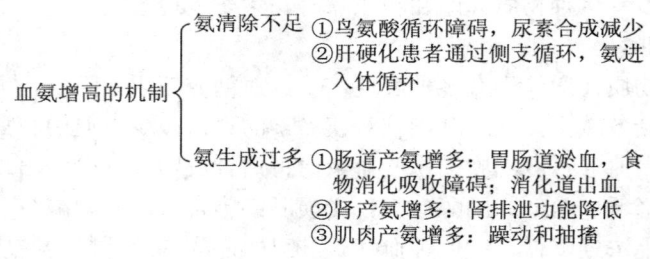

图15-1　血氨增高的机制

此外，氨的吸收还与肠道的pH密切相关。肠道pH降低，氨的吸收减少；肠道pH升高，氨的吸收增多。

2. 血氨升高引起肝性脑病的机制见图15-2。

（二）假性神经递质学说

肝功能严重损伤时脑内产生的生物胺明显增多，如苯乙醇胺和羟苯乙醇胺，它们的化学结构与正常神经递质去甲肾上腺素和多巴胺极为相似，但生理效能远较正常递质为弱，无法完成正常神经递质的功能，造成神经系统功能障碍，故称为假性神经递质（图15-3）。

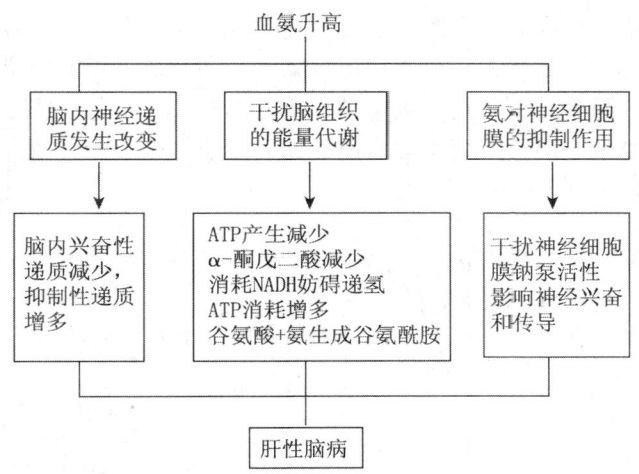

图 15-2 血氨升高引起肝性脑病的机制

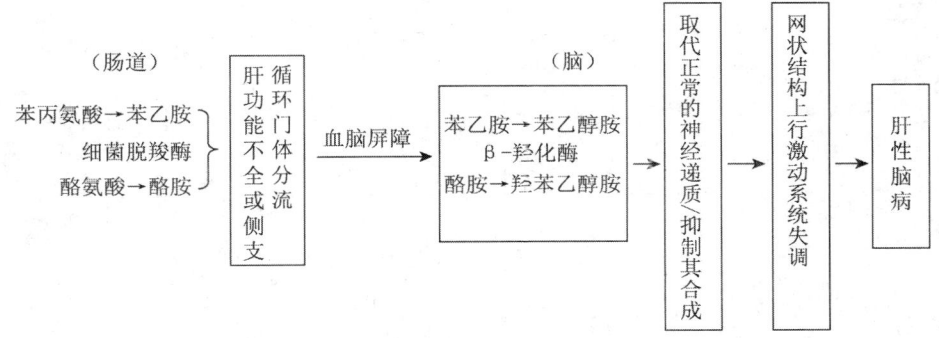

图 15-3 假性神经递质的产生及作用

(三) 血浆氨基酸失衡学说

1. 血浆氨基酸失衡的原因见图 15-4。

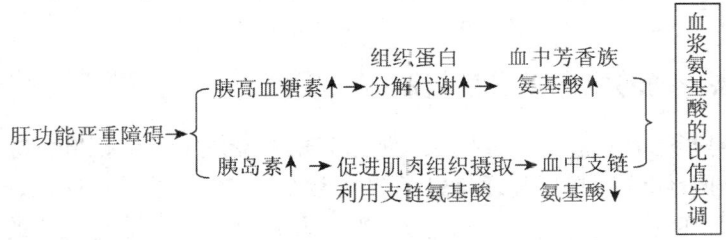

图 15-4 血浆氨基酸失衡的原因

2. 芳香族氨基酸的作用 芳香族氨基酸（酪氨酸、苯丙氨酸、色氨酸）与支链氨基酸（亮氨酸、异亮氨酸、缬氨酸）同属中性氨基酸，经同一载体转运通过血脑屏障。肝功能障碍导致的血中芳香族氨基酸增多和支链氨基酸减少使芳香族氨基酸进入脑细胞增多。当脑细胞内酪氨酸、苯丙氨酸和色氨酸增多时，可通过抑制酪氨酸羟化酶与多巴脱羧酶使多巴胺和去甲肾上腺素合成减少。同时，在芳香族氨基酸脱羧酶作用下分别生成羟苯乙醇胺和苯乙醇胺，使脑内假性神经递质明显增多。血浆白蛋白减少，使游离的色氨酸增加，入脑的色氨酸增多，并在色氨酸羟化酶作用下，产生大量的5-羟色胺。5-羟色胺是抑制性神经递质，同时也可作为一种假性神经递质而被肾上腺素能神经元摄取、贮存和释放。

（四）γ-氨基丁酸学说　见图15-5。

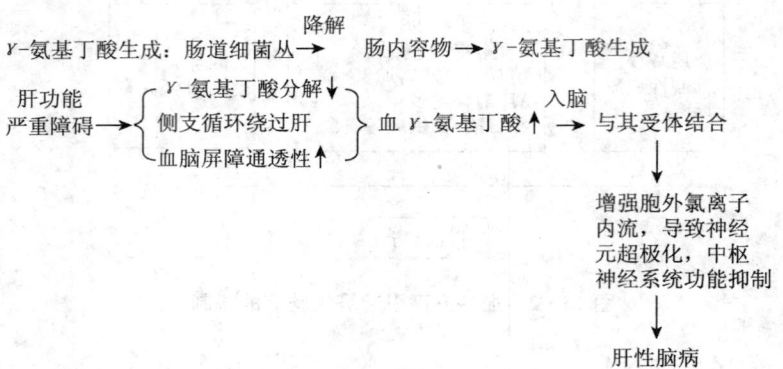

图15-5　γ-氨基丁酸学说

（五）高血氨-氨基酸失衡综合学说　见图15-6。

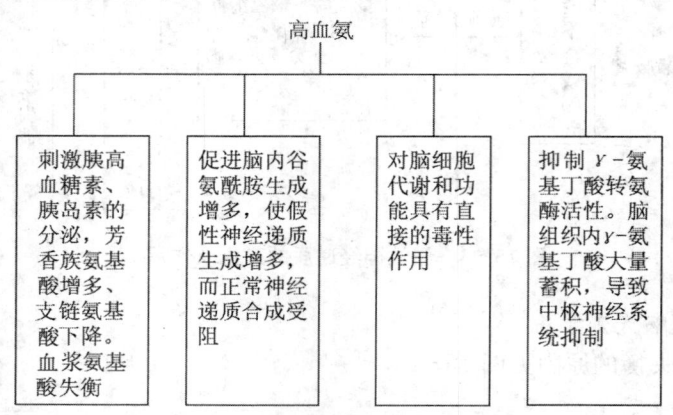

图15-6　高血氨-氨基酸失衡学说

六、肝肾综合征的概念和发生机制

肝肾综合征是指患者在肝功能失代偿期所继发的肾衰竭。近年把肝肾综合征分为真性和假性两种。真性肝肾综合征是指肝硬化患者在失代偿期所发生的功能性肾衰竭及重症肝炎所伴随的急性肾小管坏死。除此之外，凡是同一病因使肝和肾同时受到损害的均属假性肝肾综合征。肝肾综合征的发病机制与肝硬化引起肾血流量减少有关，后者可反射性引起交感-肾上腺髓质系统兴奋、肾素-血管紧张素系统激活、缓激肽活性不足、内毒素血症、PGE_2合成减少及TXA_2增多，加重肾血管收缩。

测 试 题

一、名词解释

1. 肝功能不全　　2. 肝功能衰竭　　3. 肝性脑病　　4. 肠源性内毒素血症
5. 假性神经递质　　6. 肝肾综合征

二、选择题

【A 型题】

1. 肝细胞损害导致的肝功能障碍不包括
   A. 糖代谢障碍
   B. 电解质代谢紊乱
   C. 胆汁分泌障碍
   D. 内毒素清除障碍
   E. 激素灭活功能障碍

2. 肝性脑病的确切概念是指
   A. 肝功能衰竭并发精神病
   B. 继发于严重肝疾患的神经精神综合征
   C. 肝功能衰竭并发昏迷
   D. 肝功能衰竭并发脑水肿
   E. 肝功能严重障碍伴有黄疸、出血等的临床综合征

3. 外源性肝性脑病主要继发于
   A. 肝硬化
   B. 肝细胞性黄疸
   C. 暴发性肝炎
   D. 肝血吸虫病
   E. 肝癌

4. 临床应用左旋多巴治疗部分肝性脑病的机制是
   A. 降低血氨
   B. 促进支链氨基酸进入脑组织
   C. 促进芳香族氨基酸进入脑组织
   D. 促进神经递质前体形成真性神经递质
   E. 促进脑组织合成 ATP

5. 肝功能障碍患者易发生出血倾向最主要是由于
   A. 凝血因子合成减少
   B. 肝素生成增多
   C. 纤维蛋白利用减少
   D. 凝血因子消耗增多
   E. 肝破坏血小板

6. 肝性脑病时血氨生成过多的最主要原因是
   A. 肠道产氨增多
   B. 肌肉产氨增多
   C. 脑产氨增多
   D. 肾重吸收氨增多
   E. 血中 NH_4^+ 向 NH_3 转化增多

7. 血氨升高引起肝性脑病的最主要机制是
   A. 使脑内形成乙酰胆碱增多
   B. 使脑内形成谷氨酰胺减少
   C. 抑制大脑边缘系统
   D. 干扰脑细胞能量代谢
   E. 使去甲肾上腺素作用减弱

8. 肝性脑病患者氨清除不足的原因主要是
   A. 三羧酸循环障碍
   B. 谷氨酸合成障碍
   C. 谷氨酰胺合成障碍
   D. 鸟氨酸循环障碍
   E. 肾小管分泌氨减少

9. 结肠内 pH 降到 5.0 时
   A. 肠道吸收氨↑，以 NH_4^+ 形式排出体外↑
   B. 肠道吸收氨↑，以 NH_4^+ 形式排出体外↓
   C. 肠道吸收氨↓，以 NH_4^+ 形式排出体外↑
   D. 肠道吸收氨↓，以 NH_4^+ 形式排出体外↓

E. 肠道吸收氨↓，以 NH₃ 形式排出体外↑

10. 不属于氨对脑的毒性作用的是
    A. 干扰脑的能量代谢
    B. 使脑内兴奋性递质产生减少
    C. 使脑内抑制性递质产生增多
    D. 使脑的敏感性增高
    E. 抑制脑细胞膜的功能

11. 氨中毒时
    A. 脑内谷氨酸↑，乙酰胆碱↑，γ-氨基丁酸↑，谷氨酰胺↑
    B. 脑内谷氨酸↓，乙酰胆碱↓，γ-氨基丁酸↑，谷氨酰胺↑
    C. 脑内谷氨酸↑，乙酰胆碱↑，γ-氨基丁酸↓，谷氨酰胺↓
    D. 脑内谷氨酸↑，乙酰胆碱↓，γ-氨基丁酸↑，谷氨酰胺↓
    E. 脑内谷氨酸↓，乙酰胆碱↑，γ-氨基丁酸↓，谷氨酰胺↑

12. 肝性脑病时脑内增加的假性神经递质有
    A. 苯乙胺和酪胺
    B. 苯乙胺和苯乙醇胺
    C. 酪胺和多巴胺
    D. 苯乙胺和多巴胺
    E. 苯乙醇胺和羟苯乙醇胺

13. 假性神经递质引起肝性脑病的机制是
    A. 干扰脑的能量代谢
    B. 使脑细胞产生抑制性突触后电位
    C. 干扰脑细胞膜的功能
    D. 与正常递质竞争受体，但其效应远较正常递质为弱
    E. 引起血浆氨基酸失衡

14. 肝性脑病患者血浆氨基酸失衡表现为
    A. 支链氨基酸含量降低，芳香族氨基酸含量降低
    B. 支链氨基酸含量降低，芳香族氨基酸含量增加
    C. 支链氨基酸含量增加，芳香族氨基酸含量增加
    D. 支链氨基酸含量增加，芳香族氨基酸含量正常
    E. 支链氨基酸含量正常，芳香族氨基酸含量降低

15. 肝性脑病患者血液中支链氨基酸减少的机制主要是
    A. 支链氨基酸经肠道排出
    B. 支链氨基酸进入中枢
    C. 支链氨基酸经肾排出
    D. 胰高血糖素增加，促进肝摄取利用支链氨基酸
    E. 胰岛素增加，促进肌肉等组织利用摄取支链氨基酸

16. 血浆氨基酸失衡学说中所说的芳香族氨基酸包括
    A. 亮氨酸、异亮氨酸和缬氨酸
    B. 苯丙氨酸、酪氨酸和色氨酸
    C. 亮氨酸、缬氨酸和色氨酸
    D. 异亮氨酸、色氨酸和缬氨酸
    E. 苯丙氨酸和异亮氨酸

17. 肝性脑病患者血液中芳香族氨基酸含量增多可增加脑内的
    A. γ-氨基丁酸
    B. 羟苯乙醇胺
    C. 乙酰胆碱
    D. 去甲肾上腺素
    E. 多巴胺

18. 色氨酸在脑内形成并被肾上腺素神经元摄取的假性神经递质是
    A. 酪胺
    B. 羟苯乙醇胺
    C. 苯乙胺
    D. 苯乙醇胺
    E. 5-羟色胺

19. 肝功能衰竭时，脑内γ-氨基丁酸增多主要是由于
    A. 大脑胶质细胞产生γ-氨基丁酸增多
    B. 突触前神经元合成γ-氨基丁酸增多

C. 肠细菌产生 γ-氨基丁酸增多
D. 肝清除 γ-氨基丁酸减少
E. 中枢神经系统分解 γ-氨基丁酸减少

20. 血氨增高可以造成
   A. 支链氨基酸↑，芳香族氨基酸↑
   B. 支链氨基酸↓，芳香族氨基酸↑
   C. 支链氨基酸↓，芳香族氨基酸↓
   D. 支链氨基酸↑，芳香族氨基酸↓
   E. 支链氨基酸正常，芳香族氨基酸↑

21. 不属于引起肝性脑病的毒性物质的是
   A. 羟苯乙醇胺
   B. 苯乙醇胺
   C. 多巴胺
   D. 5-羟色胺
   E. 短链脂肪酸

22. 下述诱发肝性脑病的因素中最常见的是
   A. 消化道出血
   B. 利尿剂使用不当
   C. 便秘
   D. 感染
   E. 尿毒症

23. 不易诱发肝性脑病的因素是
   A. 感染
   B. 便秘
   C. 消化道出血
   D. 代谢性酸中毒
   E. 应用利尿剂

24. 消化道出血诱发肝性脑病的最主要机制是
   A. 引起失血性休克
   B. 肠道产氨增加
   C. 脑组织缺血缺氧
   D. 血中苯乙胺和酪胺增加
   E. 破坏血脑屏障，假性神经递质入脑

25. 以下消除肝性脑病诱因的做法错误的是：
   A. 预防和纠正碱中毒
   B. 合理应用利尿剂和抽放腹水
   C. 尽量增加蛋白质的摄入
   D. 慎用镇静剂和麻醉剂
   E. 防止便秘

26. 与肝肾综合征的发病机制无关的是
   A. 低血容量
   B. 前列腺素合成不足
   C. 内毒素血症
   D. 肾素-血管紧张素系统活动增强
   E. 激肽释放酶-激肽系统活动增强

27. 肝功能严重受损时，不易引起肾血管收缩的是
   A. 低血容量
   B. 前列腺素合成增多
   C. 肾素-血管紧张素系统活动增强
   D. 缓激肽减少
   E. 内脏血流动力学改变

28. 治疗肝性脑病的方法中错误的是
   A. 口服乳果糖
   B. 肥皂水灌肠
   C. 给予左旋多巴
   D. 稀醋酸高位灌肠
   E. 静脉点滴谷氨酸钠

【B 型题】
   A. 肌肉
   B. 神经
   C. 肝
   D. 肾
   E. 肠道上皮细胞

1. 清除血中支链氨基酸的主要器官是
2. 清除血氨的主要器官是
3. 清除血中芳香族氨基酸的主要器官是
   A. 干扰脑的能量代谢
   B. 抑制脑细胞内呼吸
   C. 取代正常神经递质
   D. 抑制谷氨酰胺的合成
   E. 使神经元超极化而抑制中枢神经系统

4. 氨对脑的毒性作用是
5. 苯乙醇胺对脑的毒性作用是

6. γ-氨基丁酸对脑的毒性作用是
   A. 苯丙氨酸、酪氨酸和色氨酸
   B. 亮氨酸、异亮氨酸和缬氨酸
   C. 苯乙醇胺、羟苯乙醇胺和5-羟色胺
   D. γ-氨基丁酸和谷氨酰胺
   E. 谷氨酸和乙酰胆碱
7. 抑制性中枢神经递质是
8. 引起肝性脑病的假性神经递质是
9. 支链氨基酸是指
10. 芳香族氨基酸是指
11. 兴奋性中枢神经递质是指
    A. 抑制肠道产氨
    B. 增加脑内多巴胺和去甲肾上腺素含量
    C. 纠正氨基酸失衡
    D. 降低血中γ-氨基丁酸
    E. 合成谷氨酰胺降低血氨
12. 肝性脑病时用左旋多巴治疗的直接作用是
13. 肝性脑病口服乳果糖治疗的直接作用是
14. 肝性脑病用谷氨酸治疗的直接作用是
15. 肝性脑病用复方氨基酸治疗的直接作用是

三、填空题

1. 肝功能衰竭一般指肝功能不全_____期，临床主要表现有_____与_____。
2. 肝功能障碍时较常见的水与电解质代谢紊乱的类型是：血钾_____，血钠_____，体内水_____。
3. 解释肝性脑病发生机制的主要学说有_____、_____、_____和_____。
4. 肝性脑病时血氨升高的主要原因是_____和_____，这二者以_____为主。
5. 引起肝性脑病的假性神经递质主要是指_____和_____，其结构分别与正常神经递质_____和_____相似。
6. 血氨升高引起肝性脑病的机制为_____、_____和_____。
7. 进入脑内的氨增多后，可使脑内的中枢兴奋性递质_____和_____减少；使中枢抑制性递质_____和_____增多。
8. 肝性脑病患者血浆中氨基酸比值异常，表现在_____减少，而_____增加。
9. 诱发肝性脑病的最常见的因素是_____，它诱发肝性脑病的主要机制是_____。
10. 乳果糖可以_____肠道pH，一方面_____肠道细菌活性，控制肠道_____的生成；另一方面吸引血液中的_____向肠道扩散，从而治疗肝性脑病。

四、问答题

1. 试述肝性脑病患者血氨升高的原因。
2. 试述假性神经递质的形成及导致昏迷的机制。
3. 试述色氨酸增多在肝性脑病的发病机制中的作用。
4. 肝硬化伴有消化道出血患者发生肝性脑病的可能机制是什么？
5. 何谓血浆氨基酸失衡？试述其产生的原因及后果。

6. 试述肝性脑病的发病机制中γ-氨基丁酸学说的主要内容。
7. 试述高血氨与血浆氨基酸失衡在肝性脑病的发病机制中起什么作用？
8. 减少肝性脑病诱因的常见措施有哪些？

参考答案

一、名词解释

1. 肝功能不全是指各种因素使肝细胞（包括肝实质细胞和肝库普弗细胞）发生严重损害，使其代谢、分泌、合成、解毒与免疫功能发生严重障碍，机体出现黄疸、出血、继发性感染、肾功能障碍、肝性脑病等临床表现的综合征。

2. 肝功能衰竭是指肝功能不全的晚期阶段，是由于肝实质细胞与库普弗细胞功能障碍而引起的综合征，其主要临床表现为肝性脑病与肝肾综合征。

3. 肝性脑病是继发于严重肝疾患的以意识障碍为主的神经精神综合征。

4. 肠源性内毒素血症是指由于通过肝窦的血流量减少、库普弗细胞功能受抑制、内毒素从结肠漏出过多、内毒素吸收过多等原因引起的体循环血液中内毒素增多。

5. 假性神经递质是指肝性脑病患者脑内产生的生物胺，如苯乙醇胺和羟苯乙醇胺，它们的化学结构与正常神经递质去甲肾上腺素和多巴胺相似，但生理效能远较正常递质为弱，当被神经末梢摄取和释放时，可造成神经系统功能障碍。

6. 肝肾综合征是指患者在肝功能失代偿期所继发的肾衰竭，可分为真性和假性两种，真性肝肾综合征是指肝硬化患者在失代偿期所发生的功能性肾衰竭及重症肝炎所伴随的急性肾小管坏死，而同一病因使肝和肾同时受到损害的属假性肝肾综合征。

二、选择题

A型题

1. D 2. B 3. A 4. D 5. A 6. A 7. D 8. D 9. C
10. D 11. B 12. E 13. D 14. B 15. E 16. B 17. D 18. B
19. D 20. B 21. C 22. A 23. D 24. B 25. C 26. E 27. B
28. B

B型题

1. A 2. C 3. C 4. A 5. C 6. E 7. D 8. C 9. B
10. A 11. E 12. B 13. A 14. E 15. C

三、填空题

1. 晚　肝性脑病　肝肾综合征
2. 降低　降低　潴留
3. 氨中毒学说　假性神经递质学说　血浆氨基酸失衡学说　γ-氨基丁酸学说　高血氨-血浆氨基酸失衡综合学说
4. 氨清除不足　氨产生过多　氨清除不足
5. 苯乙醇胺　羟苯乙醇胺　去甲肾上腺素　多巴胺

6. 干扰脑的能量代谢　使脑的递质发生改变　对神经细胞膜的抑制作用
7. 谷氨酸　乙酰胆碱　谷氨酰胺　γ-氨基丁酸
8. 支链氨基酸　芳香族氨基酸
9. 消化道出血　肠道产氨增多
10. 降低　抑制　氨　氨

四、问答题

1. 肝性脑病患者血氨升高的原因是：①肝功能不全患者伴上消化道出血，血液蛋白质在肠道内细菌作用下可产生氨；②肝硬化时由于门静脉血流受阻，致使肠黏膜淤血水肿，食物消化、吸收和排空都发生障碍，氨的生成增多；③肝硬化晚期合并肾功能障碍而发生氮质血症，肠道内尿素增加，在细菌尿素酶的作用下产氨增多；④肝性脑病患者出现躁动，使肌肉活动增强，腺苷酸分解产氨增多。

2. 蛋白质饮食中含有苯丙氨酸和酪氨酸，在肠道细菌脱羧酶的作用下可生成苯乙胺和酪胺。肝功能受损时，苯乙胺和酪胺随血液进入脑组织，在脑细胞羟化酶的作用下形成苯乙醇胺和羟苯乙醇胺。因二者化学结构与去甲肾上腺素和多巴胺等正常神经递质相似，而生理效能远较正常神经递质为弱，故称为假性神经递质。当脑干网状结构中假性神经递质增多时，则竞争性地取代正常神经递质，致使网状结构上行激动系统传至大脑皮质的兴奋冲动受阻，以至大脑功能发生抑制，出现意识障碍甚至昏迷。

3. 色氨酸增多在肝性脑病发病中的作用主要是：①假性神经递质与抑制性递质增多：色氨酸属芳香族氨基酸，色氨酸增多，通过血脑屏障在脑内形成5-羟色胺。5-羟色胺是中枢神经系统的抑制性递质，同时5-羟色胺又可作为一种假性神经递质被肾上腺素神经元摄取而取代正常递质；②正常神经递质合成减少：色氨酸抑制酪氨酸转变为多巴，5-羟色胺抑制多巴转变为多巴胺。因此，脑内5-羟色胺增多可以抑制中枢神经系统的功能，引起肝性脑病。

4. 肝硬化时门脉血流受阻，致使消化道黏膜淤血水肿，消化、吸收和排空障碍，此时消化道出血，血液蛋白质在肠道细菌作用下产生大量氨。血氨升高可引起：①脑的能量代谢障碍：血氨升高使ATP生成不足或消耗过多，不能维持中枢神经系统的兴奋活动；②脑内神经递质发生改变：脑内兴奋性递质（乙酰胆碱、谷氨酸）减少和抑制性递质（γ-氨基丁酸、谷氨酰胺）增多，致使神经递质之间的作用失去平衡；③神经细胞膜的直接抑制：氨干扰神经细胞膜钠泵的活性，使膜电位变化和兴奋性异常。氨与K^+竞争，影响Na^+、K^+在神经细胞膜内、外的正常分布，从而干扰神经传导活动。此外，消化道出血还可引起血容量减少，若供给脑的血量减少，可增加脑对毒性物质的敏感性，引起脑功能障碍。

5. 血浆氨基酸失衡指肝性脑病患者的血浆氨基酸比值出现异常的现象，其特征是苯丙氨酸、酪氨酸和色氨酸等芳香族氨基酸增多，而支链氨基酸如亮氨酸、异亮氨酸和缬氨酸降低。肝性脑病患者发生这种异常现象的原因有两个方面：①由于肝功能严重障碍或门-体侧支循环形成，致使胰岛素在肝内灭活减弱，形成高胰岛素血症，后者可增强骨骼肌对支链氨基酸的摄取和分解，故血浆支链氨基酸水平下降；②芳香族氨基酸的分解代谢只能在肝内进行，当肝功能严重受损时血浆中芳香族氨基酸水平便明显升高。芳香族氨基酸与支链氨基酸由同一载体转运而通过血脑屏障，在通过血脑屏障时它们之间发生竞争。因血中芳香族氨基酸过多而优先进入脑内，致使脑内假性神经递质生成增多并抑制去甲肾上腺素等正常神经递质的合成，最终导致肝性脑病的发生。

6. γ-氨基丁酸是抑制性神经递质，血中γ-氨基丁酸主要由肠道细菌丛产生。当肝功能严重障碍时，肠道细菌分解蛋白质，使血液中γ-氨基丁酸水平增高。γ-氨基丁酸可通过通透性增强的血脑屏障进入脑中；同时脑内的氨增加又可以抑制γ-氨基丁酸转氨酶，使γ-氨基丁酸在脑中蓄积，并结合于神经元突触后膜上的γ-氨基丁酸受体，增强了细胞外氯离子内流，神经元呈超极化状态，导致中枢神经系统功能抑制。

7. 高血氨与血浆氨基酸失衡形成是相互依赖，互为因果，共同促进肝性脑病的发生。①高血氨刺激胰高血糖素的分泌，机体分解代谢增强，血浆芳香族氨基酸水平增高。而血糖升高刺激胰岛素分泌，后者促进肌肉和脂肪组织对芳香族氨基酸的摄取和分解，从而使血浆氨基酸失衡；②高血氨在脑内与谷氨酸结合形成谷氨酰胺，血浆氨基酸失衡和谷氨酰胺自脑外逸均可促进脑对芳香族氨基酸的摄取，其结果是假性神经递质生成增多，而正常神经递质合成受阻；③高血氨不仅对脑细胞代谢和功能具有直接的毒性作用，它还可抑制γ-氨基丁酸转氨酶活性，使γ-氨基丁酸不易形成琥珀酸半醛进而变成琥珀酸进入三羧酸循环。由于脑组织内γ-氨基丁酸大量蓄积导致中枢神经系统抑制加深。

8. 减少肝性脑病诱因的常用措施有：①严格控制蛋白质摄入量，减少氮负荷；②避免粗糙食物的摄入，防止上消化道出血；③防止便秘，以减少肠道有毒物质进入体内；④合理应用利尿剂、放腹水、注意低钾血症等情况，防止诱发肝性脑病；⑤感染可增加血脑屏障的通透性，诱发肝性脑病，因此应严格控制感染；⑥由于肝性脑病患者血脑屏障通透性增强、脑敏感性增高，因此，患者要慎用镇静剂和麻醉剂。

（王　麟）

第十六章 肾功能不全

重点难点解析

一、肾的生理功能

肾生理功能包括①排泄功能：通过泌尿功能，排泄体内各种代谢终产物；②调节功能：调节水电解质和酸碱平衡以及维持血压；③内分泌功能：分泌肾素、促红细胞生成素、前列腺素、$1,25-(OH)_2-D_3$ 等；灭活胃泌素、甲状旁腺激素等。

二、肾功能不全的概念

（一）肾功能不全

各种原因引起肾排泄、调节及内分泌功能障碍，导致各种代谢产物、毒物在体内蓄积，引起水、电解质和酸碱平衡紊乱，以及肾内分泌功能障碍的临床综合征。

（二）急性肾功能不全

各种原因在短期内引起双侧肾泌尿功能急剧障碍，以致机体内环境出现严重紊乱的病理过程。

（三）慢性肾脏病

各种原因引起的肾功能或结构异常≥3个月，临床上表现为肾小球滤过率正常或降低，伴有血和尿液成分异常，及影像学或病理性检查异常；或不同原因的肾小球滤过率≤$60ml/(min·1.73m^2)$ ≥3个月，称为慢性肾脏病，该名词已取代慢性肾功能不全。

三、急性肾功能不全

（一）急性肾功能不全的病因及分类见表16-1。

表16-1 急性肾功能不全的病因及分类

	分类	概念与原因
按病因	肾前性	概念：因肾血流灌注急剧减少而导致的肾泌尿功能障碍，又称为功能性急性肾功能不全。常见原因：大失血、重度脱水、急性心力衰竭等引起的休克早期
	肾性	概念：各种原因引起肾实质病变而导致的肾泌尿功能障碍，又称为器质性急性肾功能不全。常见原因：长期肾缺血或肾中毒引起的肾小管坏死、急性肾小球肾炎
	肾后性	概念：肾以下尿路梗阻引起的急性肾功能不全常见原因：双侧尿路结石、前列腺肥大、盆腔肿瘤等
按肾实质损伤	功能性	概念：同肾前性急性肾功能不全
	器质性	概念：同肾性急性肾功能不全
按尿量	少尿型	概念：发病时伴有少尿或无尿的急性肾功能不全
	非少尿型	概念：尿量在400~2000ml/24h的急性肾功能不全

(二)急性肾功能不全的发病机制

急性肾功能不全的发病机制十分复杂,不同病因引起的急性肾功能不全,其发生机制有所不同,但其中心环节均为肾小球滤过率下降,因肾前性和肾后性导致肾小球滤过率降低的机制较简单,下面着重介绍急性肾小管坏死导致的肾性急性肾功能不全的发生机制。

1. 肾血管及血流动力学改变

(1) 肾灌注压降低:当全身血压低于 80mmHg 时,肾失去自身调节能力,肾血流灌流量明显减少,同时有肾小动脉的收缩,使肾小球滤过率下降而出现急性肾功能不全。

(2) 肾血管收缩:肾血管收缩的机制主要与体内神经体液等因素有关:

1) 肾素-血管紧张素系统激活:肾缺血或肾中毒引起肾素-血管紧张素系统激活的机制见图 16-1。

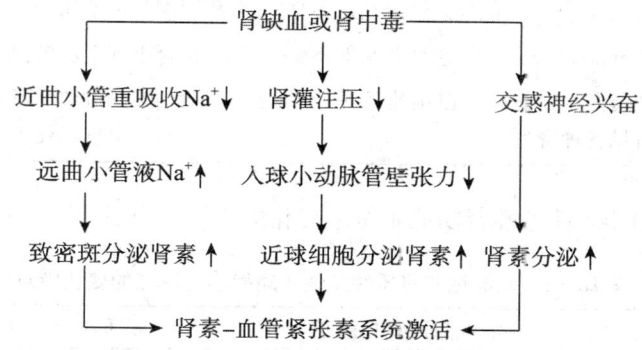

图 16-1 急性肾功能不全时肾素-血管紧张素系统激活的机制

2) 交感-肾上腺髓质系统兴奋:在急性肾小管坏死时,因有效循环血量减少或毒物的作用,交感-肾上腺髓质系统兴奋,血液中儿茶酚胺急剧增加,刺激 α 受体使肾血管收缩。

3) 前列腺素生成减少:在急性肾小管坏死时,血中及肾组织内 PGI_2 明显减少,从而使肾血管收缩。此外,肾缺血时肾皮质合成血栓素增加,亦促使肾血管收缩。

(3) 肾毛细血管内皮细胞肿胀:肾缺血、肾中毒时,肾细胞能量代谢障碍,ATP 生成减少,引起肾毛细血管内皮细胞肿胀。

(4) 肾血管内凝血:其发生与急性肾功能不全患者血液黏滞度升高、白细胞变形能力降低、黏附于血管壁的能力增强及血管内皮细胞肿胀等因素有关。

2. 肾小管损伤

(1) 肾小管阻塞:引起肾小管阻塞的原因常见于:①急性肾小管坏死后脱落的上皮细胞及碎片;②溶血性疾患或挤压综合征时血红蛋白或肌红蛋白在肾小管内形成管型;③磺胺等药物结晶沉积在肾小管管腔。肾小管阻塞,阻塞部位以上的肾小管内压升高,继而肾小球囊内压升高,导致肾小球有效滤过压和肾小球滤过率降低,出现少尿。

(2) 原尿回漏:急性肾小管坏死时,肾缺血、肾中毒使基底膜断裂,原尿经破裂的基底膜进入到肾间质,一方面直接导致少尿,另一方面,扩散到肾间质的原尿可引起肾间质水肿,压迫肾小管和肾小管周围的毛细血管。肾小管受压,阻塞加重,阻碍原尿在肾小管内通过并造成囊内压升高,使肾小球有效滤过压进一步降低;毛细血管受压,进一步减少肾血流,加重肾损伤。

（三）少尿型急性肾功能不全
1. 少尿期机体的变化特点及机制
（1）尿液变化特点及机制见表16-2。

表16-2 少尿型急性肾功能不全少尿期尿的变化及机制

	特点	机制
尿量	少尿或无尿	①肾血流量减少使GFR降低 ②肾小管阻塞；③原尿回漏等
尿比重	>1.020（功能性急性肾功能不全） <1.015（器质性急性肾功能不全）	ADH分泌增加 肾小管坏死使肾对水的重吸收减少
尿钠含量	<20mmol/L（功能性急性肾功能不全） >40mmol/L（器质性急性肾功能不全）	醛固酮分泌增加 受损肾小管上皮细胞对Na^+的重吸收障碍
尿蛋白和镜检	出现蛋白、红细胞、白细胞等尿沉渣检查可见各种管型	①肾小球滤过功能障碍 ②肾小管上皮坏死脱落

另外，功能性和器质性急性肾功能不全尿变化的不同特点见表16-3。

表16-3 功能性和器质性急性肾功能不全尿液的变化特点

	功能性急性肾功能不全	器质性急性肾功能不全
尿比重	>1.020	<1.015
尿钠含量	<20mmol/L	>40mmol/L
尿渗透压	>500mmol/L	<250mmol/L
血/尿肌酐比值	>40∶1	<20∶1
尿蛋白	阴性或微量	多为阳性
尿沉渣	镜检基本正常	出现细胞和管型
甘露醇利尿效果	佳	差

（2）氮质血症及其发生机制：当急性肾功能不全或体内蛋白质分解代谢增强时，尿素、肌酐、尿酸等含氮的代谢产物在体内蓄积，使血中非蛋白氮含量增加称为氮质血症。临床上常用血尿素氮和血肌酐浓度作为氮质血症的指标。

（3）水中毒及其发生机制见图16-2。

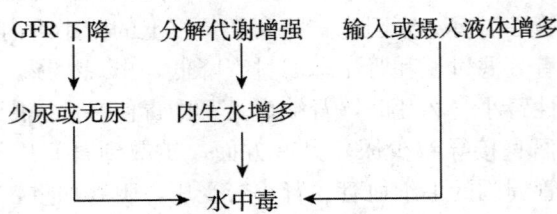

图16-2 急性肾功能不全时水中毒发生机制

(4) 高钾血症及其发生机制见图 16-3。

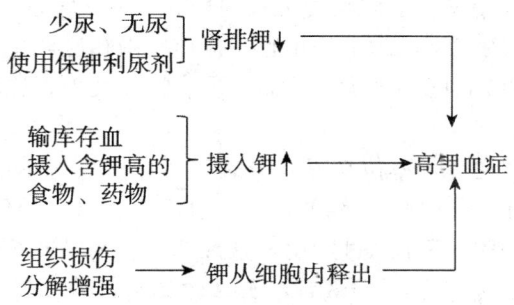

图 16-3　急性肾功能不全时高钾血症的发生机制

(5) 代谢性酸中毒及发生机制见图 16-4。

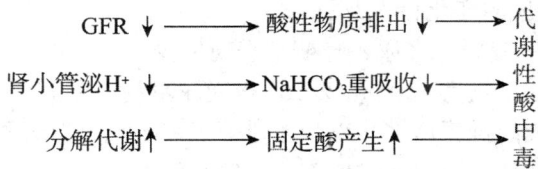

图 16-4　急性肾功能不全时代谢性酸中毒的发生机制

2. 多尿期的特点及其发生机制　急性肾功能不全患者的尿量超过 2000ml/24h 时，即开始进入多尿期。产生多尿的机制见图 16-5。

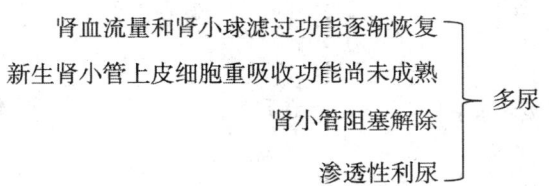

图 16-5　急性肾功能不全时多尿期尿量增多的发生机制

(四) 非少尿型急性肾功能不全的特点

部分急性肾功能不全患者发病时尿量在 400~1000ml/24h，甚至 1000~2000ml/24h 以上，称为非少尿型急性肾功能不全。其主要的临床特点是：①无明显少尿；②尿比重低，尿钠含量也低；③氮质血症；④多无高钾血症。

四、慢性肾脏病

(一) 慢性肾脏病的发病机制

慢性肾脏病是一个缓慢而渐进的发展过程，可由原发性或继发性慢性肾疾病引起。慢性肾脏病可分为代偿期和失代偿期；失代偿期又包括肾功能不全期、衰竭期和尿毒症期三个阶段。其发生机制如下：

1. 健存肾单位学说　由于肾单位不断受到损害，丧失其功能，为了维持内环境稳定，残存功能完好的肾单位出现功能代偿，引起功能损伤，使健存肾单位的数目日益减少，即使加倍工作也无法代偿时，临床上就会出现慢性肾脏病的症状。

2. 矫枉失衡学说　矫枉失衡学说是对健存肾单位学说的补充。该学说认为，肾功能不全时机体呈现一系列不平衡状态，为了矫正它，机体要做相应调整，特别是引起某些物质增加，这些代偿改变却又导致新的不平衡，从而加重病情的发展。比较典型的例子如钙磷代谢障碍、肾性骨营养不良等。

3. 肾小球过度滤过学说　肾单位功能部分丧失后，健存肾单位出现代偿性肥大和功能增强，单个健存肾单位的肾小球滤过率增多。长期负荷过重，导致肾小球发生纤维化和硬化，促进肾功能不全的发生。肾小球过度滤过是慢性肾脏病发展至尿毒症的一个重要原因。

4. 肾小管-间质损伤　残存肾单位的肾小管，尤其是近曲小管，在慢性肾脏病时发生代谢亢进，细胞内钙含量增多，自由基产生增多，导致肾小管和间质细胞的损伤，表现为间质纤维化和肾小管萎缩，导致球后毛细血管阻塞，肾小球滤过率降低。肾小管萎缩引起无小管肾小球形成，血流不经滤过直接经静脉回流，使肾小球滤过率进一步下降。

（二）慢性肾脏病时尿的变化特点及机制

1. 尿量的变化　早期夜尿、多尿，晚期则表现出少尿、无尿。

（1）夜尿：正常人尿量约为1500ml/24h，夜间尿量约占1/3，一般不超过500ml。慢性肾脏病患者早期可出现夜间排尿增多，夜间尿量等于甚至超过白天尿量，称为夜尿。其机制是：①平卧后肾血流量增加致原尿生成增多；②肾小管功能受损，对水的重吸收减少。

（2）多尿：成人每日尿量超过2000ml称为多尿。其发生机制见图16-6。

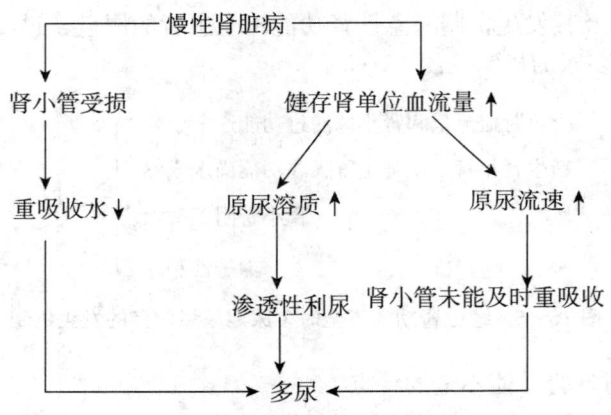

图16-6　慢性肾脏病时多尿的发生机制

（3）少尿：慢性肾脏病晚期，健存肾单位日益减少，出现少尿或无尿。

2. 尿比重和渗透压的变化　慢性肾脏病早期，肾浓缩功能减退而稀释功能正常，出现低比重尿和低渗尿。晚期肾的浓缩和稀释功能均丧失，尿比重固定在1.008～1.012，尿渗透压在266～300mmol/L，称为等渗尿。

（三）慢性肾脏病时水钠代谢的改变

1. 水代谢障碍　慢性肾脏病早期，由于健存肾单位出现代偿性功能增强，尚能维持机体水代谢的平衡。慢性肾脏病晚期肾对水负荷变化的适应代偿能力下降。当摄水过多时，肾因无法排出多余的水分导致水潴留；当摄水过少或失水时，肾不能浓缩尿液以保留水分，容易引起脱水。

2. 钠代谢障碍　慢性肾脏病患者的肾为"失盐性肾"，尿钠含量很高。此时如过分限制钠盐的摄入，可导致低钠血症；但补钠过多，超过健存肾单位的排泄能力，又可引起钠水潴留。

（四）慢性肾脏病时钾代谢的改变

在慢性肾脏病早期，由于尿量不减少，血钾可维持正常。但此时肾对钾的调节能力很差，如进食减少或腹泻可引起低钾血症；而摄钾过多或合并酸中毒、急性感染等又可导致高钾血症的发生。

（五）慢性肾脏病时的钙磷代谢紊乱与肾性骨营养不良

慢性肾脏病时血钙降低、血磷升高，出现肾性骨营养不良。肾性骨营养不良是指慢性肾脏病时，由钙磷代谢障碍、继发性甲状旁腺功能亢进、维生素 D_3 活化障碍、酸中毒等引起的骨病。肾性骨营养不良的发生机制见图 16-7。

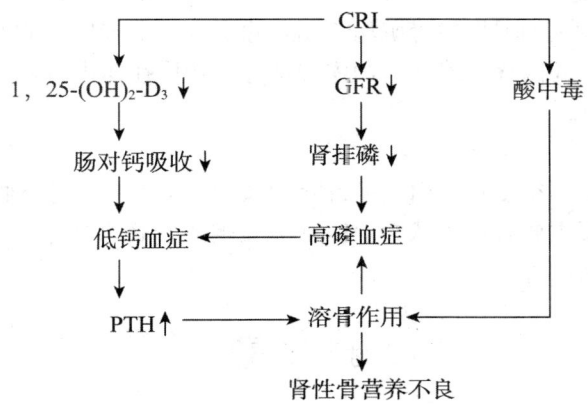

图 16-7　肾性骨营养不良的发生机制

（六）肾性高血压的发生机制见图 16-8。

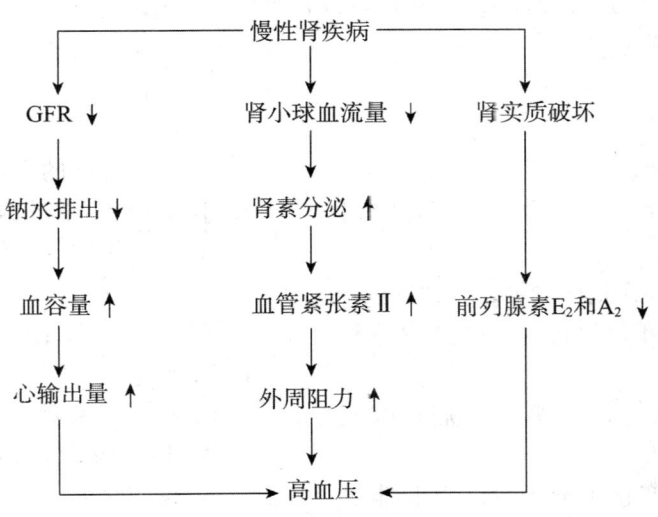

图 16-8　肾性高血压的发生机制

（七）出血

慢性肾脏病患者常伴有出血，表现为皮下瘀斑和黏膜出血。其发生机制主要是体内蓄积的毒物（如尿素）使血小板的功能异常。

（八）肾性贫血

慢性肾脏病患者多伴有贫血，其严重程度与肾功能损害程度往往一致。其发生机制是：①当肾实质破坏时，促红细胞生成素减少，使骨髓干细胞形成红细胞受到抑制，红细胞生成减少；②毒性物质在体内蓄积如甲基胍可抑制骨髓造血功能；③大量毒性物质潴留，破坏红细胞，易于溶血；④肠道对铁的吸收减少，并可因肠道出血而使铁丢失过多；⑤患者常有出血倾向，经常出血可加重贫血。

五、尿毒症

（一）尿毒症的概念

急性肾功能不全危重期或慢性肾脏病晚期，除了水、电解质和酸碱平衡严重紊乱以及某些内分泌功能失调外，还因代谢终产物和内源性毒性物质在体内蓄积，从而引起一系列自体中毒症状的临床综合征。

（二）尿毒症毒素

尿毒症患者血浆中有很多种可引起尿毒症症状的代谢产物或毒性物质，统称为尿毒症毒素。常见的尿毒症毒素主要有：甲状旁腺激素、胍类化合物（如甲基胍、胍基乙酸）、中分子物质、尿素、胺类物质等。

测 试 题

一、名词解释

1. 肾功能不全　　2. 急性肾功能不全　　3. 功能性急性肾功能不全
4. 器质性急性肾功能不全　　5. 肾后性急性肾功能不全　　6. 少尿　　7. 尿毒症
8. 氮质血症　　9. 原尿回漏　　10. 慢性肾脏病　　11. 夜尿　　12. 等渗尿
13. 肾性骨营养不良

二、选择题

【A 型题】

1. 关于急性肾功能不全的描述，错误的是
   A. 有效循环血量减少可导致其发生
   B. 按病因可分为肾前性、肾中性和肾后性
   C. 如及时、有效治疗，其病理改变是可逆的
   D. 按尿量变化可分为少尿型和非少尿型
   E. 少尿型急性肾功能不全少尿期患者最危险的变化是高钾血症

2. 不属于肾分泌的内分泌激素是
   A. 促红细胞生成素
   B. 前列腺素
   C. $1,25-(OH)_2-D_3$
   D. 肾素
   E. 抗利尿激素

3. 能引起肾前性急性肾功能不全的是
   A. 休克早期
   B. 药物中毒
   C. 肾小球肾炎

D. 前列腺肥大
E. 盆腔肿瘤

4. 临床上引起肾性急性肾功能不全最为常见的原因是
   A. 急性肾小管坏死
   B. 药物中毒
   C. 汞中毒
   D. 肾间质病变
   E. 肾血管病变

5. 不会引起肾后性急性肾功能不全的是
   A. 双侧输尿管结石
   B. 尿路结石
   C. 前列腺癌
   D. 前列腺肥大
   E. 一侧输尿管结石

6. 急性肾功能不全发病的中心环节是
   A. 肾灌流压下降
   B. 肾小球滤过率降低
   C. 肾血管收缩
   D. 肾血管内凝血
   E. 肾小管阻塞

7. 与肾血管内凝血无关的是
   A. 肾小管阻塞
   B. 血液黏滞度升高
   C. 白细胞变形能力下降
   D. 白细胞黏附能力增强
   E. 血管内皮细胞肿胀

8. 原尿回漏是指
   A. 肾血管内血液反流到血管外
   B. 远曲小管内液反流到近曲小管
   C. 髓袢升支内液反流到髓袢降支
   D. 肾小管内液反流到肾间质
   E. 集合管内液反流到远曲小管

9. 不属于少尿型急性肾功能不全少尿期临床表现的是
   A. 高钾血症
   B. 高钠血症
   C. 水中毒
   D. 代谢性酸中毒
   E. 氮质血症

10. 少尿是指
    A. 24小时尿量小于100ml
    B. 24小时尿量小于200ml
    C. 24小时尿量小于300ml
    D. 24小时尿量小于400ml
    E. 24小时尿量小于500ml

11. 功能性急性肾功能不全发生少尿的机制是
    A. 肾间质水肿
    B. 水摄入减少
    C. 急性肾小管坏死
    D. 肾小管阻塞
    E. 肾小球滤过率降低

12. 急性肾功能不全时引起原尿回漏的直接原因是
    A. 肾小管基底膜断裂
    B. 尿量减少
    C. 原尿流速增快
    D. 间质水肿
    E. 肾小管阻塞

13. 少尿型急性肾功能不全少尿期最为危险的并发症是
    A. 氮质血症
    B. 水中毒
    C. 高钾血症
    D. 代谢性酸中毒
    E. 高钠血症

14. 不属于少尿型急性肾功能不全少尿期高钾血症原因的是
    A. 尿量减少,随尿排出钾减少
    B. 组织损伤,细胞外钾进入细胞内增多
    C. 酸中毒使钾从细胞内转移至细胞外
    D. 治疗不当,使用保钾利尿剂
    E. 摄入过多含钾的药物、食物、输库存血

15. 以肾小管损害为主的疾病是
    A. 急性肾小管坏死
    B. 急性肾小球肾炎

C. 慢性肾小球肾炎
D. 肾结核
E. 急性间质性肾炎

16. 关于氮质血症的描述恰当的是
    A. 血中肝素增高
    B. 尿中尿素、肌酐、尿酸等蛋白氮的含量显著升高
    C. 血中尿素、肌酐、尿酸等蛋白氮的含量显著升高
    D. 血中尿素、肌酐、尿酸等非蛋白氮的含量显著升高
    E. 尿中尿素增高

17. 关于非少尿型急性肾功能不全的描述，错误的是
    A. 肾小球滤过率下降程度不严重，无氮质血症
    B. 肾小管损伤较轻
    C. 肾小管浓缩功能障碍，尿量较多
    D. 不易出现高钾血症
    E. 病程较短，并发症少

18. 急性肾功能不全少尿期，水代谢紊乱的主要表现是
    A. 等渗性脱水
    B. 高渗性脱水
    C. 低渗性脱水
    D. 水肿
    E. 水中毒

19. 关于慢性肾脏病的描述，错误的是
    A. 常见于原发或继发于慢性肾疾病
    B. 无内分泌功能紊乱
    C. 目前发生机制不清楚
    D. 出现水、电解质和酸碱平衡紊乱
    E. 肾单位进行性破坏

20. 慢性肾脏病时尿变化不会出现的是
    A. 少尿
    B. 多尿
    C. 夜尿
    D. 高渗尿
    E. 蛋白尿

21. 无尿是指 24 小时尿量少于

A. 2000ml
B. 1000ml
C. 800ml
D. 400ml
E. 100ml

22. 慢性肾脏病患者出现等渗尿说明肾
    A. 浓缩与稀释功能障碍
    B. 重吸收功能降低
    C. 稀释功能降低
    D. 滤过与重吸收功能受损
    E. 浓缩功能低下

23. 慢性肾脏病常出现的钙磷代谢紊乱是
    A. 血磷↑，血钙↑
    B. 血磷↓，血钙↓
    C. 血磷↓，血钙↑
    D. 血磷正常，血钙↑
    E. 血磷↑，血钙↓

24. 引起慢性肾脏病最为常见的原因是
    A. 肾结石
    B. 多囊肾
    C. 高血压性肾损害
    D. 慢性肾小球肾炎
    E. 肾结核

25. 关于慢性肾脏病代偿期的描述错误的是
    A. 肾泌尿功能基本正常
    B. 内生肌酐清除率在正常值的 20% 以下
    C. 血液生化指标无异常
    D. 肾储备能力降低
    E. 往往无临床表现

26. 慢性肾脏病易发生出血的主要原因是
    A. 凝血因子消耗过多
    B. 抑制血小板第三因子释放
    C. 血小板数量减少
    D. 纤维蛋白（原）降解产物的抗凝血作用减弱
    E. 继发性纤溶活性增强

27. 不属于引起慢性肾脏病骨营养不良的原因是
    A. 酸中毒
    B. 高磷血症
    C. 维生素 D 代谢障碍
    D. 继发性甲状旁腺功能亢进
    E. 高钙血症

28. 不属于肾性骨营养不良病理改变的是
    A. 肾性佝偻病
    B. 骨质疏松
    C. 骨质软化
    D. 骨质增生
    E. 纤维性骨炎

29. 不属于慢性肾脏病时血压升高的机制是
    A. 前列腺素 E_2 减少
    B. 肾素生成增多
    C. 钠水潴留
    D. 钾潴留
    E. 前列腺素 A_2 减少

30. 尿毒症时最早最突出的症状是
    A. 尿毒症脑病
    B. 尿毒症肺炎
    C. 心律失常
    D. 皮肤瘙痒
    E. 消化道症状

31. 某患者因上呼吸道感染多次使用庆大霉素和复方新诺明而出现水肿，尿量进行性减少。化验检查显示：尿蛋白（++），尿钠 64mmol/L，血肌酐 809μmmol/L，血尿素氮 20.6mmol/L。该患者出现的肾功能不全类型是
    A. 肾前性急性肾功能不全
    B. 肾性急性肾功能不全
    C. 肾后性急性肾功能不全
    D. 肾中性急性肾功能不全
    E. 慢性肾脏病

32. 某患者有慢性肾小球肾炎病史，近一年来尿量增多，夜间尤甚，检测发现患者出现了等渗尿，标志着患者的
    A. 肾小管浓缩和稀释功能均丧失
    B. 肾血流量明显降低
    C. 肾小管重吸收钠减少
    D. 肾小管泌钾减少
    E. 健存肾单位极度减少

33. 某急性肾功能不全患者化验检查显示：[K^+] 5.6mmol/L，引起其高钾血症的机制不包括
    A. 尿量减少，钾排出减少
    B. 细胞分解增强，释放钾到细胞外液
    C. 细胞损伤，释放钾到细胞外液
    D. 酸中毒，细胞外钾内流
    E. Na^+-K^+-ATP 酶活性增强

34. 某慢性肾脏病患者出现少尿，双下肢水肿。化验显示内生肌酐清除率为正常值的 22%，说明其目前处于
    A. 肾储备功能降低期
    B. 肾功能不全期
    C. 肾衰竭期
    D. 尿毒症期
    E. 肾小管阻塞

35. 某尿毒症患者无尿，全身水肿，呼吸快而深长，呼出气体有臭味。尿毒症患者呼出气体有臭味，其原因是
    A. 产生硫醇从呼吸道排出
    B. 酮体生成增多而丙酮呼出
    C. 细菌在口腔繁殖产生臭气
    D. 过度换气时呼出 CO_2
    E. 尿素在口腔分解产生氨

【B 型题】
    A. 肾前性肾功能不全
    B. 肾性肾功能不全
    C. 肾后性肾功能不全
    D. 慢性肾脏病
    E. 尿崩症

1. 慢性肾小球肾炎可引起

2. 急性肾小管坏死可引起
3. 休克早期可引起

  A. 肾性贫血
  B. 肾性高血压
  C. 肾性出血
  D. 肾性溃疡
  E. 肾性骨营养不良

4. 1,25-$(OH)_2$-D_3 合成减少
5. 肾素分泌增多可引起
6. 促红细胞生成素减少可引起

  A. 尿钠减少，尿比重降低
  B. 尿钠减少，尿比重升高
  C. 尿钠增多，尿比重降低
  D. 尿钠增多，尿比重升高
  E. 尿钠正常，尿比重降低

7. 功能性急性肾功能不全时可出现
8. 急性肾小管坏死时可出现
9. 非少尿型急性肾功能不全时可出现
10. 慢性肾脏病时可出现

三、填空题

1. 根据尿量变化，通常将急性肾功能不全分为_____和_____急性肾功能不全两类。
2. 引起急性肾小管坏死的主要原因是_____和_____。
3. 肾的内分泌功能表现在它能分泌_____、_____、_____和_____。
4. 按病因学分，急性肾功能不全分为_____、_____和_____三类。
5. 少尿型急性肾功能不全的发病过程可分为_____、_____和_____三期。
6. 慢性肾脏病患者常出现钙磷代谢障碍，表现为_____磷血症和_____钙血症，都是引起肾性骨营养不良的因素。
7. 慢性肾脏病的病因包括_____和_____慢性肾疾病。
8. 临床上常用血_____和血_____浓度作为判定氮质血症的指标。
9. 慢性肾脏病的发病机制目前有_____、_____、_____和_____四种学说。
10. 慢性肾实质损害造成肾浓缩功能减退而稀释功能正常时，患者出现_____尿；随病情发展，当肾浓缩功能和稀释功能均丧失时，患者出现_____尿。
11. 急性肾功能不全患者死亡率最高是在_____期，常见的死亡原因是_____。

四、问答题

1. 按病因学分，急性肾功能不全可分为哪几种类型？各种类型常见的原因主要有哪些？
2. 简述少尿型急性肾功能不全少尿期的临床表现。
3. 比较功能性和器质性急性肾功能不全尿液的差异。
4. 急性肾功能不全少尿期最危险的并发症是什么？简述其发生机制。
5. 简述急性肾功能不全少尿期出现水中毒的机制及对机体的影响。
6. 试述急性肾功能不全多尿期发生多尿的机制。
7. 简述慢性肾脏病时出现多尿的机制。
8. 试述急性肾功能不全时代谢性酸中毒的发生机制。
9. 试述肾性骨营养不良的发生机制。

10. 试述肾性高血压发生的机制。

参考答案

一、名词解释

1. 肾功能不全：各种原因引起肾排泄、调节及内分泌功能障碍，导致各种代谢产物、毒物在体内蓄积，引起水、电解质和酸碱平衡紊乱，以及肾内分泌功能障碍的临床综合征。

2. 急性肾功能不全：各种原因在短期内引起双侧肾泌尿功能急剧障碍，以致机体内环境出现严重紊乱的病理过程。

3. 功能性急性肾功能不全：由任何原因引起肾血流灌注急剧减少而导致的肾泌尿功能障碍，又称肾前性急性肾功能不全。

4. 器质性急性肾功能不全：指各种原因引起肾实质病变而导致的肾泌尿功能障碍，又称肾性急性肾功能不全。

5. 肾后性急性肾功能不全：指由于各种原因导致肾以下尿路（从肾盂到尿道口）阻塞引起的急性肾功能不全。

6. 少尿：成人尿量少于 400ml/24h 称为少尿。

7. 尿毒症：急性肾功能不全危重期或慢性肾脏病晚期，除了水、电解质和酸碱平衡严重紊乱以及某些内分泌功能失调外，还因代谢终产物和内源性毒性物质在体内蓄积，从而引起一系列自体中毒症状的临床综合征。

8. 氮质血症：当肾功能不全或体内蛋白质分解代谢增强时，血尿素、肌酐、尿酸等含氮的代谢产物在体内蓄积，使血中非蛋白氮含量增加，称为氮质血症。

9. 原尿回漏：急性肾小管坏死时，肾小管上皮细胞广泛坏死，基底膜断裂，原尿经破裂的基底膜进入到肾间质，称为原尿回漏。

10. 慢性肾脏病：各种原因引起的肾功能或结构异常≥3 个月，临床上表现为肾小球滤过率正常或降低，伴有血和尿液成分异常，及影像学或病理生检查异常；或不同原因的肾小球滤过率≤60ml/(min·1.73m^2) ≥3 个月，称为慢性肾脏病，该名词已取代慢性肾功能不全。

11. 夜尿：慢性肾脏病早期，患者夜间尿量增加，甚至超过白天尿量，称为夜尿。

12. 等渗尿：肾衰竭使肾小管浓缩和稀释功能均丧失，终尿渗透压接近于血浆渗透压，尿比重固定在 1.008～1.012，称为等渗尿。

13. 肾性骨营养不良：慢性肾脏病时，因钙磷代谢障碍、继发性甲状旁腺功能亢进、维生素 D$_3$ 活化障碍、酸中毒等引起的骨病，称为肾性骨营养不良。

二、选择题

A 型题

1. B	2. E	3. A	4. A	5. E	6. B	7. A	8. D	9. B
10. D	11. E	12. A	13. C	14. B	15. A	16. D	17. A	18. E
19. B	20. D	21. E	22. A	23. E	24. D	25. B	26. B	27. E
28. D	29. D	30. E	31. B	32. A	33. D	34. C	35. E	

B 型题

1. D 2. B 3. A 4. E 5. B 6. A 7. B 8. C 9. A
10. E

三、填空题

1. 少尿型　非少尿型
2. 持续性肾缺血　肾中毒
3. 肾素　促红细胞生成素　前列腺素　$1,25-(OH)_2-D_3$
4. 肾前性　肾性　肾后性
5. 少尿期　多尿期　恢复期
6. 高　低
7. 原发性　继发性
8. 尿素氮　肌酐
9. 健存肾单位学说　矫枉失衡学说　肾小球过度滤过学说　肾小管-间质损伤学说
10. 低渗　等渗
11. 少尿　高钾血症

四、问答题

1. 可分为肾前性、肾性及肾后性三种类型。肾前性急性肾功能不全常见原因：大失血、重度脱水、急性心力衰竭等引起的休克早期；肾性急性肾功能不全常见原因：长期肾缺血或肾中毒引起的肾小管坏死、急性肾小球肾炎；肾后性急性肾功能不全常见原因：双侧尿路结石、前列腺肥大、盆腔肿瘤等。

2. 尿变化：①少尿或无尿；②尿比重：功能性急性肾功能不全尿比重高，常大于1.020；器质性急性肾功能不全出现比重低，常固定于1.010～1.020；③尿钠：功能性急性肾功能不全尿钠含量降低；器质性急性肾功能不全尿钠含量常增高；④尿蛋白和镜检：器质性急性肾功能不全时，尿中出现蛋白、红细胞、白细胞等，尿沉渣检查可见各种管型；水中毒、高钾血症、代谢性酸中毒和氮质血症。

3. ①尿比重：功能性急性肾功能不全阶段，尿比重高，常大于1.020；器质性急性肾功能不全阶段，尿比重低，常固定于1.010～1.020；②尿钠含量：功能性急性肾功能不全阶段，尿钠含量低于20mmol/L；在器质性急性肾功能不全阶段，尿钠含量常高于40mmol/L；③尿蛋白和镜检：功能性急性肾功能不全时，尿蛋白及镜检均为阴性；器质性急性肾功能不全时，尿中出现蛋白质、红细胞、白细胞等，尿沉渣检查可见各种管型。功能性和器质性急性肾功能不全补液后反应亦截然不同。功能性急性肾功能不全患者补液后尿量迅速增加，症状改善；而器质性急性肾功能不全患者补液后尿量增加不明显，甚至可因水潴留导致病情恶化。

4. 高钾血症，可引起心室纤颤或心搏骤停导致死亡。其发生机制是：①肾排钾减少；②组织损伤和机体分解代谢增强，细胞内钾释放增多；③酸中毒使钾从细胞内转移至细胞外；④摄入过多含钾的药物、食物、输库存血和使用保钾利尿剂等。

5. 急性肾功能不全时，由于尿量减少以及机体分解代谢增强导致内生水增多，出现水潴留。此时如治疗不当，输入液体过多，细胞外液处于低渗状态，水从渗透压低的细胞外向渗透压高的细胞内转移引起细胞水肿，严重时可出现脑水肿、肺水肿和心力衰竭，是急性肾功能不全的常见死因之一。

6. 急性肾功能不全多尿期产生多尿的机制是：①肾血流量和肾小球滤过功能逐渐恢复；②肾小管上皮细胞虽已开始再生修复，但其重吸收功能尚不完善，原尿不能充分浓缩；③肾间质水肿消退，肾小管阻塞解除；④少尿期滞留在体内的尿素等代谢产物，经肾小球大量滤出，从而引起渗透性利尿；⑤少尿期大量水分在体内潴留，当肾功能逐渐恢复时，肾代偿性排出体内多余水分。

7. 慢性肾脏病出现多尿的机制是：①健存肾单位的血流量代偿性增加，原尿生成量增多，流速加快使肾小管未能及时重吸收；②滤出的原尿中溶质含量高（尤其是尿素），引起渗透性利尿；③肾小管上皮细胞受损，对尿的浓缩功能下降，水的重吸收减少，使尿量增多。

8. 急性肾功能不全引起代谢性酸中毒是由于：①肾小管泌 H^+ 和泌 NH_4^+ 能力降低，重吸收 HCO_3^- 减少；②肾小球滤过率降低，排出酸性物质减少；③体内分解代谢增强，固定酸产生增加。

9. 肾性骨营养不良的发生机制是：①钙磷代谢障碍和继发性甲状旁腺功能亢进：慢性肾脏病患者血磷升高、血钙降低，后者刺激甲状旁腺功能亢进，分泌大量的甲状旁腺激素，甲状旁腺激素增多导致骨质疏松；②维生素 D_3 活化障碍，使 $1,25-(OH)_2-D_3$ 合成减少，肠道对钙的吸收减少，骨质钙化发生障碍；③酸中毒：慢性肾脏病患者常伴有代谢性酸中毒，此时机体动员骨盐来进行缓冲，因而促进了骨盐的溶解。

10. 肾性高血压的发生机制是：①钠水潴留：肾小球滤过率降低使钠、水的排出减少，造成体内钠水潴留，血容量和心输出量增多，产生高血压；②肾素-血管紧张素系统激活：某些肾疾患使肾小球血流量减少，刺激致密斑释放肾素，使血中血管紧张素Ⅱ含量升高。血管紧张素Ⅱ可直接引起小动脉收缩，外周阻力升高，产生高血压；还可促使醛固酮分泌增多，导致钠、水潴留，加重高血压；③肾分泌的抗高血压物质减少：正常情况下，肾髓质能生成前列腺素 E_2 和 A_2 等血管舒张物质，当肾实质破坏时，这些舒血管物质生成减少，促进了高血压的发生。

（吴秋慧）

模 拟 试 卷

第一套模拟试卷

考试时间：120 分钟　　卷面分数：100 分　　考试日期：　　年　月　日

一、名词解释（3 分/词，共 15 分）

1. 低渗性脱水　2. 代谢性酸中毒　3. 等张性低氧血症　4. 肝性脑病
5. 尿毒症

二、选择题（1 分/题，共 25 分）

【A 型题】

1. 在疾病发生中必不可少的因素是
   A. 疾病的诱因
   B. 疾病的原因
   C. 疾病的条件
   D. 社会环境因素
   E. 精神心理因素
2. 脑死亡是指
   A. 大脑皮质的功能永久性停止
   B. 大脑皮质及脑干的功能永久性停止
   C. 大脑皮质及小脑的功能永久性停止
   D. 延髓的功能永久性停止
   E. 全脑的功能永久性停止
3. 最容易发生休克的水与电解质平衡紊乱类型是
   A. 高渗性脱水
   B. 低渗性脱水
   C. 等渗性脱水
   D. 水中毒
   E. 水肿
4. 与急性低钾血症的描述不相符的是
   A. 血清钾浓度低于 3.5mmol/L
   B. 可由胃肠消化液大量丢失引起
   C. 神经肌肉应激性降低
   D. 心肌自律性降低
   E. 心肌传导性降低
5. 不易引起代谢性酸中毒的因素是
   A. 服用水杨酸过量
   B. 严重缺氧
   C. 糖尿病
   D. 呕吐
   E. 尿毒症
6. 急性呼吸性酸中毒时，机体的主要代偿措施是
   A. 增加肺泡通气量
   B. 细胞内外离子交换和细胞内缓冲
   C. 肾小管泌 H^+ 和泌 NH_3 增加
   D. 血浆碳酸氢盐缓冲系统进行缓冲
   E. 肾重吸收 HCO_3^- 减少
7. 血浆 H_2CO_3 浓度原发性升高可见于
   A. 代谢性酸中毒
   B. 代谢性碱中毒
   C. 呼吸性酸中毒
   D. 呼吸性碱中毒
   E. 呼吸性碱中毒合并代谢性碱中毒
8. 内生致热原作用的部位是

A. 中性粒细胞
B. 下丘脑体温调节中枢
C. 骨骼肌
D. 皮肤血管
E. 肝

9. 不属于发热激活物的是
A. 细菌
B. 病毒
C. cAMP
D. 致炎物
E. 抗原-抗体复合物

10. 不属于肝功能障碍诱发DIC的机制的是
A. 肝清除活化的凝血因子的作用减弱
B. 肝清除内毒素的解毒功能降低
C. 肝合成凝血因子减少
D. 肝生成血小板减少
E. 肝释放组织凝血因子增多

11. 组织损伤易引起DIC，这主要是通过
A. 激活内源性凝血系统
B. 激活外源性凝血系统
C. 激活单核-吞噬细胞系统
D. 激活补体系统
E. 激活纤溶系统

12. 乏氧性缺氧时最主要的血氧变化特征是
A. 动-静脉血氧含量差增高
B. 动脉PaO_2降低
C. 动脉血氧容量降低
D. 动脉血氧含量不变
E. 动脉血氧饱和度升高

13. 不属于渗出液特点的是
A. 比重高于1.018
B. 可见较多红细胞
C. 毛细血管血管壁通透性增加
D. 蛋白质含量高于25g/L
E. 常见于炎性水肿

14. 较易发生DIC的休克类型是
A. 心源型休克
B. 失血性休克
C. 过敏性休克
D. 感染性休克
E. 神经源性休克

15. 下述哪项不是导致休克时心功能障碍的发病因素
A. 冠状动脉血液灌流量减少
B. 心肌耗氧量增加
C. 过度肥大的心肌向衰竭转化
D. 毒性物质抑制心肌收缩力
E. 高血钾减少Ca^{2+}内流

16. 急性呼吸窘迫综合征的最主要改变是
A. 弥漫性肺泡-毛细血管膜损伤
B. 肺循环阻力升高
C. 急性呼吸性酸中毒
D. 支气管平滑肌强烈痉挛
E. 回心血量增多使前负荷过度

17. 当左心衰竭合并右心衰竭时患者
A. 肺淤血水肿加重
B. 肺淤血水肿减轻
C. 肺淤血水肿程度不变
D. 肺淤血加重合并全身水肿
E. 肺淤血程度不变但合并全身水肿

18. 不属于急性左心衰竭代偿方式的是
A. 心脏紧张源性扩张
B. 心率加快
C. 心肌肥大
D. 血液重新分配
E. 交感-肾上腺髓质系统兴奋

19. 不易导致心脏压力负荷增加的是
A. 主动脉狭窄
B. 肺动脉狭窄
C. 二尖瓣关闭不全
D. 高血压
E. 主动脉瓣狭窄

20. 导致肝性脑病时血氨升高的最主要原因是
A. 肠道产氨增加

B. 肾产氨增加
C. 肌肉产氨增加
D. 肠道 pH 升高
E. 肝清除氨减少

21. 假性神经递质对中枢神经系统的毒性作用是
    A. 干扰三羧酸循环
    B. 干扰去甲肾上腺素和多巴胺的功能
    C. 抑制神经细胞膜钠泵的活性
    D. 对抗乙酰胆碱的作用
    E. 增强 γ-氨基丁酸的作用

22. 正常时胆红素的最主要来源是
    A. 衰老的红细胞破坏时血红蛋白的分解代谢
    B. 肝细胞微粒体中的细胞色素分解代谢
    C. 骨髓无效造血时血红蛋白的分解代谢
    D. 组织中非血红蛋白的血红素酶类分解代谢
    E. 肌红蛋白的分解代谢

23. 急性肾衰竭少尿期对患者危害最大的并发症是
    A. 水中毒
    B. 高钾血症
    C. 低钾血症
    D. 代谢性酸中毒
    E. 氮质血症

24. 慢性肾脏病时钙磷代谢障碍的表现是
    A. 血磷降低，血钙降低
    B. 血磷升高，血钙升高
    C. 血磷降低，血钙升高
    D. 血磷升高，血钙降低
    E. 血磷正常，血钙降低

25. 某患者血 pH 7.32，[HCO_3^-]18mmol/L，$PaCO_2$ 34mmHg，其酸碱平衡紊乱的类型是
    A. 代谢性酸中毒
    B. 代谢性碱中毒
    C. 呼吸性酸中毒
    D. 呼吸性碱中毒
    E. 呼吸性酸中毒合并代谢性酸中毒

三、填空题（1 分/空，共 20 分）

1. 机体作为一个整体的功能永久性停止的标志是_____。
2. 高渗性脱水时主要的脱水部位是_____；低渗性脱水时主要的脱水部位是_____；等渗性脱水时主要的脱水部位是_____。
3. 丢失上消化道液易引起的酸碱平衡紊乱类型是_____；丢失下消化道液易引起的酸碱平衡紊乱类型是_____。
4. 急性严重高钾血症可引起心肌传导性_____，心肌自律性_____。
5. 慢性呼吸性酸中毒一般是指持续_____以上的 CO_2 潴留，以血浆_____原发性升高为特征。
6. 水肿的基本发病机制可分为_____和_____两种。
7. 循环性缺氧时，PaO_2_____，动-静脉血氧含量差_____。
8. 体温升高分为_____体温升高和_____体温升高。
9. 血管内皮细胞受损可激活凝血因子_____，启动_____凝血系统引起 DIC；
10. 功能性分流是指肺泡通气量_____，使通气/血流比_____。

四、问答题（10 分/题，共 40 分）

1. 为什么中枢神经系统的功能紊乱在急性呼吸性酸中毒时比在代谢性酸中毒时更为

明显?
　　2. 休克早期机体变化的代偿意义是什么?
　　3. 左心衰竭患者为什么会出现端坐呼吸?
　　4. 简述血浆氨基酸失衡引起肝性脑病的原理。

第一套模拟试卷答案

一、名词解释

　　1. 低渗性脱水是指机体失钠大于失水,血钠浓度小于 130 mmol/L,细胞外液渗透压小于 280 mmol/L 的病理过程,又称为低容量性低钠血症。
　　2. 代谢性酸中毒是以血浆 HCO_3^- 浓度原发性减少和 pH 降低为特征的酸碱平衡紊乱类型。
　　3. 等张性低氧血症又称血液性缺氧,指血红蛋白含量减少或性质改变,致使血液携带的氧减少,动脉血氧含量减少,导致供氧不足,但动脉血氧分压正常。
　　4. 肝性脑病是继发于严重肝疾患的以意识障碍为主的神经精神综合征。
　　5. 尿毒症是指急性或慢性肾脏病发展到最严重阶段,代谢终产物和毒性物质在体内潴留,水、电解质和酸碱平衡发生紊乱以及内分泌功能失调所引起的一系列自体中毒症状。

二、选择题

1. B	2. E	3. B	4. D	5. D	6. B	7. C	8. B	9. C
10. D	11. B	12. B	13. B	14. D	15. C	16. A	17. B	18. C
19. C	20. E	21. B	22. A	23. B	24. D	25. A		

三、填空题

1. 脑死亡
2. 细胞内液　细胞外液　细胞外液
3. 代谢性碱中毒　代谢性酸中毒
4. 降低　降低
5. 24 小时　$PaCO_2$(H_2CO_3)
6. 组织间液生成大于回流　钠水潴留
7. 正常　增大
8. 生理性　病理性
9. Ⅻ　内源性
10. 不足(减少)　降低(<0.8)

四、问答题

　　1. 酸中毒可使脑内 ATP 生成不足,并使抑制性神经递质 γ-氨基丁酸含量增加,使中枢神经系统功能抑制。急性呼吸性酸中毒除上述原因造成中枢神经系统功能障碍外,还有

CO_2 大量潴留，CO_2 为脂溶性，可快速弥散入脑，而 HCO_3^- 为水溶性，通过血脑屏障较慢，故中枢酸中毒较外周更为明显。CO_2 扩张脑血管，使颅内压和脑脊液压升高，加之呼吸性酸中毒患者都伴有不同程度的缺氧，故急性呼吸性酸中毒时，中枢神经系统的功能比代谢性酸中毒更为明显。

2. 休克早期机体变化的代偿意义是：①有利于维持动脉血压。机体通过自身输血和自身输液作用增加回心血量，缓解血容量的绝对不足；同时心输出量增加、外周总阻力升高，使休克早期患者的动脉血压无明显变化；②血液重新分布。休克早期，腹腔内脏、皮肤、骨骼肌和肾等器官血管收缩，心脑血管不收缩，加之此时动脉血压变化不明显，从而保证了重要生命器官心、脑的血液供应。

3. 端坐呼吸是指左心功能不全的患者在静息时出现的呼吸困难，平卧时加重，患者被迫保持坐位以求缓解。其发生机制与平卧时下肢静脉血回流增加及水肿液回收入血增加，导致肺淤血加重，以及卧位时膈肌位置抬高而肺活量较小有关。

4. 血浆氨基酸失衡是指苯丙氨酸、酪氨酸和色氨酸等芳香族氨基酸异常增多，而亮氨酸、异亮氨酸和缬氨酸等支链氨基酸降低，使二者的比值发生异常。芳香族氨基酸和支链氨基酸由同一载体转运、竞争通过血脑屏障，因血中芳香族氨基酸增加，入脑增多，导致脑内假性神经递质生成增多并抑制去甲肾上腺素等正常神经递质的合成，引起肝性脑病的发生。

第二套模拟试卷

考试时间：120 分钟　　卷面分数：100 分　　考试日期：　　年　月　日

一、名词解释（3 分/词，共 15 分）

1. 水中毒　　2. 黄疸　　3. 向心性心肌肥大　　4. 反常性酸性尿　　5. 死腔样通气

二、选择题（1 分/题，共 25 分）

【A 型题】

1. 下述哪项内容不符合完全康复的标准
   A. 致病因素已消除或不起作用
   B. 劳动能力完全恢复
   C. 机体的自稳调节功能恢复正常
   D. 疾病时发生的损伤性变化完全消失
   E. 遗留有基本病理改变，需通过机体的代偿来维持内环境相对稳定

2. 下述哪项变化在轻中度高渗性脱水时不易出现
   A. 少尿
   B. 口渴
   C. 血钠浓度升高
   D. 休克
   E. 尿比重高

3. 某患者因急性胃肠炎，反复呕吐伴高热一天入院，该患者最易发生的水与电解质平衡紊乱类型是
   A. 高渗性脱水
   B. 等渗性脱水
   C. 低渗性脱水
   D. 水中毒
   E. 水肿

4. 下述哪项不是水中毒的基本特征
   A. 细胞外液低渗，细胞外液量增多
   B. 细胞内液低渗，细胞内液量增多
   C. 肾排水功能降低
   D. 抗利尿激素分泌减少
   E. 脑细胞水肿

5. 酸中毒时肾的主要代偿方式是
   A. 泌 H^+、泌 NH_3 及重吸收 HCO_3^- 减少
   B. 泌 H^+、泌 NH_3 及重吸收 HCO_3^- 增加
   C. 泌 H^+、泌 NH_3 增加，重吸收 HCO_3^- 减少
   D. 泌 H^+、泌 NH_3 不变，重吸收 HCO_3^- 增加
   E. 泌 H^+、泌 NH_3 减少，重吸收 HCO_3^- 增加

6. 使用利尿剂的过程中较易出现的酸碱平衡紊乱类型是
   A. 代谢性酸中毒
   B. 代谢性碱中毒
   C. 呼吸性酸中毒
   D. 呼吸性碱中毒
   E. 呼吸性酸中毒合并呼吸性碱中毒

7. 造成血浆胶体渗透压降低的主要原因是
   A. 血浆白蛋白减少
   B. 血浆球蛋白减少
   C. 血液浓缩
   D. 血浆珠蛋白减少
   E. 血钠含量降低

8. 关于发绀的描述不正确的是
   A. 毛细血管内还原血红蛋白超过 50g/L 可以出现发绀
   B. 高铁血红蛋白明显增多时可出现发绀

C. 循环性缺氧时因血液淤滞可出现发绀

D. 一氧化碳中毒时因碳氧血红蛋白增多可出现发绀

E. 乏氧性缺氧时因 PaO_2 降低可出现发绀

9. 急性缺氧时下列血管的反应是
   A. 心脑血管扩张，肾血管收缩，肺血管收缩
   B. 心脑血管扩张，肾血管扩张，肺血管收缩
   C. 心脑血管扩张，肾血管扩张，肺血管扩张
   D. 心脑血管收缩，肾血管收缩，肺血管收缩
   E. 心脑血管收缩，肾血管扩张，肺血管扩张

10. 发热激活物是指
    A. 由产致热原细胞激活后所生成并释放的物质
    B. 引起传染性发热的生物病原体或其产物
    C. 细菌及其产物
    D. 激活产致热原细胞产生和释放内生致热原的物质
    E. 下丘脑处释放的使体温调定点上移的物质

11. 下述哪项不属于DIC的发病原理
    A. 血管内皮损伤激活内源性凝血系统
    B. 组织因子释放激活外源性凝血系统
    C. 红细胞释放磷脂及ADP等促凝物质
    D. 大量促凝物质如蛇毒、TXA_2 等释放入血
    E. 血小板及多种凝血因子被消耗

12. 代谢性碱中毒出现手足搐搦的主要原因是
    A. 血钠降低
    B. 血钾降低
    C. 血镁降低
    D. 血钙降低
    E. 血磷降低

13. 高排低阻型休克常见于
    A. 失血性休克
    B. 感染性休克
    C. 心源性休克
    D. 神经源性休克
    E. 过敏性休克

14. 不易引起高输出量性心力衰竭的疾病是
    A. 甲状腺功能亢进
    B. 高血压病
    C. 严重贫血
    D. 维生素 B_1 缺乏症
    E. 动静脉瘘

15. 心力衰竭时有关心率加快的叙述不正确的是
    A. 无论急性或慢性心力衰竭，心率都加快
    B. 心率加快是最容易被迅速动员起来的一种代偿活动
    C. 心率越快其代偿效果越好
    D. 心率加快可能与交感神经兴奋有关
    E. 心率加快，心脏舒张期缩短

16. 功能性分流是指
    A. 肺纤维化使肺顺应性降低
    B. 肺弥散面积减少，肺换气功能降低
    C. 肺泡通气量正常，血流量减少，通气/血流比增大
    D. 肺泡通气量减少，血流量正常，通气/血流比降低
    E. 静脉血经开放的动静脉吻合支直接流入动脉血

17. 下述哪项不是血氨升高造成肝性脑病的作用原理
    A. 大量生成 α-酮戊二酸

  B. 减少脑细胞 ATP 生成
  C. 减少兴奋性神经递质生成
  D. 增加抑制性神经递质含量
  E. 抑制神经细胞膜钠泵的活性
18. 消化道出血诱发肝性脑病的最主要机制是
  A. 输入库存血
  B. 消化道产氨增多
  C. 肠道 pH 升高增加氨吸收入血
  D. 增加 γ-氨基丁酸生成
  E. 增加血脑屏障通透性
19. 华-佛综合征是指
  A. 肾衰竭
  B. 肾上腺皮质功能衰竭
  C. 肾上腺髓质功能衰竭
  D. 垂体功能衰竭
  E. 肺功能衰竭
20. 急性肾小管坏死时
  A. 尿钠含量减少，尿比重降低
  B. 尿钠含量增加，尿比重增加
  C. 尿钠含量减少，尿比重增加

  D. 尿钠含量增加，尿比重降低
  E. 尿钠含量减少，尿比重不变

【B 型题】
  A. $PaCO_2$ 减少
  B. $PaCO_2$ 增加
  C. pH 正常
  D. HCO_3^- 浓度降低
  E. HCO_3^- 浓度升高
1. 无酸碱平衡紊乱时
2. 代偿性酸碱平衡紊乱时
3. 酸中毒与碱中毒合并存在且程度相等时
  A. 能量生成障碍
  B. 能量储存障碍
  C. 能量利用障碍
  D. 心肌结构破坏
  E. 心肌钙内流减少
4. 急性心肌梗死发生心力衰竭的主要原理是
5. 严重贫血发生心力衰竭的主要原理是

三、填空题（1 分/空，共 20 分）

1. 病理生理学的教学内容包括_____、_____和_____三部分。
2. 水肿液可根据蛋白质含量的不同分为_____和_____。
3. 急性低钾血症时，神经肌肉兴奋性_____，心肌自律性_____。
4. 血液性缺氧时 PaO_2_____，血氧含量_____。
5. 治疗休克的首要原则是_____。
6. DIC 时最常见的临床表现有_____、_____、_____和微血管病性溶血性贫血。
7. 肝功能不全时，血浆中增高的芳香族氨基酸是_____、_____和_____。
8. 左心衰竭患者呼吸困难的表现形式是_____、_____和夜间阵发性呼吸困难。
9. 因急性肾小管坏死而发生肾衰竭的常见原因可分为_____和_____两大类。

四、问答题（10 分/题，共 40 分）

1. 试述低钾血症与代谢性碱中毒的相互关系。
2. 试述夜间阵发性呼吸困难的发病原理。
3. 通气障碍型呼吸功能不全的给氧治疗原则是什么？

4. 试述急性肾功能不全多尿期多尿发生的原理。

第二套模拟试卷答案

一、名词解释

1. 水中毒是指肾排水能力降低而摄水过多,导致大量低渗液体在体内潴留的病理过程,其特征是血 Na^+ 浓度<130 mmol/L,血浆渗透压<280 mmol/L,体液量特别是细胞内液明显增多,又称为高容量性低钠血症。

2. 血浆胆红素浓度升高引起巩膜、皮肤、黏膜以及某些体液黄染的现象称为黄疸。

3. 心脏在长期过度的压力负荷作用下,收缩期室壁张力持续增加,导致心肌肌节并联性增生,心肌纤维增粗,室壁增厚的心肌肥大类型。

4. 一般来说,碱中毒患者多排出碱性尿。但在低钾性碱中毒时,肾小管上皮细胞排 K^+ 减少,排 H^+ 增多,使尿液呈酸性,称为反常性酸性尿。

5. 死腔样通气是指肺泡通气量正常,而流经该部分肺泡的血流量减少,通气/血流比增高,使肺泡内气体不能进行有效交换的状况。

二、选择题

【A 型题】

1. E   2. D   3. A   4. D   5. B   6. B   7. A   8. D   9. A
10. D   11. E   12. D   13. B   14. B   15. C   16. D   17. A   18. B
19. B   20. D

【B 型题】

1. C   2. C   3. C   4. D   5. A

三、填空题

1. 疾病概论,基本病理过程,各系统病理生理学
2. 渗出液,漏出液
3. 降低,增高
4. 正常,降低
5. 补充血容量
6. 出血,休克,多器官功能不全
7. 酪氨酸,苯丙氨酸,色氨酸
8. 劳力性呼吸困难,端坐呼吸
9. 持续性肾缺血,肾中毒

四、问答题

1. 低血钾症可引起代谢性碱中毒。机制:①血钾降低使细胞内 K^+ 外流,细胞外 H^+ 进入细胞内以维持电平衡,细胞外 $[H^+]$ 降低;②肾小管上皮细胞 K^+-Na^+ 交换减少,而 H^+-Na^+ 交换增加,使肾排 H^+ 增多,重吸收 HCO_3^- 增加。

代谢性碱中毒又常引起低血钾。机制：①细胞外 H^+ 浓度降低使细胞内 H^+ 外移，细胞外 K^+ 内移，使血 K^+ 浓度降低；②肾小管上皮细胞 H^+-Na^+ 交换减少，而 K^+-Na^+ 交换增强，肾排 K^+ 增多使血 K^+ 浓度降低。

2. 患者已有肺淤血，常需保持端坐体位以减少回心血量。①睡眠后变为平卧位，下半身静脉回流增多，而且下肢水肿液回流入血增多，加重肺淤血、水肿；②入睡后迷走神经兴奋性升高，使支气管收缩，气道阻力增大；③熟睡时神经反射敏感性降低，只有当肺淤血比较严重，动脉血氧分压降到一定水平后，才能刺激呼吸中枢，引起突然发作的呼吸困难。

3. 通气障碍型呼吸功能不全的给氧原则是持续低浓度低流量给氧。因为此型呼吸功能不全的患者 $PaCO_2$ 浓度很高，高浓度 CO_2 已对呼吸中枢产生抑制作用，主要靠缺氧反射性兴奋呼吸中枢来调节呼吸。如果此时给高浓度的氧，随 PaO_2 则升高，缺氧对呼吸中枢的兴奋作用停止，反而加重了 CO_2 对呼吸中枢的抑制，使呼吸中枢兴奋性进一步降低，甚至产生 CO_2 麻醉，使肺功能进一步受损。而低浓度低流量给氧，使 PaO_2 维持在 60mmHg，既保持了呼吸中枢的兴奋性，又基本满足了机体在静息状态对氧的需要。

4. 急性肾功能不全患者的尿量超过 400 ml/24h 时，即开始进入多尿期。产生多尿的机制是：①肾血流量和肾小球滤过功能逐渐恢复；②肾小管上皮细胞虽已开始再生修复，但其重吸收功能尚不完善，原尿不能充分浓缩；③肾间质水肿消退，肾小管阻塞解除；④少尿期滞留在体内的尿素等代谢产物，经肾小球大量滤出，从而引起渗透性利尿；⑤少尿期大量水分在体内潴留，当肾功能逐渐恢复时，肾代偿性排出体内多余水分。

第三套模拟试卷

考试时间：120 分钟　　卷面分数：100 分　　考试日期：　　年　月　日

一、名词解释（3 分/词，共 15 分）

1. 水肿　　2. 阴离子间隙　　3. 弥散性血管内凝血　　4. 呼吸功能不全
5. 氮质血症

二、选择题（1 分/题，共 25 分）

1. 能完整地表述健康概念的是
   A. 不生病就是健康
   B. 健康是指体格健全
   C. 健康是指具有健全的心理、精神状态
   D. 健康是指没有疾病或病痛，躯体上、精神上和社会适应能力的完全良好状态
   E. 健康是指各种临床检查和化验结果为阴性

2. 对损伤与抗损伤的发病规律叙述错误的是
   A. 贯穿疾病的始终
   B. 相互联系，相互斗争
   C. 同时出现，不断变化
   D. 疾病的临床症状是损伤的表现
   E. 损伤与抗损伤的斗争是推动疾病发展的基本动力

3. 下列哪项不是诊断脑死亡的指标
   A. 自主呼吸停止
   B. 脑神经反射消失
   C. 脑电波消失
   D. 心跳停止
   E. 脑血液循环完全停止

4. 哪一类水、电解质代谢紊乱易导致脑内出血
   A. 低容量性低钠血症
   B. 高容量性低钠血症
   C. 低容量性高钠血症
   D. 高容量性高钠血症
   E. 等渗性脱水

5. 有关水肿液的描述错误的是
   A. 所有水肿液均含有血浆的全部成分
   B. 根据蛋白含量不同分为漏出液和渗出液
   C. 漏出液蛋白质的含量低于 2.5g%
   D. 渗出液多见于炎性水肿
   E. 渗出液白细胞较多

6. 高钾血症时常合并
   A. 碱中毒
   B. 酸中毒
   C. 高渗性脱水
   D. 低渗性脱水
   E. 等渗性脱水

7. 不易引起代谢性碱中毒的是
   A. 频繁呕吐
   B. 醛固酮分泌增多
   C. 低钾血症
   D. 糖尿病
   E. 使用利尿剂

8. 失代偿性呼吸性酸中毒时不易出现的变化是
   A. 高钾血症
   B. 心律失常
   C. 心收缩力减弱
   D. 脑血管收缩
   E. 末梢血管扩张

9. 易引起组织性缺氧的原因是
   A. 慢性支气管炎
   B. 严重贫血
   C. 三氧化二砷中毒
   D. 心力衰竭
   E. 一氧化碳中毒
10. 关于糖尿病的说法错误的是
    A. 1型糖尿病通常发病年龄较小
    B. 1型糖尿病更容易发生酮症
    C. 心脑血管病是2型糖尿病最主要的死因
    D. 糖化蛋白沉淀导致的微血管基底膜增厚是糖尿病特殊的微血管病变
    E. 目前较为公认1型糖尿病是一种由B淋巴细胞介导的自身免疫性疾病
11. 糖尿病酮症酸中毒的特征性表现是
    A. 糖化血红蛋白水平升高
    B. 尿蛋白阳性
    C. 空腹血糖升高
    D. 空腹胰岛素水平升高
    E. 呼气有烂苹果味
12. 发热激活物的主要作用是
    A. 作用于体温调节中枢
    B. 引起产热增加
    C. 激活单核细胞
    D. 激活产生内生性致热原细胞
    E. 减少散热
13. 下列哪一项体温升高属于过热
    A. 细菌性痢疾
    B. 大叶性肺炎
    C. 甲状腺功能亢进
    D. 疟疾
    E. 上呼吸道感染
14. 应激时儿茶酚胺释放增多对机体的影响哪一项不准确
    A. 血流重新分布
    B. 心输出量增多
    C. 胰岛素分泌增加
    D. 肺泡通气量增加
    E. 中枢神经系统兴奋性增强
15. 休克早期引起微循环变化的最主要因子是
    A. 儿茶酚胺
    B. 心肌抑制因子
    C. 内皮素
    D. 血管紧张素
    E. 胰岛素
16. 下列哪项不属于休克早期微循环变化的特点
    A. 毛细血管前括约肌收缩
    B. 真毛细血管网关闭
    C. 后微动脉扩张
    D. 毛细血管后微静脉收缩
    E. 总外周阻力升高
17. 溶血性黄疸的特点是
    A. 血中未结合胆红素含量增高
    B. 血中结合胆红素含量增高
    C. 尿胆原减少
    D. 尿中胆红素增加
    E. 肠内粪胆原减少
18. 可引起左心室后负荷增大的疾病是
    A. 甲状腺功能亢进
    B. 严重贫血
    C. 心肌炎
    D. 高血压病
    E. 二尖瓣狭窄
19. 心肌向心性肥大的特征是
    A. 肌纤维长度增加
    B. 心肌纤维呈并联性增生
    C. 心腔扩大
    D. 室壁增厚不明显
    E. 常见于二尖瓣或主动脉瓣关闭不全
20. 肺弥散功能障碍引起肺功能不全,一般主要引起
    A. FaO_2降低
    B. PaO_2降低和$PaCO_2$增高
    C. $PaCO_2$增高

D. $PaCO_2$ 降低
E. PaO_2 和 $PaCO_2$ 都增高

21. 重度高血压是指
    A. 收缩压≥180mmHg, 舒张压≥90mmHg
    B. 收缩压≥160mmHg, 舒张压≥90mmHg
    C. 收缩压≥160mmHg, 舒张压≥110mmHg
    D. 收缩压≥180mmHg, 舒张压≥110mmHg
    E. 任意收缩压, 舒张压≥100mmHg

22. 下列哪项不是肝性脑病时血氨升高的原因
    A. 胃肠道淤血
    B. 蛋白质肠道内潴留
    C. 肌肉产氨增多
    D. 尿素合成减少, 氨清除不足
    E. 肠道细菌释放的氨基酸氧化酶减少

23. 可引起肾前性急性肾衰竭的是
    A. 休克早期
    B. 肾盂肾炎
    C. 肾结核
    D. 尿路梗阻
    E. 肾小球肾炎

24. 下列哪项不是急性肾脏病少尿期的病理生理变化
    A. 早期迅速出现少尿或无尿
    B. 血中非蛋白氮含量降低
    C. 内生水增加
    D. 易并发高钾血症
    E. 易并发代谢性酸中毒

25. 下列哪项不是慢性肾脏病的发生机制
    A. 健存肾单位减少
    B. 原尿回漏
    C. 矫枉失衡
    D. 肾小球过度滤过
    E. 肾小管-间质损伤

三、填空题（1分/空，共20分）

1. 低容量性低钠血症是指失_____多于失_____, 血钠浓度<_____, 血浆渗透压<_____的脱水, 又称_____。
2. 低张性缺氧的血氧变化特点是：动脉血氧分压_____, 血氧容量_____或_____, 动脉血氧含量_____, 动脉血氧饱和度_____, 动静脉血氧含量差_____或_____。
3. 应激反应的神经内分泌系统的主要改变为_____和_____的强烈兴奋。
4. 休克按始动环节分类包括_____、_____和_____三种。
5. DIC 分期为_____、_____和_____。

四、问答题（10分/题，共40分）

1. 试述高钾血症与代谢性酸中毒的相互关系。
2. 试述休克与DIC的相互关系。
3. 试述心功能不全时机体的代偿反应。
4. 试述Ⅰ、Ⅱ型呼吸功能不全给氧治疗的区别及原理。

第三套模拟试卷答案

一、名词解释

1. 水肿是指过多的体液在组织间隙或体腔聚集。
2. 阴离子间隙等于血 Na^+ 浓度减去血 Cl^- 和血 HCO_3^- 浓度,反映血浆中未测定阴离子量与未测定阳离子量的差值。
3. 弥散性血管内凝血是在多种病因作用下,凝血过程被强烈激活,导致广泛微血栓形成,继发性纤溶功能增强,以出血、休克、器官功能障碍和溶血性贫血为特征的临床综合征。
4. 呼吸功能不全是指由于外呼吸功能的严重障碍导致动脉血氧分压低于正常范围,伴有或不伴有二氧化碳分压升高的病理过程。
5. 当肾功能不全或体内蛋白质代谢增强时,尿素、肌酐、尿酸等含氮的代谢产物在体内蓄积,使血中非蛋白氮含量增加,称为氮质血症。

二、选择题

1. D   2. D   3. D   4. C   5. A   6. B   7. D   8. D   9. C
10. E 11. E 12. D 13. C 14. C 15. A 16. C 17. A 18. D
19. B 20. A 21. D 22. E 23. A 24. B 25. B

三、填空题

1. Na^+ 水   130mmol/L   280mmol/L   低渗性脱水
2. 降低   不变   增加   降低   降低   降低   不变
3. 蓝斑-去甲肾上腺素能神经元/交感-肾上腺髓质系统   下丘脑-垂体-肾上腺皮质系统
4. 心源性休克   血管源性休克   低血容量性休克
5. 高凝期   消耗性低凝期   继发性纤溶亢进期

四、问答题

1. 高钾血症可引起代谢性酸中毒。其机制为:①血 $[K^+]$ 升高使 K^+ 向细胞内流,细胞内的 H^+ 流出到细胞外以保持电平衡,细胞外 $[H^+]$ 升高;②肾小管上皮细胞 Na^+-K^+ 交换增强, Na^+-H^+ 交换减弱,肾排 H^+ 减少, HCO_3^- 排出增加。

代谢性酸中毒常常引起高钾血症。其机制为:①血浆 $[H^+]$ 增加使得 H^+ 向细胞内移动,细胞内 K^+ 外移,使得血 $[K^+]$ 升高;②肾小管上皮细胞 Na^+-H^+ 交换增强, Na^+-K^+ 交换减弱,肾排 K^+ 减少,血浆 $[K^+]$ 升高。

2. 急性 DIC 时常出现休克,休克晚期又可出现 DIC,二者互相影响,互为因果,形成恶性循环。休克晚期出现 DIC 的机制为:①血液流变学改变,血流速度缓慢,血液处于高凝状态;②血管内皮细胞损伤,激活内源性凝血系统;③组织因子大量释放入血,激活外源性凝血系统;④促凝物质释放增加。

DIC 时出现休克的机制为:①广泛的微血栓形成使回心血量减少;②出血使血容量减

少；③激肽及补体系统被激活，扩增血管，增加血管通透性；④FDP大量形成，进一步扩张微血管，增加血管通透性，促进休克的发生。

3. 心功能不全时，机体通过心脏本身和心脏以外的多种代偿方式进行代偿以缓解心输出量不足。这些代偿方式包括：①神经-体液调节机制激活：主要表现为交感神经系统激活和肾素-血管紧张素-醛固酮系统激活；②心脏本身的代偿反应：包括心率加快，心脏紧张源性扩张，心肌收缩力增强和心室重塑；③心脏以外的代偿：主要包括血容量增加，血流重新分布，红细胞增多和组织利用氧的能力增强。

4. 区别：Ⅰ型呼吸功能不全的患者可给予高浓度的氧气进行治疗，Ⅱ型呼吸功能不全的患者不能给予高浓度的氧气进行治疗。原理：Ⅰ型呼吸功能不全为单纯性低氧血症，Ⅱ型呼吸功能不全为低氧血症伴有二氧化碳潴留。对于缺氧并伴有二氧化碳潴留的患者，主要靠缺氧反射性地兴奋呼吸中枢而调节呼吸，血中浓度过高的二氧化碳已不再能兴奋呼吸中枢，反而对呼吸中枢产生抑制作用，因而，如果给予高浓度氧，则缺氧对呼吸中枢的刺激停止，呼吸中枢兴奋性进一步降低，呼吸更为减弱，加重肺功能损害。